PROF. EDMOND DELORME

Médecin Inspecteur Général de l'Armée
Ancien Président du Comité Technique de Santé
Membre de l'Académie de Médecine.

CHIRURGIE DE GUERRE

LES FRACTURES

Déplacements, Séquelles, Décalcifications

Raideurs Articulaizes Consécutives.

(Avec LV Planches et 304 Figures.)

PARIS

IMPRIMERIE-LIBRAIRIE MILITAIRE UNIVERSELLE
L. FOURNIER

264, Boulevard Saint-Germain, 264
(En face le Ministère de la Guerre)

1917

CHIRURGIE DE GUERRE

LES FRACTURES

Prof. Edmond DELORME

Médecin Inspecteur Général de l'Armée
Ancien Président du Comité Technique de Santé
Membre de l'Académie de Médecine.

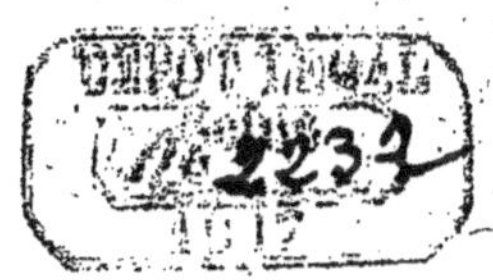

CHIRURGIE DE GUERRE

LES FRACTURES

Déplacements, Séquelles, Décalcifications

Raideurs Articulaires Consécutives.

(Avec LV Planches et 304 Figures.)

PARIS

IMPRIMERIE-LIBRAIRIE MILITAIRE UNIVERSELLE
L. FOURNIER
264, Boulevard Saint-Germain, 264
(En face le Ministère de la Guerre)

1917

OUVRAGES, MÉMOIRES, COMMUNICATIONS DE L'AUTEUR
AU COURS DE CETTE GUERRE (1914-1917.)

Blessures de guerre. Conseils aux chirurgiens. Communication à l'Académie des Sciences, 10 Août 1914. Tirages à part ordonnés par l'Institut et le Ministère de la Guerre.

Considérations générales sur le traitement des blessures de guerre. Communication à l'Académie des Sciences, 28 Septembre 1914. Tirage à part ordonné par l'Institut.

Une mission de cinq jours à la citadelle de Blaye. Des blessures produites par l'armement français. *Presse Médicale*, 8 Octobre 1914.

Précis de Chirurgie de guerre, petit in-8°, 218 pages avec fig. Paris, Masson 1914. — Traduit en anglais sous le titre **War Surgery,** par le Dr H. DE MÉRIC, chirurgien de l'Hôpital français de Londres. Londres, H.-K. Lewis, 1915.

Blessures des organes génitaux. Communication à l'Académie des Sciences et *Presse Médicale*, 18 Février 1915.

Des opérations applicables aux blessures des nerfs par les projectiles. Communication à l'Académie des Sciences, 18 Janvier 1915. .

Sur les traumatismes des nerfs par les projectiles et les opérations qu'ils réclament. Communication à l'Académie de Médecine, 19 Janvier 1915.

Sur les blessures des nerfs par les projectiles et en particulier sur celles du sciatique. Communication à la Société de chirurgie, 20 Janvier 1915.

Sur les appareils de prothèse des amputés. Communication à l'Académie des Sciences, 29 Mars 1915.

Sur les Congélations. Communication à l'Académie de Médecine, 9 Février 1915.

Sur la fréquence des troubles des organes des sens et en particulier de la vision dans les blessures de la tête par les projectiles. Communication à l'Académie de Médecine, 30 Mars 1915.

Sur le traitement des pseudarthroses du radius et du cubitus consécutives aux fractures par coups de feu. Greffe par dédoublement osseux. Communication à l'Académie de Médecine, 1er Juin 1915.

Sur un mode nouveau d'autoplastie des tendons fléchisseurs des doigts. Communication à l'Académie des Sciences, 17 Août 1915.

Considérations sur les blessures de la main par les petits projectiles et les opérations complémentaires qu'elles réclament. Mémoire lu à l'Académie de Médecine, 14 Septembre 1915.

Sur la ligature de l'artère iliaque externe. Communication à l'Académie des Sciences, 6 Septembre 1915.

Des raideurs articulaires et des ankyloses consécutives aux blessures de guerre. Des rôles respectifs de la mécanothérapie et de la chirurgie orthopédique. Mémoire lu à l'Académie de Médecine, 30 Novembre 1915.

Des blessures du membre supérieur. Mémoire in *The Practionner*. Londres, Février 1916.

DU MÊME AUTEUR (*suite*)

De la décalcification consécutive aux traumatismes de guerre. Mémoire illustré de 13 Planches, in *Archives de Médecine et de Pharmacie militaires*, Juillet 1916.

Des enseignements de la guerre germanique sur le front français. Août 1914-Août 1916, *Progrès Médical*, 20 Septembre 1916.

Des enseignements de la guerre germanique sur le front français. *Progrès médical*, 20 Décembre 1916.

Des fractures par coup de feu et en particulier de leurs déplacements. Fractures du membre supérieur. Mémoire illustré de nombreuses figures, in *Archives de Médecine et de Pharmacie militaires*, Décembre 1916.

Des fractures par coup de feu et en particulier de leurs déplacements. Fractures du membre inférieur. Mémoires illustré de nombreuses figures, in *Archives de Médecine et de Pharmacie militaires*. Février 1917.

Remarques sur les procédés actuels de discussion de la Société de Chirurgie, 15 Novembre 1916 ; vote de la Société, Décembre 1916.

Remarques sur les pseudarthroses et les appareils contentifs des fractures par les armes de guerre, à propos d'une Communication du Dr Laurent, de Bruxelles. *Bulletin de l'Académie de Médecine*, 9 Mai 1916.

Les plaies de guerre et la prophylaxie des infections chirurgicales, par le Prof. Vincent. Discussion du 30 Janvier 1917. *Bulletin de l'Académie de Médecine.*

Sur l'esquillotomie totale et les opérations complémentaires des fractures par coup de feu. Réponse à une Communication de MM. Prat et Reynier. *Bulletin de l'Académie de Médecine*, 27 Mars 1917.

Sur le Péricarde postéro-supérieur. Communication à l'Académie de Médecine, 1er Mai 1917.

Décalcification dans les traumatismes par les armes de guerre. Communication à l'Académie de médecine, 1er Mai 1917.

Sur les procédés opératoires applicables aux blessures des nerfs par les projectiles. Comptes rendus de l'Académie des Sciences, 2 Avril 1917.

Lettre rectificative à propos de l'article : L'œuvre de la Société de Chirurgie pendant la guerre, par le Dr Brochin (28 Juin 1917), in *Bulletin Médical*, 14 Juillet 1917.

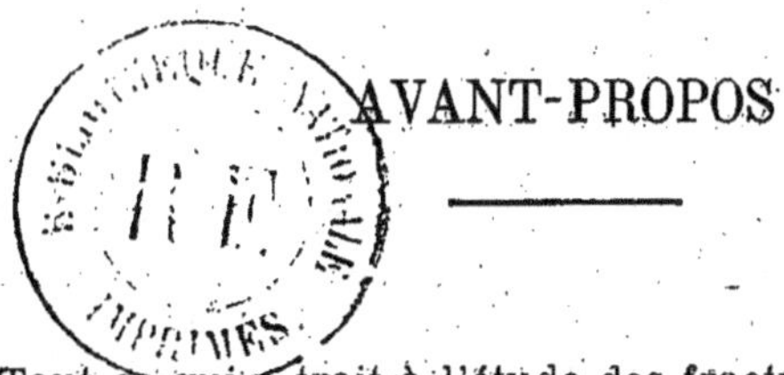

AVANT-PROPOS

Tout ce qui a trait à l'étude des fractures est pour le chirurgien d'armée d'un intérêt capital.

Les fractures par coup de feu représentent la *moitié* des traumatismes primitifs graves observés, *les cinq sixièmes* de ceux dont les cures se prolongent, les *quatre cinquièmes* des causes d'invalidités.

Dans les quarante huit premières heures, les blessés frappés à l'abdomen ont presque tous succombé, qu'ils aient été ou non laparatomisés, surtout dans ces luttes à courtes distances, dans ces tirs à effets explosifs qui sont ceux de la guerre des tranchées.

Des blessés à la tête, ne paraissent dans les formations un peu éloignées que ceux atteints de lésions crâniennes superficielles et de lésions cérébrales peu graves. La perforation du crâne bipolaire est presque fatalement mortelle. Je n'en ai vu que cinq ou six cas sur plus de cent mille blessés de l'arrière. Les perforations avec séjour du corps vulnérant à quelque profondeur sont presque aussi graves et ceux qui sont atteints de fractures, de sillons, de gouttières superficielles sont loin d'être sauvés quand ils arrivent dans les formations de l'arrière.

Très graves ou relativement bénignes et peu préoccupantes sont les plaies de poitrine.

Reste alors le stock énorme des plaies les plus variées des membres. C'est lui qui bonde les ambulances ; c'est lui qui remplira les formations de l'arrière. Dès les premiers pansements, deux groupes se séparent : celui des traumatisés des parties molles, celui des fracturés.

Le dernier retient surtout la sollicitude du chirurgion. La complication de la plaie aggrave la fracture, rend plus difficultueux le traitement ; la présence d'esquilles impose des interventions immédiates ou secondaires, enfin les réactions locales, la longueur de la cure. les immobilisations excessives entraînent des atrophies, des troubles vaso-moteurs, des raideurs, des ankyloses qu'il faut corriger, si on n'a pu à temps les prévenir.

Il est facile d'assigner un terme à la consolidation d'une fracture commune. Il est impossible de le faire pour nombre de fractures par coup de feu. Des fractures de type simple, qu'on s'attendrait à voir se consolider rapidement sont parfois de consolidation lente, peuvent imposer des traitements consécutifs complexes. L'infection de la plaie, la lenteur des soins primitifs, le séjour des corps étrangers vestimentaires en des points ignorés, certaines tares générales, la persistance de l'ostéite et de la nécrose, l'ostéotrophie, etc., ont contribué à prolonger la cure d'un foyer osseux déjà dissemblable souvent de celui des fractures élémentaires de la pratique journalière. Par contre, des fractures de type compliqué, guérissent assez souvent simplement. Tout ce qu'on peut dire, c'est *qu'une fracture par coup de feu guérit, en général, plus lentement, qu'elle est d'un traitement plus délicat, qu'elle laisse plus de tares consécutives qu'une fracture commune.*

I. — On pourrait croire qu'un groupe de lésions bien définies, observées depuis le XIIIe siècle, a une histoire depuis longtemps complète au moins dans ses grandes lignes. Faut-il rappeler que l'étude complète des types de ces fractures ne date que de 35 ans (1). Et qui jusqu'ici s'est attaché d'une façon systématique à l'un de leurs caractères, de leurs signes essentiels, à l'une de leurs difformités primitives ou consécutives, qu'il y a un intérêt majeur à corriger, LEUR DÉPLACEMENT ? Personne. C'est à peine croyable, mais c'est ainsi : personne. Et l'étonnement cesse quand on se rend compte que cette étude ne pouvait être entreprise qu'actuellement, que dans les circonstances présentes, grâce à l'emploi multiplié de la radiographie, à l'accumulation phénoménale des fracturés dans les formations sanitaires, à la stabilité des fronts propice aux recherches.

Avant que la lutte actuelle ne se déclenchât, en 1913, 1914, j'avais pour la préparation d'un « Traité de Chirurgie de guerre », commencé cette étude. J'avais fait appel aux documents de mes collègues qui avaient pris part à la campagne du Maroc, en particulier à ceux du Médecin Principal Rouvillois, à ceux de confrères qui avaient soigné des blessés

---

Ed. Delorme. — Des types de fractures des diaphyses par les balles actuelles, in *Revue Militaire de Médecine et de Chirurgie*, 1881.

de la guerre des Balkans, en particulier à ceux de M. le Professeur Laurent, de Bruxelles, chirurgien d'ambulance à Philippopoli et à Sofiia. Je n'avais pu examiner que quelques centaines de clichés. Les séries étaient insuffisantes et puis il manquait le contrôle simultané de la radiographie et de la clinique. Or, celui-là est essentiel, car malgré ses apparences de rigoureuse précision, la radiographie expose, tous les chirurgiens le savent, à de grosses erreurs d'interprétation. Ces conditions désirables et nécessaires, mes missions me les offrirent. Dans les formations sanitaires des vingt-sept départements que je parcourus pendant dix-huit mois, je trouvai un champ d'étude incomparable que j'eus garde de laisser échapper. C'est sur lui que je baserai, c'est sur lui que je « décalquerai » ma description; c'est de lui que je tirerai mes déductions au sujet des dissemblances qui séparent, sous le rapport de leurs déplacements, les fractures communes et les fractures par coup de feu.

II. — L'exemple que je viens d'invoquer pour montrer que l'histoire des fractures par coup de feu est loin d'être complète, je pourrais, je vais l'amplifier de celui qui m'est fourni par l'étude des transformations ostéotrophiques localisées ou distantes que subissent les os fracturés à la suite des traumatismes de guerre. Recherchées par quelques-uns pour les évaluations des dommages éprouvés par les accidentés du travail, fracturés de la vie journalière, *ces ostéotrophies avaient à peine arrêté et radiographes et chirurgiens quand j'en poursuivis l'étude approfondie* avec la préoccupation de m'arrêter surtout aux points susceptibles d'applications pratiques. Aussi bien, sa *fréquence extrême* que j'ai *relevée* dans près de la moitié des cas anciens, *plus grande encore dans les lésions ostéo-nerveuses*, était bien faite pour émouvoir uu praticien. *Etait-il sage d'intervenir*, par des pressions même axiles, *chez des ostéotrophiés à articulations enraidies*, alors que les os donnent au moins prévenu des apparences si frappantes d'altérations qu'elles font craindre pour sa solidité ? Pour déraidir une articulation, ne va-t-on pas reproduire une fracture, la fracture d'un os mal nourri, à nutrition pour le moins pervertie ? Et, d'un autre côté, si on laisse les choses en l'état, c'est la négation de l'opportunité et de l'utilité des actes du chirurgien orthopédiste, voire du mécanothérapeute. Les *faits ont répondu*.

D'un autre côté, l'*ostéotrophie n'est pas un état définitif*, mais un état *temporaire* ; *elle a ses périodes, ses phases,*

ses aspects d'ascension et de descente. Quels sont-ils ? Ce sont des *éléments de pronostic importants* à connaître. Je les ai déterminés et j'ai montré qu'à la période réparatrice, l'os nouveau pouvait ne plus avoir la même constitution architecturale, si l'état de ses jointures n'était plus le même. Un genou, un poignet, n'a plus besoin d'une architecture compliquée destinée à répartir des pressions excentriques si l'ankylose a solidarisé os et articulations, supprimé la solution de continuité de la tige osseuse et ses mouvements. C'est un fait curieux, mais le suivant, sur lequel j'ai également porté l'attention, ne l'est pas moins et il a, pour l'heure, plus de conséquences.

L'ostéotrophie apparaît vite. Elle s'accommode *d'autres altérations concomitantes de l'os ;* elle se *développe* pour son propre compte, soit en ascension, soit en descente, *alors que l'ostéite fréquemment, l'ostéomyélite exceptionnellement, sont présentes.* La curette est l'instrument qu'on oppose à ces dernières et il faut avoir parcouru les formations sanitaires de l'arrière pour savoir avec quelle facilité on en multiplie l'usage. « Abrasez l'os malade jusqu'à ce que vous rencontriez l'os sain », voilà la formule. L'os sain, c'est l'os solide, résistant ; mais l'os ostéoporotique est l'os mou, tout comme l'os atteint d'ostéite fongueuse.

La radiographie m'a montré les dangers auxquels expose cette formule. A côté de l'ostéite, s'est, dans la moitié des cas, développée l'ostéotrophie sur les mêmes os, voire sur les os voisins et dans les deux affections, l'os est moins résistant, de sorte que si l'on n'est pas renseigné d'une façon générale, ni renseigné pour le cas d'espèce, on s'expose *à détruire tout un carpe, tout un tarse qu'on eût dû ménager.* Ce remarquable moyen d'investigation permet d'éviter toute erreur grave, car *ostéotrophie et ostéite* ont, sur les épreuves, des apparences toutes différentes.

C'est là une donnée précieuse qui ne saurait être trop divulguée et que j'ai précisée.

III. — *Les interventions ultérieures dans les fractures, en particulier dans les fractures diaphysaires, sont fréquentes.* Là, c'est une esquille libre oubliée et intolérée, là un foyer nécrotique constitué, avec un fragment mobile central, là des foyers nécrotiques multiples périphériques. Le chirurgien qui, dans les ostéites tuberculeuses, par exemple, sait combien lentes sont les réparations, les attend avec patience. Une longue expectative s'accorde mal avec la suractivité de certains (1), aussi, de nos jours, comme dans toutes les guerdes du XIIIᵉ au XXᵉ siècle, voit-on reprendre la pratique de l'ablation primitive de toutes les esquilles libres et adhérentes, du « nettoyage complet du foyer ». Qu'on obtienne, aujourd'hui surtout, des guérisons rapides après ces opérations précédées de l'ablation de toutes les parties molles contuses, la chose n'a rien qui surprenne ; le contraire seul étonnerait, mais les grandes esquilles ont 6, 8, 10, 15, 18 centimètres de longueur, suivant les os, et tous les soldats du front n'ont pas vingt ans ! La guérison primitive est rapide sans doute, mais la pseudarthrose n'en est que trop souvent la suite ; elle aussi nécessite un traitement long, de nouvelles interventions et les résultats de ces dernières sont souvent aléatoires, tout le monde le sait. Il est des membres pseudarthrosiés, surtout des membres inférieurs, qui ne valent pas un pilon.

Je n'ai point à faire ici le procès de semblable pratique si souvent condamnée, toujours reprise, et, si je la rappelle, c'est pour remarquer *l'insuffisance des interventions nécessitées par la constitution de lames nécrotiques méconnues et de recherche difficile quand on n'en connaît pas le siège précis*, que cette insuffisance est bien faite pour expliquer et non pour excuser un manque de confiance dans la valeur des guérisons naturelles.

Il doit suffire, pour tous esprits non prévenus, de s'expliquer sur ce point pour s'entendre.

Dans un foyer ostéitique commun, on accède par la voie la plus directe, par celle que la constitution anatomique de

---

(1) Dans son livre sur *l'orthopédie de guerre*, **M. Calot de Berck** développe à ce sujet une note qu'on souhaiterait de voir gravée dans l'esprit de bon nombre de nos confrères. Au chirurgien orthopédiste, le plus conservateur de tous « l'expérience, dit-il, a enseigné qu'une longue patience permet de conserver des membres qu'il était, à ses débuts, tenté de sacrifier et que les chirurgiens « tout court » auraient sacrifié sûrement. Aussi, tout naturellement, mis en présence des mêmes blessés, l'orthopédiste épuisera toutes les raisons de ne pas amputer, tandis que le chirurgien, de chirurgie générale, aura tendance à épuiser les raisons contraires, et ils n'ont pas non plus, tous deux, pour apprécier la durée d'un traitement, la même unité de mesure. Pour l'orthopédiste, habitué à des traitements de 1, 2, 3 ans, et dont la première qualité doit être la patience, les 6 mois nécessaires pour sauver un membre paraissent un délai très court ; pour le chirurgien habitué à liquider ses malades en une séance, et dont la première qualité est le cito, 6 mois de soins quotidiens, c'est bien long, c'est trop long ». CALOT, *Orthopédie de guerre et physiothérapie.* Paris Maloine 1917.

la région indique, par celle qui sera ménagère des dégâts. Le foyer est le plus souvent central ; quel que soit le tracé rayonnant d'accès, on est sûr de l'atteindre.

Mais, en chirurgie de guerre — c'est là une donnée qui m'appartient — le foyer ostéopathique, ostéomyélitique est *souvent périphérique*.

Il a un *siège fixe, c'est le bord, ce sont les bords des fissures qui délimitent les esquilles adhérentes.*

Or, *comme cette fissure fait le tour de l'os*, qu'elle est d'ordinaire hélicoïdale, qu'elle se prolonge souvent à 6, 8 centimètres et plus du point central, et cela simultanément, en haut et en bas, il en résulte que :

1° *L'incision ne doit plus être typique*, mais qu'elle doit être *commandée par le siège de la lésion osseuse à traiter* ;

2° La lamelle nécrotique peut être superficielle, c'est-à-dire ne pas intéresser toute l'épaisseur de l'os ; c'est, dès lors, *périphériquement* et non *centralement* qu'il faut chercher à l'atteindre ;

3° L'irradiation spiroïde des fissures commande d'être très ménager du sacrifice des points osseux de réparation au cours de l'intervention. Si pour une ostéite commune centrale, on peut se permettre une brèche d'accès large sur une paroi, parce que celle-ci ne compromet pas la solidité totale de l'os, la *dissémination périphérique de la nécrose dans les fractures par coup de feu, son extension,* doivent toujours faire craindre que l'ensemble des excisions n'aboutisse, si elles n'étaient prudemment conduites, à reconstituer une fracture dans un os malade, mal disposé pour une réparation.

IV. — Les raideurs articulaires sont fréquentes à la suite des traumatismes de guerre ; elles le sont surtout consécutivement aux fractures. Les déficits fonctionnels qu'elles entraînent sont des plus préjudiciables pour les blessés et le pays. Elles multiplient par centaines de mille les incapacités d'hommes dont la récupération totale est d'autant plus désirable que les morts sont plus nombreuses ; elles imposent au budget des charges immenses qui vont peser sur des séries de générations ; elles s'opposent à des incorporations nouvelles dont la prolongation et l'acuité de la lutte font une nécessité.

C'est parce que je sentais l'étendue et la gravité de ces conséquences, et au-dessus de tout l'urgence rapide de reprises de service qu'à la vue de tant de pratiques anodines de

massage, de mécanothérapie, mal surveillées, trop peu dirigées, rarement conduites par les médecins eux-mêmes, j'ai
fait retour à des procédés plus actifs, qui font partie du domaine de la chirurgie, au *déraidissement chirurgical*. Nos
mœurs d'avant guerre qui nous suscitaient à sacrifier moins
l'intérêt du traumatisé que celui du dirigeant et qui, d'ailleurs, n'avaient point à se préoccuper d'une répercussion
nationale, les avaient fait abandonner, ces procédés. J'ai jugé
qu'il y avait lieu de les reprendre et la chose m'était d'autant
plus facile à faire que je ne les avais jamais délaissés dans
ma pratique militaire.

Avec l'adjonction d'un traitement complémentaire destiné
à prévenir le retour de l'arthrite et un examen radiologique
préalable auquel on doit demander de préciser les cas qui
s'en réclament, les quelques inconvénients que peut présenter ce déraidissement, ne sauraient en atténuer l'utilité générale.

On le voit, par ce résumé substantiel, ce livre renferme
sur un sujet vaste et d'un intérêt de premier ordre, les fractures par armes de guerre, une documentation toute personnelle. Il n'est pas une condensation plus ou moins heureuse
des connaissances déjà acquises, il représente surtout un
apport important de notions nouvelles déduites de l'examen
continu, mûri, averti, d'une documentation d'incomparable
richesse. Ce sont des lacunes que je connaissais dans la période d'avant guerre, que je n'avais pu combler, faute de
cette documentation, et dont je n'ai cessé de poursuivre
l'étude pendant plus de deux années, que j'ai fait disparaître.

On eût pu croire que l'esprit critique, qui fait partie de
notre caractère national, qui est une expression de notre individualisme libéré et que tant d'intérêts avivent dans le milieu médical, verrait ses excès tempérés par l'état de guerre
dans le domaine purement scientifique, étant donnés les
égards que méritent ceux qui, sans souci d'un avantage personnel, se consacrent à des buts utiles au pays. On ne change
pas instantanément les caractères, d'un coup de baguette ma-
gique. La tonalité de cris que, sans doute, bien des idées
émises ici réveillera, ne troublera pas, j'en ai l'espoir, le juge-
ment droit et sain, de la majorité des confrères auxquels je
m'adresse, que je désire et conseiller et instruire et qui n'ont
qu'à recueillir sans effort ce que, moi, j'ai acquis péniblement. Les générations nouvelles, trempées par les dangers,
soucieuses des responsabilités pour les avoir partagées, ré-

duiront bientôt les prétentions de ceux qui, plus bruyants que nombreux, voudraient faire croire que la lumière ne peut rayonner que de leur seul foyer. Non, la lumière est l'apanage de tous, chacun peut en suivre un rayon, car ces rayons sont parallèles, si on en cherche la source là où elle doit être, c'est-à-dire au foyer de la gloire ou de l'honneur de la Patrie.

Tout arrêt voulu d'un progrès porte un dommage à ce que nous devons servir et aimer par dessus tout, notre Pays.

La plupart des figures qui ont pris place dans ce livre sont des reproductions de radiographies. Je les ai décalquées moi-même et la figure n'est qu'une réduction de celles-ci ; elle est, par conséquent, très fidèle. C'est, d'un autre côté, avec le plus grand soin que j'ai traduit les lésions anatomo-pathologiques de quelques pièces que la photographie n'eût pu rendre avec la même précision.

Je n'ai point hésité à multiplier ces figures pour bien appuyer mes démonstrations et convaincre de leur bien fondé. Et je ne saurais trop remercier mon éditeur, M. Fournier, de tout l'intérêt qu'il a fait apporter à une exécution et à un tirage délicats ainsi qu'à la tenue générale de ce livre.

Mai 1917.

CHAPITRE PREMIER

DES FRACTURES PAR COUPS DE FEU
ET
EN PARTICULIER DE LEURS DÉPLACEMENTS

Dans le grand nombre des écrits que cette guerre nous a déjà fournis sur les fractures, on n'en trouve aucun qui ait embrassé ce sujet important des *déplacements osseux*.

Bien longtemps avant 1914, en 1881, par l'expérimentation cadavérique et grâce à la méthode que le capitaine Jaricot et moi avions imaginée, j'avais fixé avec précision les types et les variétés principales des fractures des diaphyses et des épiphyses (1). Une collection imposante et des plus démonstratives de pièces cadavériques, déposée au Musée du Val de Grâce, les avait classés. Des recherches ultérieures, faites par divers expérimentateurs, surtout les incessantes démonstrations cadavériques poursuivies depuis lors pour l'instruction des jeunes médecins de l'armée, au Val de Grâce, comme l'expérience des grandes guerres avaient confirmé mes données ; mais on avait lieu d'être surpris que la campagne du Maroc, la guerre du Transvaal, celles de Mandchourie, des Balkans, de la Tripolitaine, n'eussent rien apporté, comme renseignements, à une étude complémentaire si utile, celle des déplacements osseux.

L'anatomie pathologique cadavérique, anatomie *inerte*, offrait toutes les conditions de ressources, de tranquillité et de temps pour poursuivre une étude synthétique des types ; elle se montrait même plus précieuse sous ce rapport que la méthode radiologique, qui allait suivre et en confirmer les résultats, et cela parce qu'elle permettait de reconnaître les lignes fissuriques, que celle-ci ne montre pas tou-

---

(1) Ed. DELORME. *Des types de fractures des diaphyses par les balles actuelles*, in *Revue Militaire de Médecine et de Chirurgie* 1881.

Ed. DELORME. *Archives de Médecine et de Pharmacie militaires* 1886.

Ed. DELORME. *Traité de Chirurgie de Guerre*, t. II, 1893.

jours, parce qu'elle procédait par séries d'études et dissociait à volonté les conditions du phénomène et surtout parce qu'elle laissait l'observateur libre de s'arrêter à l'examen isolé de chaque paroi osseuse tandis que l'épreuve radiographique les superpose. Combien de fois n'ai-je pas vu des radiographes embarrassés pour interpréter un foyer de fracture par coup de feu, précisément parce qu'ils ne dissociaient pas, dans l'image radiographique ou dans la vision radioscopique, ce qui appartenait à la première ou à la deuxième paroi osseuse traversée !

Mais, quelque précieuse qu'ait pu être et que restera toujours, pour l'instruction, la méthode expérimentale cadavérique, elle avait besoin de se parfaire des enseignements de l'anatomie pathologique vivante, *active*, et là c'étaient les examens du blessé contrôlés, parfois remplacés totalement par ceux de la radiographie, qui devaient compléter ce que la première était incapable de fournir.

Il semblerait que cette étude complémentaire, basée sur l'examen clinique et la radiologie, ne puisse être poursuivie qu'à l'avant, où aucun déplacement osseux primitif ne saurait échapper; mais là les circonstances ne s'y prêtent guère. Le nombre considérable de blessés qui, à la suite de nos premières luttes, des batailles des frontières, ont été hospitalisés dans les formations de l'arrière avec des membres très irrégulièrement contenus ou non contenus, m'a permis surtout de constater les effets de la contraction musculaire, parfois ses méfaits. D'un autre côté, du fait du manque d'expérience de certains, il n'a pas toujours été possible d'obtenir et de maintenir une rectitude satisfaisante des membres fracturés. Ils m'ont fourni des exemples regrettables, mais qui m'ont servi. Et, quand on a vu plus de cent mille blessés, examiné près de trente mille radiographies, on possède une mine suffisante de documents pour fixer des caractères et des fréquences, si on ne peut déterminer rigoureusement des proportionnalités.

La radiologie, développée dans les formations sanitaires de l'avant, et surtout de l'arrière, avec une richesse et un nombre d'installations inconnus jusqu'ici, m'a montré :

1° *Que la balle allemande S ne différait pas de ses devancières, quant aux lésions qu'elle produit sur les os ;*

2° *Que les balles de schrapnell,* dont les effets n'avaient pu être étudiés sur le cadavre, *donnaient souvent les types les plus simples,* les plus précis des fractures diaphysaires et épiphysaires, du fait de leur force vive atténuée ;

3° *Qu'à quelques différences près, les éclats des obus explosifs, des autres engins explosifs* (crapouillots, etc.) *agissent sur les os comme les balles et donnent naissance aux mêmes types,* savoir :

a) *Fractures sans solution de continuité du membre,* ce qui, comme l'on sait, n'est pas en discordance avec un état comminutif parfois considérable, mais localisé ;

b) *Fractures de type simple,* avec solution de continuité du membre ;

c) *Fractures de types complexes,* plus ou moins comminutives, avec solution de continuité du membre.

Telles sont, *dans cette guerre, comme dans les guerres antérieures,* les *grandes classes* des fractures diaphysaires.

Et de la façon la plus éclatante, malheureusement pour les blessés, se sont vérifiées sur eux ces lois que l'expérimentation cadavérique m'avait permis d'établir, à savoir :

1° *Qu'une fracture diaphysaire est d'autant moins étendue dans le sens de la longueur que la vitesse de la balle est plus grande ;*

2° Mais, qu'en général, elle *est d'autant plus comminutive et ses éclats d'autant plus multipliés que la vitesse du projectile est plus grande.*

Ces données font comprendre les différences si frappantes qui, dans leur ensemble, séparent les fractures diaphysaires observées dans nos premières luttes de guerre de mouvement de celles qu'on constate dans la guerre actuelle de position, de tranchées. Aux distances si courtes de tir de la dernière, les fractures sont des plus comminutives ; elles relèvent du type explosif ; souvent, leurs foyers sont libérés de leurs esquilles en totalité ou en très grande partie (foyers nettoyés de Delorme), les canaux de sortie cutanéo-musculaires sont énormes ; leur contusion extrême ; le large accès qu'ils ménagent à l'air, aux souillures de la peau et des vêtements les expose aux primitives et terribles infections.

La guerre de mouvement nous avait donné des traumatismes osseux bien moins sévères ; c'étaient ceux que nous reproduisions couramment dans les expériences cadavériques, ceux que nous espérions et attendions. Si ce n'est dans les attaques de vive force de retranchements, de lignes de défense protégées, le type de la fracture était de comminution moyenne avec ses groupes définis d'esquilles libres et adhérentes, peu distants du foyer de la fracture.

Les aspects respectifs des foyers de fractures diaphysaires produits par les balles de schrapnell et les éclats des obus explosifs relèvent de la même loi. Avec sa force vive atténuée, la balle de schrapnell nous donne des types simples : c'est la fracture à grandes esquilles, ce sont les fractures transversales ou obliques, les perforations ou les gouttières peu comminutives. Souvent, la balle est près du foyer. Sur la radiographie prise plus ou moins longtemps après le traumatisme, à distance du point de chute du blessé ou à l'extrême arrière, elle classe l'origine de la fracture, explique l'atténuation des dégâts. Ce projectile nous ramène les traumatismes osseux des guerres de Louis XV, de la première République et de l'Empire.

Anatomiquement, le traumatisme osseux est bénin ; il le serait cliniquement si cette balle ronde, mousse, ne détachait souvent des fragments de vêtements souillés, infectants au premier chef, si elle ne se chargeait de débris épidermiques dont elle se coiffe, et que, au fond du cul de sac qu'elle se creuse, elle bloque devant elle.

Capricieux dans leurs effets peuvent être l'éclat d'obus explosif, le fragment de mitraille d'une grenade ou d'un crapouillot. D'abord leur fragmentation n'a plus la régularité d'un fragment d'obus à schrapnell (fragment de fer carré dont la force vive est celle de la balle), puis leurs dimensions comme leur vitesse peuvent être petites comme elles peuvent être excessives. Ne sont pas comparables un fragment d'une grenade qui éclate au pied d'un blessé ou dans sa main, avec le même fragment qui atteint un os à dix ou quinze mètres, à la limite de son irrégulière trajectoire. La distance d'éclatement, qui, massivement, pratiquement, nous renseigne sur la force vive, est un premier indice qui nous fait supposer une lésion osseuse, anatomiquement peu sévère, ou un dégât osseux grave ou des plus graves. J'ai vu toutes les échelles de comminution ou de simplicité de ces fractures. En général, disent ceux qui les observent à l'avant — à l'heure actuelle — celles-ci sont plus graves que les blessures par les balles, tout en en différant peu comme type comminutif.

De mes constatations il semblerait ressortir que, dans l'ensemble, les fractures des diaphyses par coups de feu sont moins souvent suivies de gros déplacements que les fractures de la pratique commune. Dans cette appréciation je tiens évidemment compte, pour les éliminer, des fractures même comminutives, nombreuses, qui n'atteignent que partiellement le diamètre des diaphyses. J'ai recherché les raisons de ces dissemblances et crois les avoir trouvées dans :

1° *L'action différente des causes productrices ;*

2° *La constitution même de ces deux grandes classes de fractures.*

1° L'élément qui produit communément une *fracture comminutive* agit d'ordinaire sur des *surfaces osseuses bien autrement étendues* que celles qui subissent l'action d'un projectile. Si l'action du premier est souvent bien moins vive, elle est d'ordinaire plus durable et réalise mieux les conditions voulues pour produire le déplacement. En quoi le moëllon, la roue de voiture sont-ils comparables à nos projectiles usuels comme surface vulnérante ? D'action relativement lente, ils prolongent leur effet incomplètement amorti après avoir brisé un os. La balle, elle, agit d'une façon plus brutale, plus instantanée, mais le clou qu'elle représente fend ou traverse l'os et *c'est tout.*

Dans une de ces chutes de haut qui, si souvent, produisent des fractures communes, la vitesse dont est animé le fragment supérieur, le poids du corps qu'il transmet, et, d'un autre côté, la résistance éprouvée par le fragment inférieur propulsent les fragments en sens inverse : les muscles seront traversés, la peau perforée. *Le coup de feu ne produit rien de semblable.*

Les transformations si considérables que la balistique a imprimées à la balle et qui ont abouti, pour ce qui nous regarde, à la diminution de son poids, de son impact, à l'augmentation considérable de sa vitesse, ont eu la conséquence, quelque peu inattendue et que j'ai bien fait ressortir, de diminuer *l'ébranlement* d'un os fracturé, cet ébranlement, cette propulsion qui est le premier élément, l'élément *mécanique* du déplacement fragmentaire. Quand, dans mes premières expériences, je tirais sur une cuisse détachée une balle de fusil Gras, animée d'une très grande vitesse, cette balle, lourde, à surface d'impact large, ébranlait cette cuisse au point de casser, avec le fémur et en même temps que lui, la grosse corde qui le soutenait; avec la balle Lebel, l'ébranlement éta't déjà bien moindre, l'oscillation du membre fracturé était grande, mais la corde de soutien ne se rompait plus (Delorme-Chavasse). L'ébranlement est nul avec les balles actuelles (Delorme : expériences du Camp de Châlons); le fémur est cassé, la cuisse reste immobile. Voilà le fait ; il est inutile de m'arrêter à son interprétation facile. La balle n'agira donc plus aujourd'hui, contrairement à ce qui aurait pu avoir lieu autrefois, et cela même dans les tirs rapprochés, pour produire directement des gros déplacements. Les radiographies primitives le montrent bien; souvent, ces fractures, produites à très courtes distances, à fragments tout à fait libres par conséquent, n'ont pas des extrémités fragmentaires divergentes.

J'ai vu plusieurs admirables radiographies de fractures axiles de l'humérus. La balle avait pris le membre en enfilade; c'étaient des blessés de nos premières luttes qui avaient été touchés ; par conséquent, on ne pouvait supposer que le foyer osseux eut été transformé chez eux par la main de chirurgiens partisans de l'hémiesquillectomie, méthode récente. Chez ces hommes, l'os avait été *abrasé* dans la moitié environ de son diamètre, sur une grande partie de sa longueur. Or, la paroi seule existante, quelque subdivisée qu'elle fût, en long et en travers, restait en place et, sans appareil spécial, avait maintenu la continuité et la longueur du membre.

Dans un coup de feu explosif, à foyer très comminutif ou des plus comminutifs, les esquilles, frappées par la balle et par tous les éléments qu'elle a dissociés, vont diverger vers l'orifice de sortie ; sur celles qu'elle touche elle aura un puissant effet, elle les chassera en dehors du membre ; à distance, ces esquilles pourront frapper des autres membres, les traverser ; *l'action de la balle aura peu de prise sur les fragments eux-mêmes.* Et, s'il en est ainsi dans les coups de feu à très courte distance, *a fortiori* il en sera de même dans les coups de feu tirés aux distances moyennes ou faibles. Et il semble bien que la même donnée soit applicable aux petits éclats des obus et même aux balles de schrapnells.

2° *La constitution même des fractures par coup de feu contribue encore à limiter les déplacements des extrémités fragmentaires.* C'est même à cette différence dans les dispositifs de ces fractures qu'elles doivent surtout d'avoir, *en général*, des déplacements plus limités que les fractures communes.

Ces fractures communes sont, le plus souvent, transversales, obliques, fréquemment spiroïdes. Complètes, elles sont bien disposées pour subir de gros déplacements, surtout quand des chutes les sollicitent. On observe sur les blessés de guerre des fractures transversales, obliques mais avec pointes fragmentaires d'ordinaire courtes, et puis ces fractures sont rares. La plupart des fractures par coup de feu (contact, perforation, gouttière) relèvent du groupe à esquilles plus ou moins longues et latérales ; engrenés, les fragments et les esquilles se soutiennent ; même libérées en partie, les esquilles adhérentes forment des soutiens, des barrières qui limitent l'arc excursif des fragments. C'est pour cela qu'il est si utile de les conserver.

Dans les fractures par coup de feu, surtout par les balles, l'élément traumatique même agit donc moins puissamment et moins souvent que dans les fractures communes pour assurer les grands déplacements des fragments. Par contre, il a une action plus directe et plus divulsante, propulsive, dans les fractures les plus comminutives, sur les esquilles touchées. C'est là une particularité très remarquable et toute spéciale des fractures par coup de feu. Une autre singularité est l'obstacle qu'impriment parfois les *attelles esquilleuses latérales*, soit à tout déplacement fragmentaire, soit à l'extension de ces déplacements.

De ce dernier fait, *l'action musculaire, deuxième cause des déplacements fragmentaires dans les fractures, retentit souvent moins sur les foyers de celles produites par les coups de feu que sur les autres.* Mais, quand la solution de continuité, transversale, oblique, spiroïde, est complète, que les esquilles, attelles latérales, sont trop libérées, divergentes, propulsées, le blessé de guerre rentre dans la loi commune ; il perd le bénéfice de dissemblances favorables, et cela d'autant plus facilement qu'à l'encontre du manouvrier, par exemple, il a à subir, pour trouver son lieu d'hospitalisation terminal, des transports plus ou moins longs, parfois difficiles, des cahots et des heurts. Le Service de Santé n'ignore pas ces causes perturbatrices ; il fait tout pour en prévenir les effets, en limitant, chaque fois qu'il le peut, la durée et la longueur de ces transports, et en assurant des moyens de contention appropriés. Le traitement sur place des grands fracturés, que je n'ai cessé de réclamer, a été un bienfait.

Dans les formations sanitaires, les chirurgiens traitants, si le bénéfice primitif est perdu, doivent s'évertuer à le reprendre. La radiologie est, pour cela, d'un concours des plus précieux et, grâce aux organisations actuelles, il est à portée. On n'y fait pas assez souvent appel. La complication de la plaie est trop exclusivement dominante, la consolidation régulière pas assez surveillée et poursuivie ; aussi, les résultats irréprochables n'atteignent-ils pas la proportion que les progrès de la chirurgie permettaient d'espérer.

Sous le rapport des résultats constatés, il y a une grande

distinction à établir entre les fractures du membre supérieur et celles du membre inférieur, entre les fractures de l'humérus et celles du fémur. La chute du blessé, l'absence d'un poids extensif naturel, la contraction, puis la rétraction de muscles des plus puissants, les difficultés de la contention, la plus grande longueur de la cure sont là à invoquer. Quoi qu'il en soit, le fait est regrettable et c'est pour le prévenir que, dès le début de cette guerre, j'avais instamment demandé que *tout fracturé du fémur fût confié à un chirurgien de carrière*.

Après ces aperçus généraux, je vais envisager les déplacements osseux en m'aidant surtout de radiographies, et je décrirai, s'il y a lieu, les cals vicieux et les difformités qui en sont la suite quand ils n'ont pas été convenablement réduits.

FRACTURES DU MEMBRE SUPÉRIEUR

Fractures des os de la main

Toutes grêles qu'elles soient, les *phalanges* des doigts sont *échancrées*, voire *perforées* par les balles ou les petits éclats d'obus. La *perforation*, qui relève du type en X, ne s'accompagne d'ordinaire d'aucun déplacement notable. C'est ce que j'ai constaté sur un grand nombre de radiographies. Il en est de même de la *gouttière*. Cependant, quand celle-ci a entamé la plus grande partie du diamètre transversal de l'os, il *peut y avoir coudure*, ce qui devrait impliquer l'accolement du doigt contre le doigt voisin ou sa contention par une petite attelle. J'ai vu quelques unes de ces phalanges coudées, non réduites, rendant le doigt mutilé gênant. C'est le produit de soins incompétents. Les perforations ne sont pas exemptes de ces coudures. (Pl. I, fig. 1, 2.)

Des *fractures métacarpiennes*, les unes sont *transversales* ou *obliques* : ce sont des fractures par *contact*. Les radiographies des formations de l'arrière en montrent un assez grand nombre.

Les fractures par *perforation* des métacarpiens sont des fractures en X et celles par *gouttières* en V incliné latéralement. Dans les premières, qui semblent mieux disposées pour montrer des déplacements, les *fragments ne sont guère déviés* que dans quelques cas de coup de feu explosifs où ils peuvent parfois faire une saillie dorsale, quand le coup de feu a été palmo-dorsal. Le *déplacement porte surtout sur les esquilles latérales*, qui sont quelque peu déjetées trans-

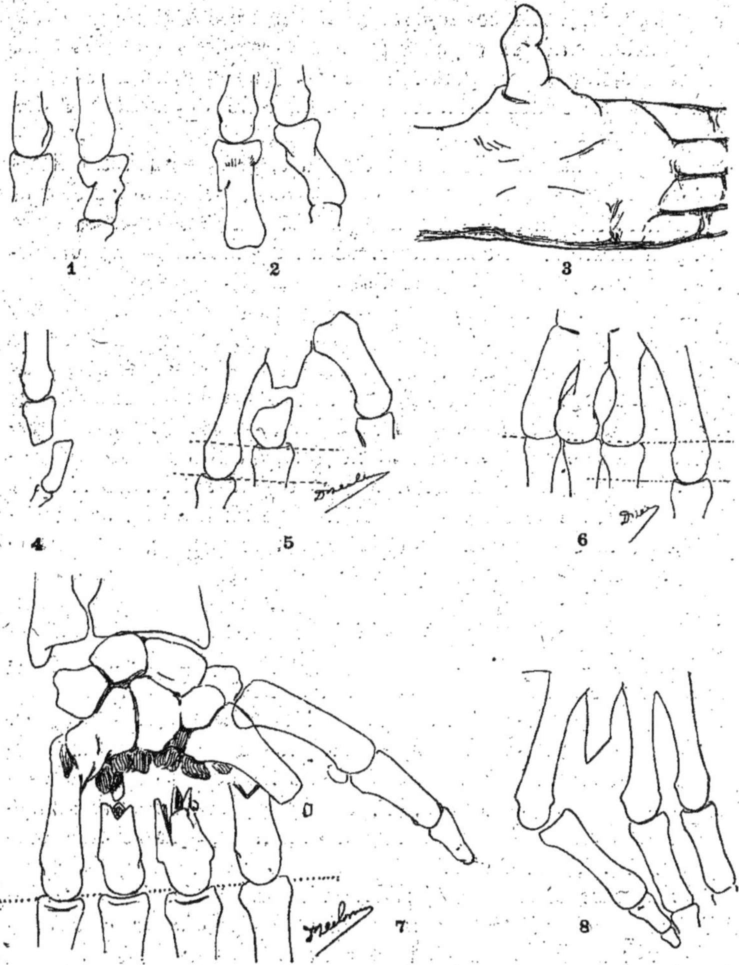

PLANCHE I. — FRACTURES DES OS DE LA MAIN.

Fig. 1, 2: *Fractures par perforation de phalanges* guéries avec déviations latérales non corrigées.

Fig. 3: Déformation latérale d'une phalange fracturée transversalement.

Fig. 4: *Fracture du 1ᵉʳ métacarpien.* Résection. Déformation typique du pouce en extension. Pouce mobile.

Fig. 5, 6, 7: Ascensions des doigts à la suite des fractures métacarpiennes avec pertes de substance. — fig. 5: ascension de l'index; — fig. 6: ascension des trois derniers doigts; — fig. 7: ascension totale et régulière des quatre derniers métacarpiens, moins préjudiciable que les ascensions plus localisées.

Fig. 8: Déviation de l'index à la suite de l'ablation du médius et d'une partie de son métacarpien.

versalement, mais ce *déplacement est limité*. Il ne peut en être autrement, les espaces intermétacarpiens étant étroits. C'est aussi cette disposition anatomique qui, avec l'action immobilisante des interosseux, limite le déplacement des fragments.

Quand, à la suite de coups de feu explosifs ou d'ablations intempestives des esquilles — elles sont si accessibles et d'ablation si tentante ! — il y a une perte de substance osseuse un peu notable, on constate alors un déplacement caractéristique sur lequel j'ai appelé l'attention (1).

Le fragment inférieur du métacarpien ou des métacarpiens fracturés remonte vers le supérieur, attiré par les tendons fléchisseurs, extenseurs, les interosseux et lombricaux, plus tard par la rétraction cicatricielle. *Le doigt ou les doigts sont raccourcis; leurs interlignes métacarpo-phalangiens et interphalangiens ne se correspondent plus, d'où gêne dans la préhension et le maniement des gros objets saisis.* Le respect des esquilles latérales, qui préviennent ou limitent ce déplacement, la contention du doigt sur une palette, une attelle ou plus simplement l'accolement au doigt voisin, au besoin une extension, sont donc ici tout indiqués. On laisse habituellement le doigt abandonné à lui-même, après avoir enlevé les esquilles et on se contente d'entourer la main d'un pansement : ce n'est pas assez. (Pl. I, fig. 5.)

Dans les coups de feu transversaux ou transverso-obliques, qui comportent des dégâts osseux plus étendus et plus multipliés que ceux qu'on constate dans les coups de feu dorso-palmaires ou palmo-dorsaux, ces raccourcissements consécutifs peuvent s'observer sur deux, trois, quatre métacarpiens. (Pl. I, fig. 6 et 7.)

Os denses et d'activité réparatrice atténuée, les métacarpiens ne fournissent pour ainsi dire jamais de cals exubérants ; bien plus, quand trop d'esquilles ont été enlevées, ils n'en donnent même pas toujours de suffisants. La *pseudarthrose n'est pas rare dans les fractures métacarpiennes,* et elle n'est pas de traitement facile. Sur plusieurs blessés, j'ai subdivisé longitudinalement l'un des fragments et me suis servi du greffon tiré de l'un d'eux pour combler la perte de substance, mais la réparation est difficile et incertaine. Or, s'il y a pseudarthrose, les autoplasties tendineuses, souvent nécessaires concomitamment, ne fournissent pas les résultats qu'on en espérait : le doigt manque d'un support solide.

---

(1) Ed. DELORME. Les blessures du membre supérieur, *The Practitionner*, Février 1916.

Les gros cals ostéomyélitiques sont bien rares. Je n'en ai
rencontré qu'un cas. Les traumatismes osseux phalangiens
et métacarpiens sont communément suivis de déviations ou
de raideurs des doigts, le plus souvent en flexion. La lésion
osseuse n'est pour rien dans ce résultat. L'infection des gaî-
nes, la section des tendons, leur rétraction, les cicatrices en
sont les causes fréquentes ; mais combien plus souvent ne
sont-elles pas liées à des positions vicieuses, à l'abandon de
la main à elle-même, au cours des pansements, voire même
à l'accentuation de la flexion, qui ne les produisent que trop
souvent !

Considérés comme traumatismes de peu d'importance,
ceux des métacarpiens et des doigts sont en général insuffisamment surveillés, et les impotences fonctionnelles consécutives sont de ce fait ni assez prévenues, ni assez corrigées.

Lésions du poignet

J'ai vu dans les formations sanitaires un assez grand nombre de blessures du poignet, plus encore de radiographies
de coups de feu antéro-postérieurs ou postéro-antérieurs, de
gouttières ou de perforations transversales et obliques, plus
sévères. Les perforations localisées ou étendues avaient
été traitées le plus souvent par la conservation, ce qui n'ex-
cluait ni les curettages, ni quelques excisions consécutives.
D'ordinaire, la guérison avait eu lieu sans déviation, alors
même qu'il y avait eu des excisions partielles. J'ai vu cependant quelques déviations latérales externes extrêmes, après
des pertes de substance étendues, chirurgicales, radio-car-
piennes, des mains botes en valgus.

La raideur et l'ankylose sont, là, fréquentes; elles portent
souvent, non seulement sur le poignet, mais aussi sur les
doigts.

Fractures des os de l'avant-bras

J'envisagerai successivement les fractures d'un seul os
(du radius, du cubitus), puis celles des deux os.

FRACTURES ISOLÉES DU RADIUS. — Les collections des Centres radiographiques ont réuni un nombre important de
fractures isolées des os de l'avant-bras, et, en particulier,
du radius.

J'ai vu quelques cas bien typiques de *fissures longitudinales* sillonnant les faces de cet os.

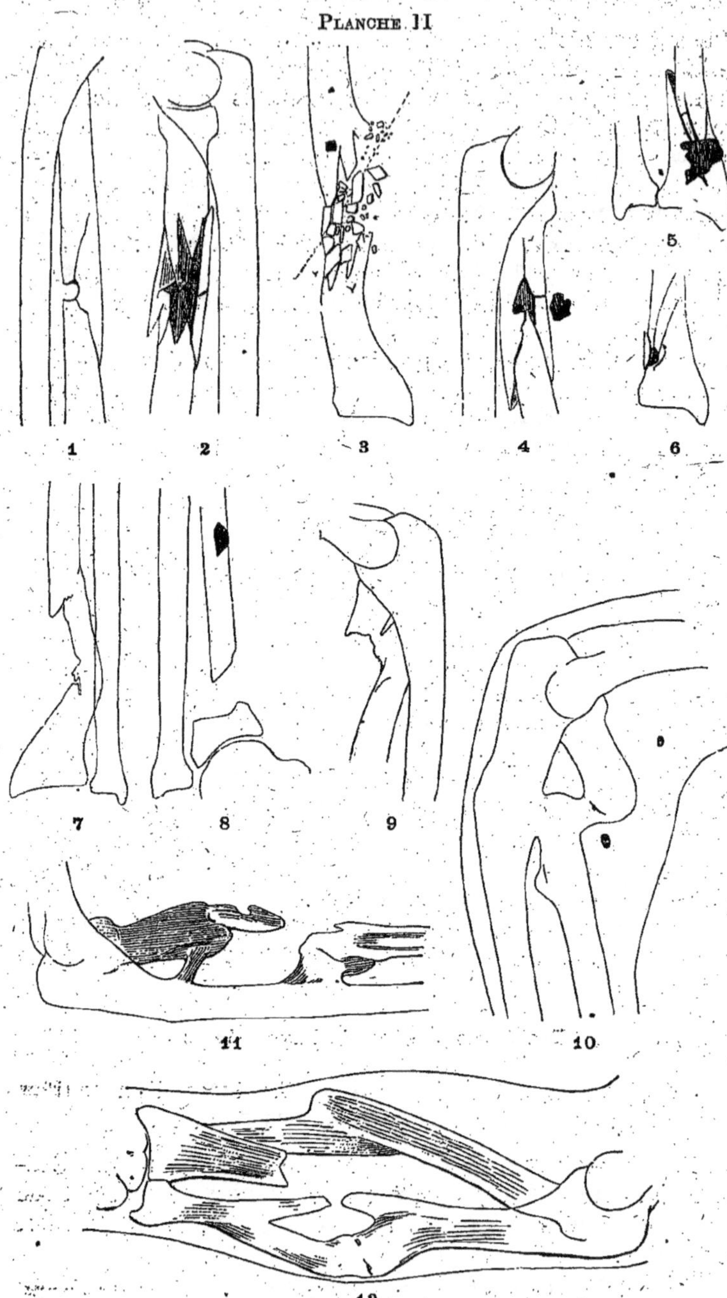

1   2   3   4   5   6

7   8   9

11   10

12

PLANCHE II. — FRACTURES DU RADIUS

Fig. 1: *Gouttière profonde du corps du radius*. Séparation cunéenne incomplète en haut.

Fig. 2: *Fracture par contact du corps du radius*. Les deux esquilles latérales subdivisées sont écartées. On remarquera les pointes non émoussées caractéristiques des deux fragments, supérieur et inférieur. Pas de déplacement total.

Fig. 3: *Fracture par perforation oblique* (enfilade) *du corps du radius*. Foyer d'esquilles très subdivisées, projetées. La ligne ponctuée indique la direction suivie par le ou les projectiles. Eclats métalliques contre le corps du radius. Déplacement nul ou corrigé.

Fig. 4: *Fracture par perforation incomplète du corps du radius* par des éclats de projectile creux. Division incomplète des deux esquilles en haut. Fragments métalliques dans et à proximité du foyer de la fracture.

Fig. 5: *Fracture par contact du tiers inférieur du radius*. Les fissures limitantes des esquilles adhérentes n'existent pas ou sont invisibles sur la radiographie en bas. Enorme fragment de projectile creux au point d'impact.

Fig. 6: *Gouttière du tiers inférieur du radius*. Fissures inférieures non dessinées ou invisibles.

Fig. 7: *Fracture du radius au tiers moyen*. Déplacement habituel du fragment inférieur porté vers le cubitus par son extrémité supérieure.

Fig. 8: *Fracture du radius au quart inférieur*. Foyer nettoyé, Fragment de projectile creux arrêté contre le corps du radius. Ascension du fragment radial inférieur et déviation considérable de la main.

Fig. 9, 10, 11, 12: Remarquables exemples de déplacements du fragment supérieur du radius en *avant et en haut;* — fig. 9 et 10: cals en baïonnette ou en Z; — fig. 11: déplacement en haut et en avant du fragment supérieur; synostose radio-cubitale des deux fragments; — fig. 12: fracture des 2 os de l'avant-bras au tiers moyen; déplacement extrême du fragment supérieur du radius en haut et en avant.

Les fractures *transversales* ou *obliques* par contact ne sont pas rares, pas plus que les *fractures en X à grandes esquilles* par contact. J'ai garde d'inférer que leur proportionnalité générale soit assez élevée, car à l'arrière sont souvent évacués les cas les moins graves. Cependant, je remarquerai qu'un très grand nombre des radiographies que j'ai vues provenaient des blessés de la Marne, chez qui aucune sélection n'avait pu être faite avant leur envoi à l'arrière. (Pl. II, fig. 2.)

Assez souvent, chez les fracturés à traits de fractures transversaux ou obliques, on avait tenté des sutures ou des fixations fragmentaires par des plaques de Lambotte, ce qui vient confirmer la donnée classique que j'ai fait ressortir : *la lenteur et même l'insuffisance trop fréquentes de réparation de ces fractures*, d'apparence si simples. La contusion osseuse directe en est-elle la raison principale ? En fait, certains foyers montraient des traces d'ostéite proliférante et de séquestres un peu au-dessus du trait de fracture ; sur d'autres, ostéite et séquestres manquaient.

Les *gouttières*, là bien typiques, le plus souvent avec leur coin à pointe correspondant à l'échancrure osseuse et leur base sur la face de l'os opposée à cette échancrure, se sont montrées également nombreuses, comme les *perforations* typiques avec esquilles latérales maintenues en place ou propulsées latéralement. (Pl. II, fig. 1, 4.)

Toutes ces fractures se montrent sans déplacements fragmentaires, sans déplacements notables ou, au contraire, avec des déplacements classiques. (Pl. II, fig. 1, 2, 3, 4.)

Les déplacements accusés se constatent surtout dans les cas de fractures produites à courte distance, très comminutives, quand la perte de substance osseuse a été notable, aggravée par les ablations d'esquilles, le nettoyage complet des foyers, si regrettable et pourtant si fréquent.

C'est surtout *sur le fragment inférieur*, dans les *fractures du quart ou du tiers inférieur du radius* et dans les *fractures du quart supérieur*, sur le *fragment supérieur*, qu'on constate les déformations les plus typiques.

Les premières sont fréquentes, les secondes rares.

Dans les fractures du tiers ou du quart inférieur du radius, la déformation est classique. Elle consiste dans la bascule, le rapprochement de l'extrémité supérieure du fragment radial vers le cubitus. (Pl. II, fig. 7, 8 (1).)

Dans les fractures du *quart supérieur, j'ai constaté un déplacement non réduit qui mérite d'être distingué*. Le fragment supérieur est attiré en *haut*, en *avant*, et sans doute en rotation, par le biceps. (Pl. II, fig. 9, 10, 11, 12.)

Les deux branches supérieure et inférieure du Z, que d'ensemble représente la fracture, sont constituées par les fragments supérieur et inférieur du radius et la barre unissante par le cal. Cette barre, verticale ou oblique, longue de plusieurs centimètres, semble soulever le fragment supérieur. Je figure quelques exemples de cette variété de déformation très remarquable, qu'il paraîtrait facile de prévenir. Je répète que ce mode de déplacement est aussi rare que celui du tiers inférieur est fréquent.

J'ai relevé quelques exemples de *fractures doubles*. (Pl. III, fig. 4.) Entre les fragments supérieur et inférieur se trouvait un segment plus ou moins étendu de diaphyse radiale. J'ai cherché avec soin à reconnaître si le segment intermédiaire n'était pas fissuré longitudinalement. Je n'ai pu reconnaître de fissures, mais l'on sait qu'alors même qu'elles existent, la radiographie peut ne pas les révéler.

---

(1) On devrait se préoccuper, plus qu'on ne le fait, de faire disparaître cette déformation dès qu'elle commence à s'accuser, sinon de la prévenir par l'application d'un tampon interosseux appliqué à chaque

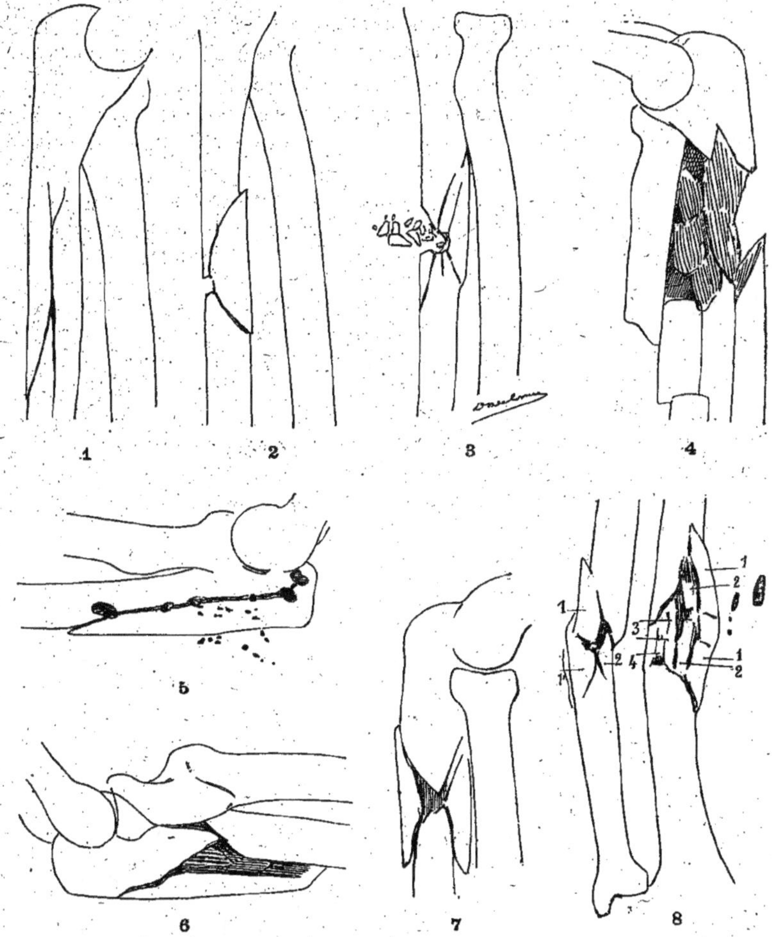

PLANCHE III. — FRACTURES DU CUBITUS

Fig. 1: *Fissures* esquissant une fracture par contact à deux grandes esquilles.

Fig. 2: *Gouttière typique*. Séparation cunéenne. Pas de déplacement.

Fig. 3: *Fracture par perforation*. La perforation produite par la balle est des plus nettes. Les deux esquilles latérales sont très nettes. La moitié supérieure de l'esquille interne pulvérisée et constituée exclusivement le foyer d'esquilles libres.

Fig. 4: *Fracture* d'interprétation difficile produite par un éclat de projectile creux. Remarquable exemple de fracture double du radius concomitante.

Fig. 5: *Séparation longitudinale* d'un long fragment cubital postérieur produite par le taraudage de nombreuses parcelles métalliques sur la ligne fissuraire.

Fig. 6 et 7: *Fractures par contact* (éclats de gros projectiles). Déplacement nul ou limité.

Fig. 8: *Fracture des 2 os par contact*. Pas de déplacement fragmentaire. Séparation remarquable de la grande esquille radiale en 4 fragments longitudinaux subdivisés (1,1; 2,2; 3; 4).

Les *cals* de ces fractures radiales isolées ne sont pas, en général, volumineux et de nature à gêner les mouvements de pronation et de supination. Les fissures longitudinales se comblent simplement. J'ai remarqué parfois sur leur trajet des lignes nécrotiques qui n'avaient pas suffisamment attiré et l'attention et l'action du chirurgien.

Le *radius et le cubitus* sont les os sur lesquels, d'après mes constatations personnelles, la *pseudarthrose s'observe le plus souvent* (1).

FRACTURES ISOLÉES DU CUBITUS. — Pour le cubitus, j'aurais à répéter ce que je viens de dire pour le radius. Ses *fractures par contact* se montrent fréquentes sur les radiographies des Centres radiographiques, qu'elles soient *transversales, obliques* ou à *grandes esquilles*. Les *gouttières* ne sont pas rares et sont typiques. Les *perforations* sont parfois non comminutives; souvent, sur les blessés actuels, elles sont très comminutives avec esquilles projetées. (Pl. III, fig. 1, 2, 3, 4, 6, 7.)

Les déplacements constatés ne sont pas très fréquents ni très notables et les cals sont peu volumineux d'ordinaire.

Dans les fractures avec solution de continuité totale et perte de substance, diamétrale étendue, traumatique ou chirurgicale, le fragment supérieur, comme dans les fractures communes, n'a guère tendance à se déplacer. Il forme bloc avec le coude. Par contre, le fragment inférieur, dans les fractures du tiers ou du quart inférieur surtout, tend à se rapprocher du radius, mais la bascule est plus rare que dans la fracture radiale inférieure et moins prononcée. C'est là ce que montrent les radiographies; or, celles-ci ont été prises sur des blessés traités par toutes méthodes, souvent sans appareils et sans souci de la difformité. Il semble donc bien qu'elles traduisent en grande partie le déplacement primitif.

Les grandes esquilles latérales du cubitus, comme celles du radius, subissent parfois un déplacement excentrique. En

pansement. J'estime que cette indication devrait hanter l'esprit du chirurgien car ce déplacement est vraiment trop habituel et il compromet à un haut degré les mouvements de pronation et de supination.

(1) J'ai vu d'assez nombreux exemples de ces pseudarthroses dans les formations sanitaires. J'ai proposé pour elles un mode de greffe. Celle-ci est empruntée sur place, par *dédoublement*, à l'un des fragments osseux. Le même procédé peut servir pour les pseudarthroses radiales et cubitales. L'étude de l'ostéotrophie osseuse est encore trop incomplète pour qu'on puisse établir jusqu'où vont ses conditions de réussite. M. Nové-Josserand, à Lyon, utilise le procédé du raccourcissement de l'os intact (*Lyon-Chirurgical*, 1915).

général, celui-ci n'est pas très accusé. Dans les coups de feu transversaux, l'esquille, subdivisée ou non, qui est rapprochée de la peau, ne trouvant plus la sangle musculaire qu'elle rencontre dans les coups de feu antéro-postérieurs, se déplace parfois notablement en arrière. Il est curieux de constater combien, malgré les renseignements si précis que fournit aujourd'hui la radiologie sur des déplacements esquilleux qu'autrefois on ne pouvait que soupçonner, le chirurgien ou celui qui en tient la place s'occupe peu de les corriger. Les demandes de radiographies sont incessantes, les schémas radioscopiques sont usuels; on a en main un document frappant d'évidence; l'enseignement crève l'œil : le document ne sert pas pratiquement. Quelle en est l'utilité si ces épreuves ne font qu'affirmer un diagnostic de fracture que tant d'autres signes ont rendu si facile ?

En général, les cals de ces fractures ne sont pas volumineux. Les *ostéomyélites étendues seraient très rares*, d'après mes constatations cliniques qui portent sur de très nombreux blessés, aussi bien sur ceux du début de cette guerre que sur ceux de la guerre des tranchées, qui ont pu être soignés plus méthodiquement et l'examen d'un nombre considérable de radiographies est sur ce point aussi affirmatif. *Le plus souvent, les réactions osseuses sont circonscrites aux environs de la fracture.*

Près de sa base, dans son *tiers supérieur*, là où il est le plus épais, le cubitus, traversé dans le sens transversal ou antéro-postérieur, présente souvent des perforations remarquables, des plus nettes, relevant de la fracture en X. (Pl. III, fig. 6, 7.)

Dans les coups de feu transversaux, avec séparations fissuriques complètes, le fragment supérieur biseauté tend parfois à se porter en arrière, à basculer et à soulever la peau, et cela, sans doute, sous l'action réunie du triceps et de la force divulsante primitive du projectile. (Pl. III, fig. 6, et Pl. IV, fig. 1.)

Comme les fractures isolées du radius, celles du cubitus sont assez souvent concomitantes de fractures du coude ou de l'humérus, quand le projectile a frappé l'avant-bras fléchi. Ces conditions n'ont point de conséquences au point de vue du déplacement osseux.

En somme, l'impression générale que laissent et radiographies et blessés est que ces fractures, traitées par la conservation, représentent, en général, un traumatisme relativement simple, et qui tend, sans réactions excessives et sans conséquences locales défavorables, vers la guérison.

Fractures des deux os de l'avant-bras. — Les fractures des deux os de l'avant-bras résultent le plus souvent de coups de feu transversaux ou de coups de feu obliques de dehors en dedans ou de dedans en dehors, qu'elles soient produites par des balles ou des petits éclats d'obus.

Il n'est pas très rare de constater sur les deux os fracturés des traits transversaux ou obliques. Le plus souvent, la fracture, par perforation, est comminutive avec perte de substance.

Sur les radiographies que j'ai examinées, il m'a été très difficile, trop souvent impossible, de déterminer avec rigueur la caractéristique des déplacements multiples subis par les extrémités fragmentaires. On sait que, pour convenablement apprécier ce déplacement, il faut prendre trois clichés : 1° l'un de face, l'avant-bras étant étendu et sa face dorsale reposant sur la plaque; 2° l'autre de profil, l'avant-bras étant à angle droit sur le bras, le bord cubital reposant sur la plaque; 3° un troisième cliché, en position de pronation, est souvent nécessaire ; il doit être pris, l'avant-bras étant fléchi sur le bras, la main reposant sur la plaque par la face palmaire.

Or, la plupart des radiographies que j'ai examinées étaient rarement au nombre de deux pour le même blessé, et ces radiographies n'avaient pas été toutes prises dans les positions régulières qui sont prescrites pour qu'on puisse tirer d'elles les renseignements les plus précis.

Dans les fractures de la *partie moyenne* par coup de feu, les déplacements suivant la longueur sont nuls, très limités (Pl. III, fig. 8), ou accusés mais réductibles. Assez souvent, il y a une courbure à convexité cubitale, qui semble devoir être de correction plus ou moins facile.

La position habituellement donnée au membre, la pronation, la main reposant sur la portion manuelle de l'appareil ou étant en position intermédiaire, amène un déplacement suivant la circonférence. Les fragments supérieurs restent, comme dans les fractures communes, en supination, les inférieurs se placent en pronation.

C'est la déformation la plus regrettable, parce qu'elle compromet les mouvements de rotation si utiles.

J'ai vu les deux fragments inférieurs, rapprochés l'un de l'autre, combler l'espace interosseux ; une fois, les deux os formaient une courbe excentrique très exagérée, probablament, parce qu'en cherchant à rétablir l'espace interosseux, on avait dépassé le but. (Pl. II, fig. 12.)

L'extension donnée actuellement à la radiographie est telle que le chirurgien ne peut plus avoir de doutes sur l'existence et la nature des déplacements quand il a à sa disposition des épreuves en nombre suffisant. Dans le cas contraire, il ne doit pas, avant tout, oublier que la pronation de la main entraine fatalement un déplacement des deux fragments inférieurs, déplacement qui a des conséquences regrettables au point de vue de la conservation des mouvements de rotation de l'avant-bras.

Dans les fractures du *tiers supérieur*, on peut observer l'angulation postérieure du fragment supérieur, cubital, émoussé plus ou moins par des esquilles et, en avant, l'extrémité radiale supérieure peut faire la saillie si remarquable provoquée par la contraction du biceps. Le plus souvent, le déplacement est peu marqué.

Dans les fractures du *tiers* et du *quart inférieur*, c'est la translation latérale, en dehors des fragments inférieurs, qui domine.

Les radiographies montrent que, sans être fréquentes, les synostoses, les soudures osseuses des fragments cubito-radiaux ne sont pas très rares; ce sont généralement de gros ponts osseux réguliers, de dimensions diamétrales assez égales à celles des corps osseux, qui se portent d'une extrémité à l'autre, soit directement ou indirectement, c'est-à-dire en prenant insertion à quelques centimètres de la surface osseuse cruentée. De remarquables exemples de ces synostoses se trouvent entre autres dans les collections radiographiques du Grand-Palais et du Val-de-Grâce.

J'ai relevé des synostoses totales réunissant les quatre fragments, des synostoses presque totales et des unions osseuses ne réunissant qu'un fragment radial à un fragment cubital ou inversement.

Les fractures isolées du radius et du cubitus se compliquent, elles aussi, de ces synostoses qui rendent impossibles les mouvements de rotation, mais qui, parfois, quand les traits de fracture ne sont pas soudés, donnent de la fixité aux corps osseux.

Les pseudarthroses sont beaucoup plus rares après les fractures des deux os qu'après celles d'un seul os, la coaptation étant toujours possible et exacte, quelle que soit l'étendue de la perte de substance dans les fractures radio-cubitales, tandis que dans les fractures d'un seul os, l'os sain

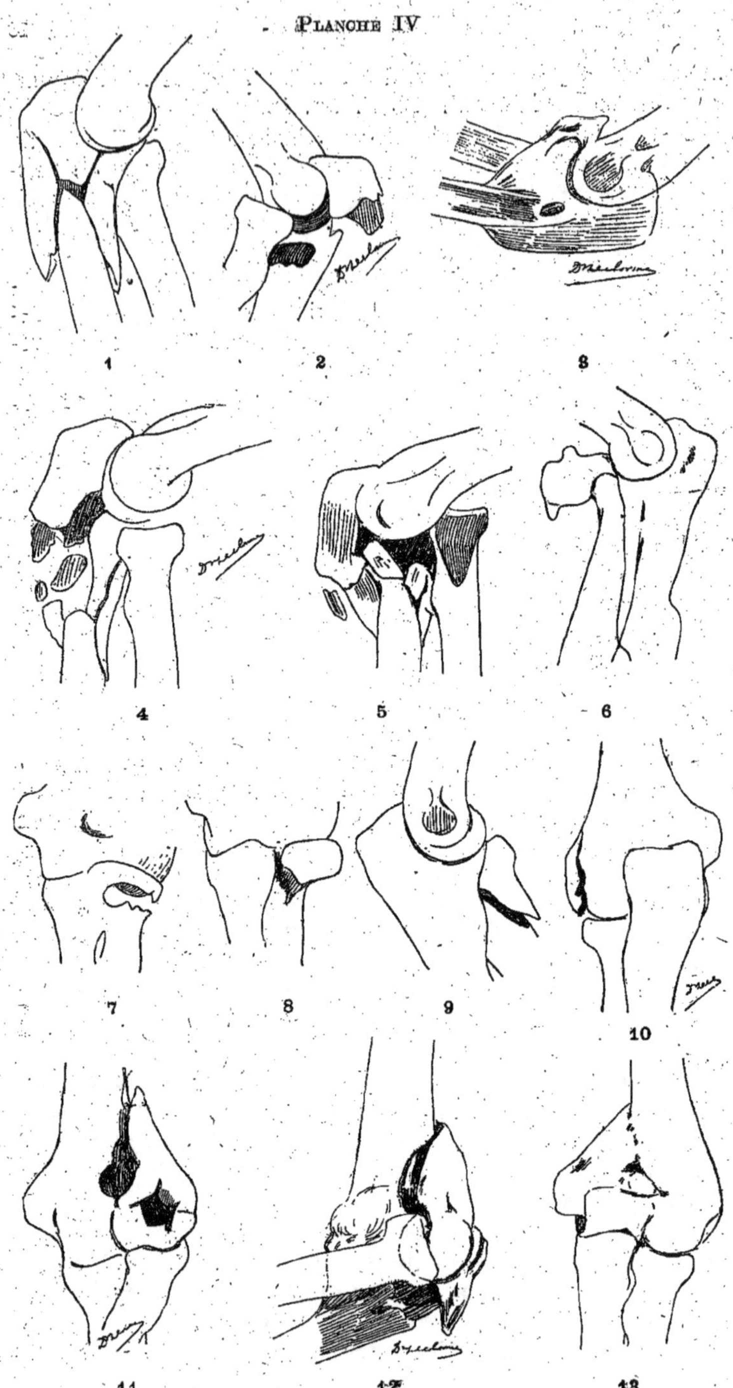

1
2
3
4
5
6
7
8
9
10
11
12
13

PLANCHE IV

a) FRACTURES DES EXTRÉMITÉS SUPÉRIEURES DU CUBITUS ET DU RADIUS
AVEC PÉNÉTRATION ARTICULAIRE

Fig. 1: *Fracture par contact* du quart supérieur du cubitus. Coup de
feu transversal. Deux esquilles adhérentes. Pénétration articulaire
de la fissure limitante de l'esquille antérieure; saillie de l'extrémité
inférieure de l'esquille postérieure. La figure 3 montre une fracture analogue par perforation transversale, guérie. La saillie de
l'esquille postérieure subsiste. Déplacement léger.

Fig. 2: *Séparation de l'olécrâne* à sa base par un éclat de projectile
creux resté au contact du cubitus. Saillie de l'olécrâne exagérée
du fait de la flexion du coude.

Fig. 3: *Fracture par perforation* transversale de l'extrémité supérieure du cubitus par balle. Ecartement des deux esquilles, l'une
portée en avant, l'autre en arrière.

Fig. 4, 5: Degrés de comminution plus accusés de la fracture typique
de la figure 1. Le fragment olécrânien pointe en arrière par son
extrémité inférieure. Sur la fig. 5 le radius propulsé est luxé en
avant. Il a subi une abrasion partielle de sa tête et de son col.

Fig. 6, 7, 8, 9: Lésions de la *tête radiale* et de son col. — Fig. 6 et
7: *perforation* de la tête radiale luxée en avant; — fig. 8 et 5: *séparation* partielle de la tête; — fig. 9: division oblique de la tête et
du col.

b) FRACTURES DU COUDE

Fig. 10: *Perforation de l'épicondyle près de son bord.*

Fig. 11: *Perforation de l'épicondyle à sa base,* séparation du condyle
externe sans déplacement notable.

Fig. 12: Coup de feu oblique de haut en bas. *Perforation de l'épicondyle à sa base et de l'olécrâne* près de son bord radial. Large
séparation du condyle externe, sans déplacement notable. La
déformation porte sur le fragment cubital saillant en arrière.

Fig. 13: *Fracture du condyle interne.* Ascension légère en haut.

---

empêche cette coaptation si la perte de substance est un peu
notable. Ce sont là données classiques qui trouvent ici leur
confirmation.

Fractures du coude

J'ai retrouvé sur les nombreuses radiographies du coude
que j'ai examinées et classées les variétés de lésions que,
depuis longtemps, par l'expérience cadavérique, j'avais déterminées.

Sur le RADIUS, ce sont des *abrasions partielles* de la tête,
des *décapitations*, des *pulvérisations*, des *séparations* de la
tête et du corps après perforation, des *abrasions du col*, plus
simplement des *perforations* avec fissures radiées. (Pl. IV,
fig. 6, 7, 8, 9.)

Sur le CUBITUS, on observe des lésions différentes, suivant
que le projectile a atteint son extrémité dans le sens antéro-
postérieur ou transversal.

L'olécrâne pris de face, sur un bord, est *échancré*. Si le
projectile a pénétré en se rapprochant de son axe, l'apophyse
est *subdivisée* surtout en deux gros fragments latéraux, à

pointe inférieure, l'un externe, l'autre interne. Même dans le cas de comminution extrême, on retrouve les vestiges de cette fragmentation. Ces lésions peuvent se compliquer des fragmentations concomitantes humérales dont je vais parler.

L'olécrâne est-il pénétré transversalement ou plus ou moins obliquement, de dedans au dehors ou inversement, la radiographie révèle, soit une simple échancrure superficielle, sans trait fissurique ou avec traits fissuriques, soit, quand l'apophyse est prise en plein, une perforation avec irradiations fissuriques en X plus ou moins écartées.

Les fissures typiques délimitent deux fragments, l'un antérieur, l'autre postérieur, à pointe inférieure, à base supérieure.

Ceux qui sont partisans des résections du coude *primitives*, typiques ou atypiques, ne doivent pas ignorer que les fissures descendent d'ordinaire bien au-delà de la base de l'olécrâne. A sectionner l'extrémité cubitale à leurs limites, on s'expose donc à produire une perte de substance importante.

J'ai noté des abrasions en gouttières de l'olécrâne faisant un canal transversal qui intéressait *la presque totalité* de l'épaisseur de cette apophyse. Celle-ci n'était pas séparée, elle restait en place et la radiographie ne montrait pas de fissures nettes.

Comme dernière variété de lésion typique, je signalerai les *abrasions de l'apophyse coronoïde*.

Cubitus et *radius*, pris ensemble et de travers, peuvent être réduits en nombreuses esquilles, plus ou moins déplacées dans des coups de feu explosifs. (Pl. IV, fig. 5.) Le foyer, pour qui n'a pas l'habitude de déchiffrer ces fractures, ne serait pas passible de description : c'est le fracas. C'est l'impression première ; mais, si l'on cherche à interpréter les lésions, on les rattache bientôt à celles, typiques, plus simples dont elles relèvent.

Des radiographies m'ont montré de ces fracas des plus comminutifs, avec des esquilles divergentes, basculées. Sur des épreuves prises à époques successives, on voyait ces esquilles soudées en partie ou en totalité.

Extrémité inférieure de l'humérus. — J'ai, sur une quantité vraiment considérable de radiographies de fractures du coude, étudié les lésions de l'extrémité *inférieure de l'humérus*. Elles ont confirmé la valeur de la donnée que j'avais tirée de mes expériences cadavériques, à savoir :

Quand le coup de feu, le projectile pénètre l'extrémité humérale d'avant en arrière ou transversalement, *au-des-*

sous de la ligne épitrochléo-épicondylienne, quelque comminutive que soit la lésion osseuse, *elle ne tend guère à se propager* vers le bulbe osseux, *vers la diaphyse.* On a affaire à un traumatisme circonscrit, ne dépassant pas ou dépassant de peu les limites de l'article. (Pl. V, fig. 3, 4, 7.)

Quand, au contraire, le projectile pénètre *au-dessus de cette ligne*, la lésion est *épiphyso-diaphysaire.* (Pl. V, fig. 8, 9, 10.)

Cette donnée était depuis longtemps répétée dans nos enseignements. Elle est méconnue au cours de cette guerre par un très grand nombre de chirurgiens partisans de la résection *primitive.* Quels que soient les rapports que le trajet du projectile affecte avec cette ligne de repère si précieuse, ils n'hésitent pas à pratiquer une excision humérale, ils ne sont aussi que trop souvent entraînés à la faire excessive.

Je ne crois pas qu'on puisse voir des traumatismes de l'extrémité inférieure de l'humérus plus complexes, plus comminutifs, que ceux que de nombreuses radiographies m'ont montrés. J'en ai vu d'effrayants. Et cependant, toutes ces fragmentations, sur les blessés jeunes, avaient fini par se souder; si quelques morceaux ou débris d'os n'avaient pu le faire, on en avait fait l'ablation.

Ce qui m'a surpris, c'est la soudure de portions absolument séparées provenant du condyle ou de la trochlée, c'est-à-dire de fragments purement articulaires et qu'aucun vestige périosté ne réunit aux parties osseuses voisines. Ces greffons s'étaient réunis malgré la suppuration. Je me garderai d'inférer de ces faits que leur ablation systématique soit toujours contre-indiquée. J'estime, au contraire, que, quand *le dégât est des plus comminutifs* et quand il ne dépasse pas la ligne indiquée, il y a intérêt à pratiquer une *excision primitive*, à débarrasser le foyer de ces fragments franchement articulaires, de reprise douteuse. Je vais même plus loin : je suis d'avis qu'en pareil cas, le sacrifice ne doit pas se borner à celui d'une résection humérale atypique, mais qu'il doit être total pour permettre d'obtenir une surface régulière qui n'expose pas, comme la surface d'une résection atypique, à des déformations consécutives du membre. Mais les faits précédents montrent que, si, dans ces cas extrêmes, la cicatrisation osseuse peut s'obtenir, elle donne au chirurgien les plus solides garanties de guérison quand les lésions sont plus limitées et moins sévères. C'est dans ces cas surtout que la résection *primitive* systématique est des plus discutables : je ne m'étends pas davantage sur ce point.

Quant à la nature des lésions que présente l'*extrémité épiphysaire humérale*, celles-ci varient depuis la *contusion*, la *félure*, très rares, les *échancrures*, moins exceptionnelles, les *perforations* simples, le plus souvent les perforations avec éclats voisins. C'est surtout dans les coups de feu transversaux, dans lesquels l'épiphyse est prise en écharpe, que la comminution est la plus grande et les séparations osseuses étendues sur de plus grandes surfaces. Les fragments condylien et trochléen se terminent en pointes acérées sur les faces antérieure et postérieure de l'extrémité humérale. (Pl. V, fig. 5, 6.)

Les rapports si étroits des surfaces articulaires, les sangles musculaires, surtout la sangle du brachial antérieur, maintiennent le plus souvent en place les fragments osseux.

L'*épitrochlée* et l'*épicondyle*, apophyses ou condyles accolés, soudés au bulbe de l'os, tout en conservant, comme l'indiquent si bien les radiographies, l'individualité de leur architecture osseuse, présentent le plus souvent des *lésions limitées*, quand ils ont été frappés d'*avant en arrière* ou d'*arrière en avant* par les projectiles.

J'ai retrouvé sur les épreuves des lésions que m'avait montrées l'expérimentation : *l'abrasion* de la partie la plus saillante de ces apophyses, leur *perforation* près de leur bord avec maintien en place de la lamelle osseuse (Pl. IV, fig. 10), leur perforation près de leur base, près de leur insertion sur le bulbe, laquelle perforation aboutit à une séparation qui comprend souvent une portion ou la totalité du condyle radial ou cubital. (Pl. IV, fig. 11, 13.)

On constate que ces fragments restent souvent en place, alors même que la fissure qui les sépare est largement béante. (Pl. IV, fig. 12, et Pl. VI, fig. 1.) Les adhérences périostiques les maintiennent. D'autres fois, ils subissent, sous l'influence de la traction des muscles antéro-latéraux, qui prennent attaches sur eux, un mouvement de bascule, en *général* peu accusé, qui porte leur *extrémité supérieure en avant*. C'est un déplacement caractéristique, fréquemment observé, ce qui indique qu'à tort il ne préoccupe guère ceux qui sont appelés à soigner les blessés. Quelquefois le déplacement, fait rare, n'a pas seulement lieu *en avant* : il s'accompagne d'un déplacement *en bas*; l'interligne articulaire prend alors une inclinaison qui dévie l'axe antibrachial et celui de la main.

Chose plus curieuse, sur certaines radiographies, on constate que le fragment, au lieu d'être porté en bas, est au contraire remonté. (Pl. IV, fig. 13.)

J'ai, en me basant sur de nombreuses expériences, établi que, quand le projectile pénètre *d'avant en arrière ou inversement sur la ligne médiane*, entre les deux bases des condyles interne et externe (épitrochléen, épicondylien), et cela *au-dessus de la ligne épitrochléo-épicondylienne*, la fracture est *bicondylienne* le plus souvent, avec fréquente division verticale de l'épiphyse articulaire. La lésion est à la fois *articulaire et épiphyso-diaphysaire*. Les radiographies montrent qu'elle n'est point rare. (Pl. V, fig. 8, 9, 10; Pl. VI, fig. 1, 2, 3, 4, 5, 8.)

Comme dans les cas de séparation isolée d'un condyle, on peut observer ici des inclinaisons de la *pointe supérieure* des deux fragments latéraux en *avant et en bas*, de même que des inclinaisons transversales modifiant la direction de l'interligne articulaire en bas et en dehors ou en bas et en dedans. (Pl. VI, fig. 2, 3, 4, 5.) Je puis donc, avec un motif de plus, répéter la remarque que j'ai faite au sujet des inclinaisons d'un condyle. Quand on n'avait pas à sa disposition la radiographie, que ces déplacements ne pouvaient être que soupçonnés, on comprend qu'on ne s'en soit pas préoccupé; mais, à l'heure actuelle, quand ils sont si évidents, quand, d'un autre côté, les exigences du traitement des blessés ne sont plus si pressantes, pourquoi ne les réduirait-on pas ? Les préoccupations de la réaction articulaire ne sauraient être invoquées ici. Leur orage n'est pas indéfini ; il est souvent passé avant la période de consolidation; et en quoi s'opposerait-elle, cette réaction, quand elle n'est plus suractive, à des compressions localisées antéro-postérieures obtenues avec les pièces de pansement ou à une propulsion en haut que maintiendrait l'appareil ? Il faut accuser ici la méthode de traitement. On ne songe qu'à l'immobilité — nul plus que moi n'en apprécie tous les avantages —; mais il faut faire plus. Les appareils inamovibles ne permettent pas de réduire ces déplacements, l'extension, inutile d'ailleurs ici, n'en a cure. Avec des appareils amovo-inamovibles on peut faire mieux.

Les fractures de l'extrémité inférieure de l'humérus montrent que nous avons, pour nous guider dans nos diagnostics, nos pronostics, nos traitements, à tenir compte de la direction du coup de feu qui a atteint un os. Les projectiles qui lèsent l'extrémité inférieure de l'humérus, non plus d'avant en arrière, mais *transversalement*, produisent sur

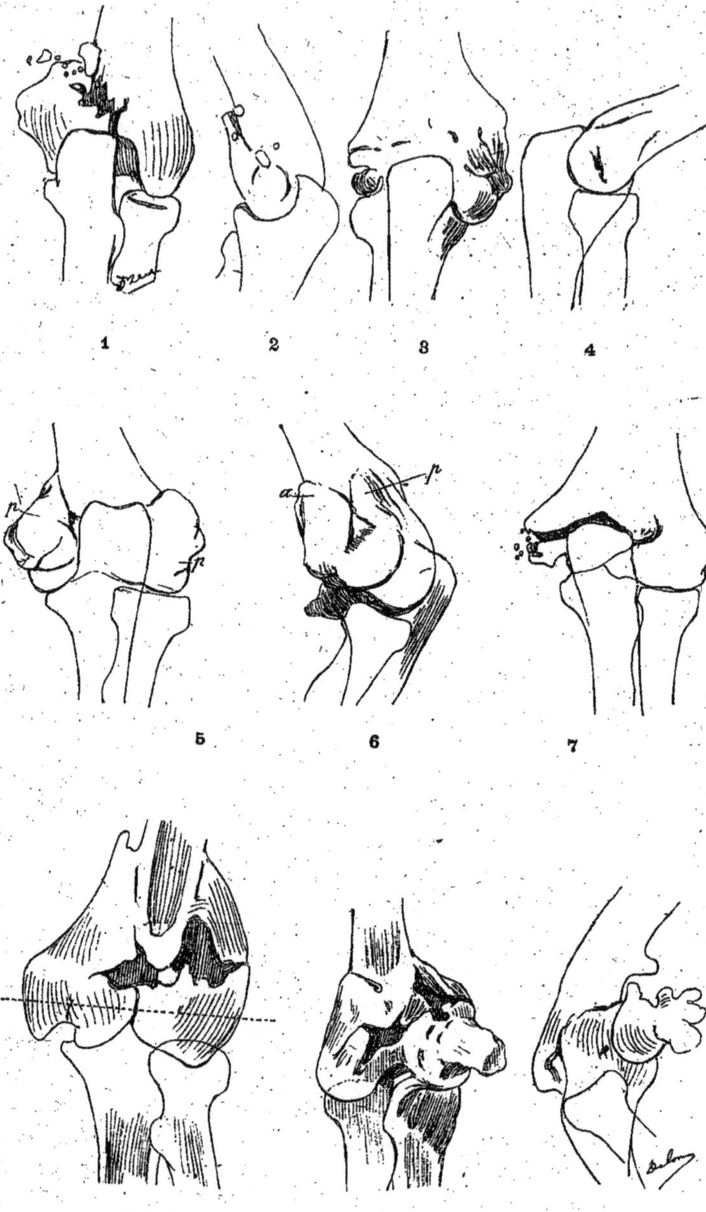
1
2
3
4
n
n
a
p
5
6
7
8
9
10

PLANCHE V

FRACTURES DU COUDE (*extrémité inférieure de l'humérus*)

Fig. 1, 2 : *Sillon* irrégulier oblique de la face postérieure du condyle interne de l'humérus. Séparation de ce condyle. La fig. 2 montre que le déplacement est insignifiant.

Fig. 3, 4 : *Perforation transversale* sur la ligne épitrochléo-épicondylienne par une balle. Sur la fig. 4, on voit l'un des orifices du séton osseux. La fig. 3 montre les éclats lamellaires de la face postérieure et les fragments articulaires adhérents. Déplacement nul.

Fig. 5, 6 : *Perforation transversale* un peu au-dessus de la ligne épitrochléo-épicondylienne. La fig. 5 représente les larges et minces éclats postérieurs adhérents *pp*. Sur la fig. 6 on voit le jeu des mêmes éclats *p*. et les éclats antérieurs *a*. Déplacement nul.

Fig. 7 : *Sillon* horizontal superficiel, postérieur, à travers l'épitrochlée. Lésion très limitée.

Fig. 8 : *Perforation postéro-antérieure* directe au-dessus de la ligne épitrochléo-épicondylienne. Séparation des condyles interne et externe en ascension légère et régulière. L'esquille représentée par le condyle externe est divisée transversalement. Séparation intercondylienne. Déplacement peu notable, latéral.

Fig. 9 et 10 : *Perforation oblique postéro-antérieure* au-dessus de la ligne épitrochléo-épicondylienne. Séparation très comminutive des deux condyles. Luxation en avant et en dedans de la trochlée et de l'épitrochlée. Consolidation avec saillie du fragment luxé.

---

elle des *fractures transversales ou obliques* par *contact*, des *gouttières* plus ou moins profondes sillonnant l'une ou l'autre des faces, avec segmentation *transversale* ou *oblique*, et, à côté de ces lésions limitées, bien spéciales, des *perforations* avec grande esquille antérieure, grande esquille postérieure plus ou moins subdivisée, dont les extrémités remontent à 5, 6, 7 centimètres au-dessus du niveau de l'interligne.

Les fractures transversales ou obliques donnent lieu à un déplacement typique en avant sur lequel j'insisterai à propos des fractures du tiers inférieur de l'humérus, et ce déplacement s'observe avec les mêmes caractères dans les fractures très comminutives, à foyers nettoyés.

En résumé, les déplacements osseux dans les fractures du coude par coup de feu s'observent moins souvent et sont plus limités dans les fractures réellement articulaires que dans les fractures para-articulaires. Ce sont surtout les fractures épiphyso-diaphysaires qui montrent les déplacements les plus marqués et les plus fréquents. Ceux-ci ne sont point cependant excessifs en général. Ils consistent surtout en un mouvement de bascule des condyles détachés qui incline leur extrémité supérieure *en avant*.

Les constatations radiographiques, en concordance avec l'examen des blessés guéris, affirment que la guérison de ceux-ci s'obtient le plus souvent sans déformation notable

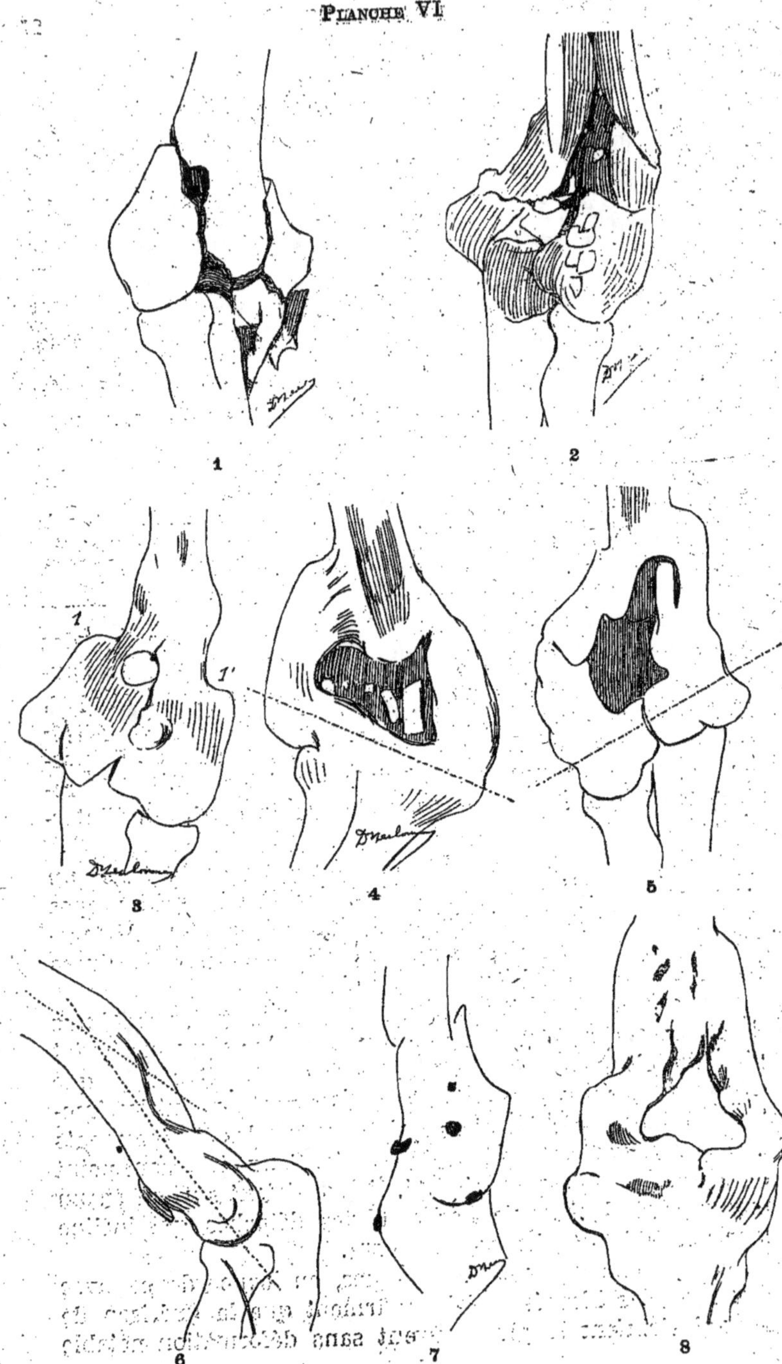
1
2
3
4
5
6
7
8

PLANCHE VI

PLANCHE VI. — FRACTURES DU COUDE (*épiphyso-diaphysaires de l'humérus*).

Fig. 1: *Perforation* de l'extrémité inférieure de l'humérus et du cubitus de *haut en bas*. Séparation des deux condyles et de la moitié interne de l'olécrâne en forme de coin. Pas de déplacement.

Fig. 2: *Perforation d'arrière en avant* de l'extrémité inférieure de l'humérus au-dessus de la ligne épiphyso-diaphysaire (fracture épiphyso-diaphysaire). Séparation et division des deux condyles. Peu de déplacement latéral. Abaissement du condyle externe. Tolérance de nombreuses esquilles libres.

Fig. 3: *Perforation d'arrière en avant* de l'extrémité inférieure de l'humérus (fracture épiphyso-diaphysaire). 1, 1' les saillies supérieures des condyles interne et externe. Déplacement latéral assez marqué des deux esquilles condyliennes. Bascule du segment inférieur de dedans en dehors, abaissement du condyle externe, relèvement de l'interne.

Fig. 4: *Perforation d'avant en arrière* de l'extrémité inférieure de l'humérus guérie (fracture épiphyso-diaphysaire), saillie nette de l'extrémité supérieure du condyle externe, saillie émoussée du condyle interne. Bascule du segment huméral de dehors en dedans, élévation du condyle externe. Esquilles libres tolérées. Les hachures sont à supprimer.

Fig. 5, 6: *Perforation épiphyso-diaphysaire* antéro-postérieure guérie. Séparation des deux condyles subdivisés, saillies de leurs pointes supérieures. Bascule de dedans en dehors: ascension du condyle interne, abaissement de l'externe, comme dans la fig. 3. La fig. 6, qui montre la fracture 5 vue de profil, permet de constater que le déplacement antéro-postérieur est insignifiant. Les hachures de la fig. 5 sont à supprimer.

Fig. 7, 8: *Perforation épiphyso-diaphysaire* antéro-postérieure, haute, guérie. Les deux grandes esquilles sont reconnues. L'interne était subdivisée. La figure 7, qui représente le profil de cette fracture, n'accuse qu'une déformation antéro-postérieure peu prononcée.

---

du membre, sans déviation de son axe. L'articulation est un peu globuleuse ; on observe parfois une déviation en varus ou une déformation en valgus.

De ces fractures les conséquences très habituelles sont les raideurs et les ankyloses du coude ; mais les résections, qui sembleraient devoir inévitablement les prévenir, en sont si communément suivies que, sous ce rapport, elles ne se montrent pas supérieures à la conservation.

J'ai été à tel point frappé de voir nombre de réséqués du coude chez lesquels l'excision humérale avait été pratiquée dans un but orthopédique, guérir avec des ankyloses, que, depuis lors, j'ai émis à plusieurs reprises l'avis qu'en chirurgie de guerre, en raison de la difficulté qu'éprouve l'opérateur à suivre son blessé, il est indiqué d'interposer, au cours de l'opération, entre les surfaces osseuses, un lambeau musculaire ou ligamenteux, si l'on veut obtenir la liberté des mouvements de l'article.

Fractures de l'humérus

Il y a lieu d'envisager séparément les fractures de la partie moyenne de cet os, celles de sa partie inférieure, celles de sa partie supérieure.

FRACTURES DE LA PARTIE-MOYENNE. — J'ai vu quelques cas de *fissures longitudinales;* elles se sont montrées rares sur l'ensemble considérable de radiographies que j'ai examinées.

Leurs épreuves m'ont montré que, comme me l'avaient fait constater les expériences cadavériques, ce sont les fractures relevant des *types à grandes esquilles* (deux esquilles latérales, fracture à une esquille, fractures en V cunéennes), qui sont les plus nombreuses, qu'elles soient produites par de simples *contacts,* qu'elles relèvent de *perforations* ou de *gouttières.* Dans ce dernier cas, la séparation en coin d'un fragment osseux plus ou moins subdivisé et adhérent, à base opposée à l'échancrure osseuse, est la règle. (Pl. VIII, fig. 7, 8, 9, 10.)

Au point de vue comminutif, on rencontre tous les degrés. J'ai vu des comminutions excessives, j'ai noté un assez grand nombre de foyers nettoyés, soit qu'ils l'aient été en partie ou en presque totalité par le chirurgien. En général, sur les radiographies que j'ai examinées, l'état comminutif était peu accusé, les cas à grandes esquilles non subdivisées étaient plus nombreux que les cas à deux grandes esquilles également subdivisées.

Quand, dans un foyer dégagé d'esquilles, je relevais celles qui avaient été enlevées, je constatais qu'elles appartenaient le plus souvent à une esquille latérale plus petite que celle qui avait été conservée. (Pl. VII, fig. 4.)

Souvent, les grandes esquilles ont maintenu les fragments en place (Pl. VII, fig. 1, 6, 7, 8); d'autres fois, elles ont limité le déplacement (Pl. VII, fig. 2). Parfois, elles ne l'ont pas prévenu (Pl. VII, fig. 3).

J'ai observé des exemples bien remarquables de ces fractures à deux grandes esquilles principales, qui du fait du rapprochement des deux fragments, supérieur et inférieur, taillés en biseau, s'étaient écartées et présentaient leurs extrémités supérieures et inférieures, soit au nombre de quatre, de trois ou de deux. Guéries, ces fractures donnent des cals volumineux, cylindroïdes, surtout très étendus. Ce sont là des cas typiques à traiter par l'extension, quand la réduction immédiate en a été impossible et après quelque temps d'extension par l'immobilité et la compression. (Pl. VII, fig. 1, 2, 3, 6, 7, 8.)

Il y a bien longtemps que j'ai insisté sur le diagnostic de ces fractures à grandes esquilles non subdivisées (1). Bien des fois, dans les formations sanitaires, au cours de mes inspections, je les ai reconnues à la saillie de leurs esquilles sans consulter les radiographies. L'examen de ces dernières venait après confirmer mon dire. Il n'est pas, que je sache, de fractures communes qui donnent pareil signe.

En général, les déplacements huméraux ne sont pas considérables, alors même qu'il y a perte de substance, et, quand ils existent, ils sont de réduction facile. On s'est beaucoup ingénié, au cours de cette guerre, à trouver des appareils contentifs, extensifs, tous plus ou moins tirés de l'appareil de Jarvis. D'autres se sont attachés à l'appareil plâtré extensif d'Hennequin. Dans la région lyonnaise, l'extension s'exerce sur l'avant-bras fléchi, au moyen de poids ou d'anneaux de plomb. Un nombre important de blessés qui ont guéri sans déplacements consécutifs persistants notables, après avoir été simplement traités par des appareils contentifs, non extensifs, l'ensemble si remarquable de résultats concordants observés dans des centres de physiothérapie ou de convalescents qui ont reçu des fracturés traités par toutes les méthodes, les plus complexes comme les plus élémentaires, montrent que cette contention extensible est loin d'être indispensable. Elle n'a pas, dans les fractures par coup de feu, la même utilité que dans les fractures communes résultant de chutes ou de chocs directs.

Dans les fractures avec perte de substance, c'est-à-dire à fragments très libres, les radiographies montrent comme déplacements :

1° Une courbure régulière à concavité antérieure ou postérieure, que suivent et fragments et esquilles;

2° Une déformation à angle externe résultant du déplacement du fragment supérieur en dehors ou à angle antérieur lié au déplacement du fragment inférieur en avant, suivant que le foyer est haut ou bas.

Les déplacements excentriques des grandes esquilles contribuent pour une grande part à la constitution des cals volumineux qu'on rattache trop à l'ostéomyélite. (Pl. VII, fig. 6, 7, 8.)

En général, les cals sont assez réguliers, peu volumineux,

---

(1) Ed. Delorme. *Traité de Chirurgie de guerre*, t. II, p. 79 et suivantes.

3"
esq!
3'
5
1 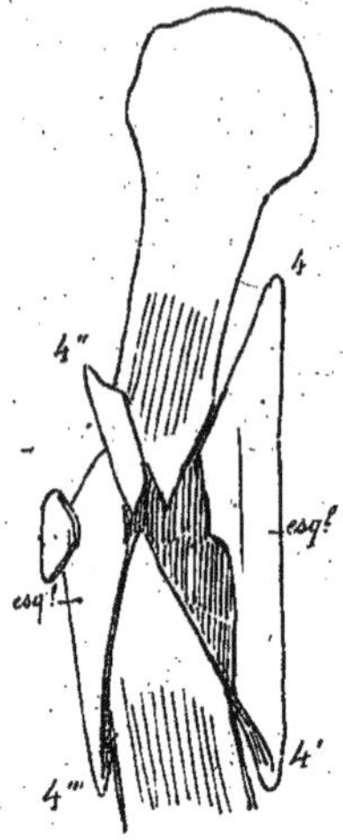
4"
4"'
esq!
4'
2
4
4"
esq!
4'
esq!
esq!
2
3 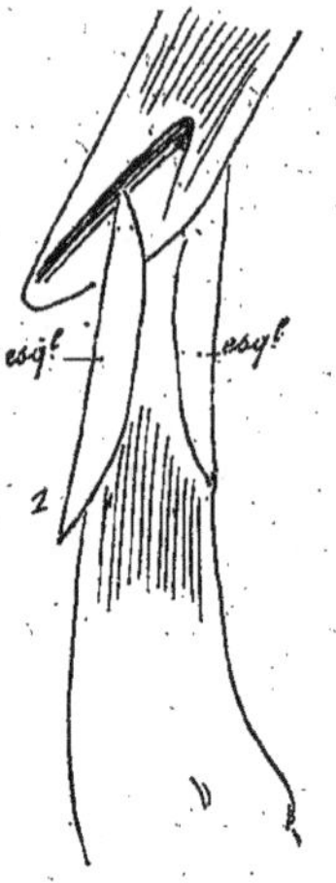 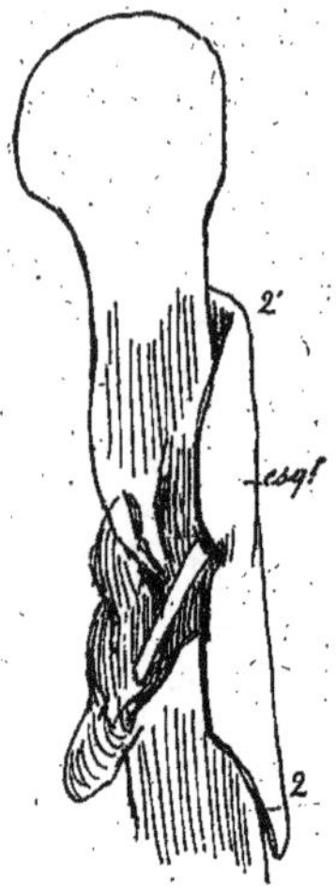
2'
esq!
2
4
fos
5 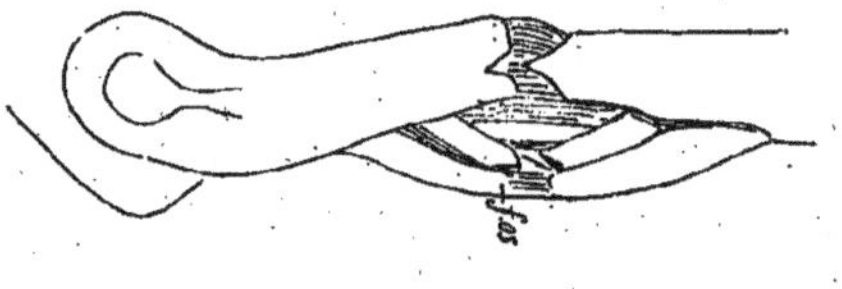 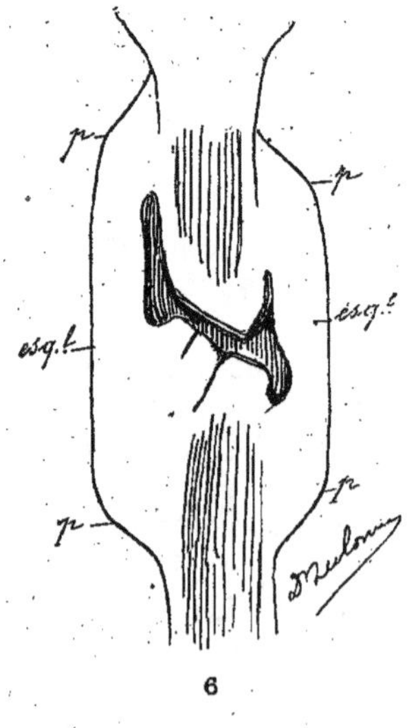
p
p
esq.t
p
esq.t
p
p
6 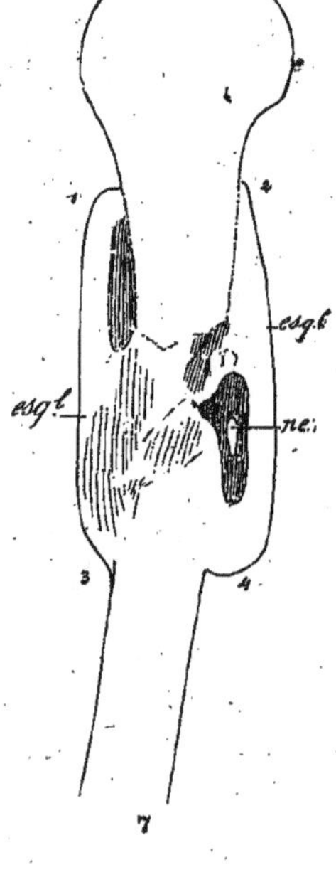
esq!
ne:
esq.b
7 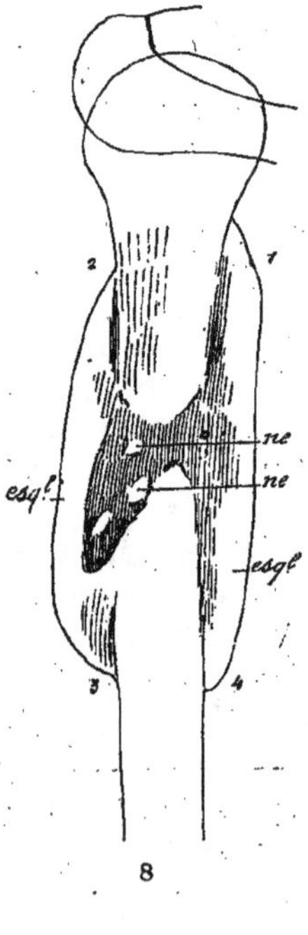
2
1
ne
ne
esq!
esq!
8
Melon

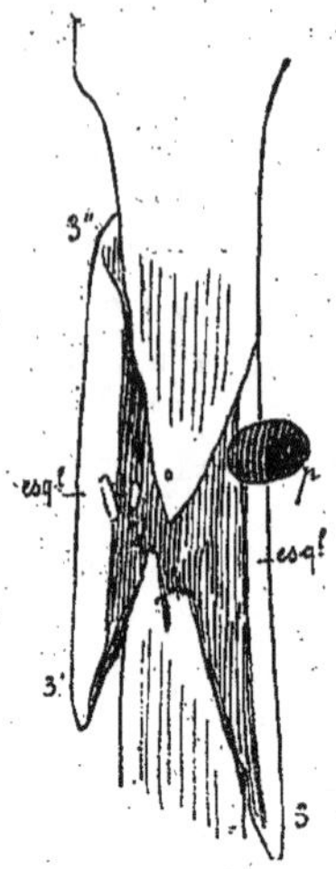

Planche VII. — Fractures par contact de l'humérus récentes
et anciennes

Remarquables exemples de fractures par contact, à deux grandes esquilles latérales, du corps de l'humérus mettant en évidence leurs signes :

1° pointes non émoussées des fragments, absence d'un foyer d'esquilles libres, saillies acérées ou émoussées des extrémités des grandes esquilles (fig. 1, 2, 3, 6, 7, 8) ; 2° le rôle contentif que jouent ces longues esquilles vis-à-vis des extrémités fragmentaires lorsqu'elles sont bien disposées (fig. 1, 2, 6, 7, 8) ; 3° leur participation à ces cals énormes pris communément pour des cals ostéomyélitiques (fig. 6, 7, 8).

Fig. 1 : Fracture par contact à 2 grandes esquilles (esq.) par balle de schrapnel aplatie (déformation de contact); 3 pointe d'une esquille; 3', 3'' les deux pointes de l'autre esquille. On remarquera les extrémités non émoussées des fragments. Contention des fragments par les deux esquilles.

Fig. 2. *Fracture par contact* à 2 grandes esquilles (esq.). 4, 4', 4'', 4''' les quatre pointes des deux esquilles. L'une d'elles a été subdivisée. Contention des fragments.

Fig. 3. *Fracture par contact à deux grandes esquilles.* Les deux esquilles latérales. 1 la pointe de l'une d'elles. Pas d'action contentive sur le fragment supérieur.

Fig. 4. *Fracture par perforation à deux grandes esquilles.* L'une des esquilles (esq.), bien contentive, a été conservée (2, 2' ses deux pointes); l'autre a été en partie abrasée. Bonne contention.

Fig. 5. *Fracture à grandes esquilles.* L'une des grandes esquilles, divisée, propulsée, formant nappe, n'a pas été réduite.

Fig. 6. *Fracture par contact* guérie. esq. les 2 esquilles latérales, p. p. p. p. les quatre pointes.

Fig. 7, 8. *Fracture par contact* guérie. esq. les 2 esquilles latérales déplacées transversalement, 1, 2, 3, 4, les quatre pointes, ne points nécrotiques. Cals volumineux réguliers.

---

non saillants, non difformes. La pseudarthrose est asséz rare et les suppurations chroniques, qui prolongent la cure, seraient combattues avec efficacité si, s'aidant de radiographies en nombre suffisant, on recherchait et on enlevait à temps les épines qui les entretiennent.

Comme dans les fractures communes, les compressions du radial par les cals ne sont pas rares ; j'en ai dégagé quelques-uns, mais j'ai pu me convaincre sur de nombreux blessés que, plus souvent, la lésion du nerf était concomitante de la fracture et était directement produite ou par le projectile ou par des esquilles projetées.

Fractures du tiers inférieur. — Comminutives ou non, les fractures du tiers inférieur de l'humérus sont le plus souvent à grandes esquilles plus ou moins subdivisées, qu'elles soient le résultat de contacts ou de perforations. Les gouttières se présentent avec leur type connu.

J'ai été frappé par le nombre de fractures transversales ou obliques par contact que j'ai vues et par le nombre de fractures libérées d'esquilles.

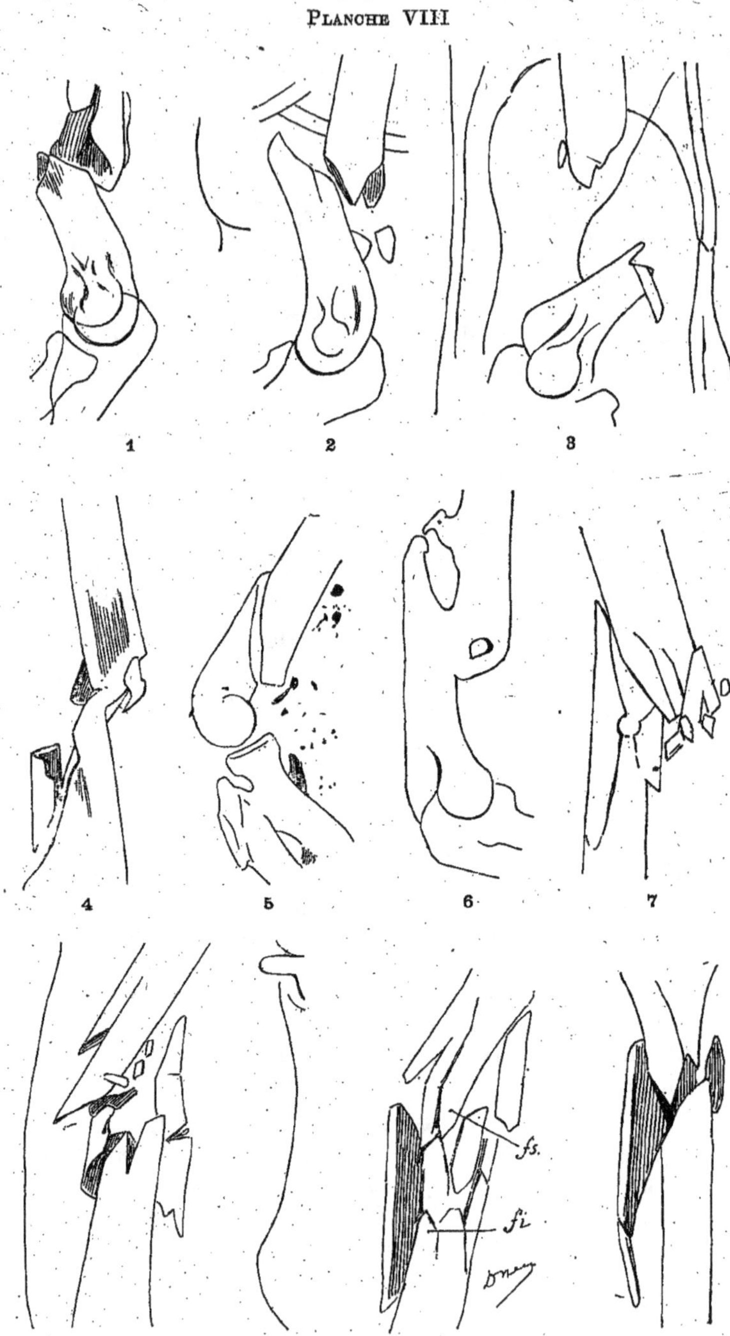

PLANCHE VIII

Planche VIII. — Fractures du corps de l'humérus

Fig. 1: *Fracture du corps de l'humérus* à la réunion du tiers moyen et du tiers inférieur. Bascule du fragment inférieur en avant; saillie en avant de son extrémité supérieure.

Fig. 2: *Fracture du corps de l'humérus* au tiers moyen. Bascule du fragment inférieur en avant. Saillie en avant très prononcée de son extrémité inférieure qui ne se fait pas sentir sur le contour antérieur du membre mais que la radiographie accuse bien. Tubes à drainage dans le foyer fracturaire.

Fig. 3: *Fracture du corps de l'humérus* ou quart inférieur. Bascule des plus accusées du fragment inférieur en avant; saillie en avant considérable de son extrémité supérieure. Appareil plâtré fenêtré non contentif.

Fig. 4: *Fracture du corps de l'humérus.* Report du fragment inférieur en avant sans bascule.

Fig. 5 et 6: *Fracture du corps de l'humérus.* Biseau fracturaire inverse des précédents; aussi le fragment inférieur fait saillie en arrière et le supérieur en avant.

Fig. 7: *Fracture du corps de l'humérus.* On distingue nettement la perforation, ainsi que l'abrasion des extrémités des fragments supérieur et inférieur. Une grande esquille est restée en place; l'autre, divisée par le milieu, a été abrasée dans sa moitié supérieure. Mauvaise réduction du fragment supérieur porté en abduction. Tentative de suture infructueuse.

Fig. 8: *Fracture de l'humérus à grandes esquilles* subdivisées probablement par perforation (esquilles libres et déplacées), abduction du fragment supérieur, mauvaise réduction d'un appareil extensif dont on distingue une pièce dans l'angle droit de la figure.

Fig. 9: *Fracture par contact comminutive* à une grande esquille externe (hachures) et à une grande esquille interne (4 fragments): *f. s.* fragment supérieur, *f. i.* fragment inférieur. Mauvaise contention. Fragment supérieur en abduction.

Fig. 10: *Fracture par contact* avec grande esquille latérale très déplacée et non réduite.

Les fractures transversales ou obliques, alors que la continuité osseuse est interrompue, présentent, comme les foyers de fractures libérés d'esquilles, une déformation à tel point fréquente et si caractéristique qu'on a lieu de s'étonner qu'elle ne préoccupe pas autant qu'elle devrait le faire ceux qui sont appelés à donner des soins aux fracturés. Quand on était réduit aux seuls signes fournis par l'exploration manuelle, on pouvait concevoir qu'on la méconnût; aujourd'hui que, sur la radiographie, elle est décélable pour le premier venu, on ne saisirait pas la raison de cet abandon, si l'on ne savait que la réduction axile est la préoccupation presque unique, même pour des chirurgiens de carrière.

Cette déformation consiste dans la *bascule du fragment inférieur qui se porte en avant* par son extrémité libre, attiré qu'il est par le brachial antérieur et les insertions musculaires épitrochléo-épicondyliennes. Dans cette inclinaison, ce fragment abandonne ou n'abandonne pas le fragment supérieur. Dans le premier cas, il pointe fortement en avant et le cal est en baïonnette. (Pl. VIII, fig. 1, 2, 3.)

C'est la déformation habituelle des fractures du tiers inférieur produites par les chutes ou les heurts et observées dans la pratique journalière. Ici, elle est très fréquente. Parfois, la déformation est inverse : le fragment inférieur *pointe en arrière* (Pl. VIII, flg. 5.). Il est des cas dans lesquels la bascule a été corrigée, l'axe est rétabli, mais il y a chevauchement dans le sens antéro-postérieur. (Pl. VIII, flg. 4, 6.)

Sur 25 radiographies prises au hasard, j'ai retrouvé ces déplacements 20 fois : 17 fois, le fragment inférieur était reporté en avant ; dans 3 cas seulement, il était propulsé en arrière, il basculait en arrière.

J'ai déjà dit, à propos des fractures du coude, dans lesquelles les projectiles ont pénétré les cavités oléocranio-coronoïdiennes, qu'on observait un déplacement antérieur.

FRACTURES DU TIERS SUPÉRIEUR. — Les fractures de la portion cervicale de l'humérus, c'est-à-dire de la portion osseuse sous-jacente à la base des tubérosités, sont : *transversales*, très exceptionnellement ; *obliques*, rares ; *spiroïdes*, non moins exceptionnelles, alors que toutes ces variétés sont des plus communes à la suite des traumatismes de la vie journalière. Celles que les radiographies montrent sont *le plus souvent* des fractures par *perforation* ou *gouttière*, non comminutives, peu comminutives ou à *foyers nettoyés*.

C'est surtout dans ces derniers, alors qu'aucune attelle esquilleuse ne prévient ou ne limite le déplacement ou quand la fracture est de type simple, qu'on observe celui-ci. Il est classique. (Pl. IX, flg. 11.)

Le fragment inférieur est en dedans, le plus souvent quelque peu en haut et le fragment supérieur, obéissant à l'action des muscles scapulo-trochantériens, se place en abduction et en rotation externe, plus ou moins accusée, sans abandonner le premier. J'ai vu des cas dans lesquels le fragment supérieur était presque horizontal.

En général, le déplacement n'est pas excessif, et souvent même il manque.

Si la réduction n'est pas régulièrement obtenue et maintenue, la *consolidation se fait en crosse*. C'est dans les cas où le déplacement est notable et de réduction difficile que la contention en *abduction* est utile ; dans les autres cas, la contention simple, le bras pendant, la contention avec une légère extension semblent suffire.

J'ai vu, cas exceptionnel, une fracture transversale concomitante d'une *gouttière* de la tête humérale. (Pl. IX, flg. 12.)

Fractures de l'épaule

Lésions de la tête humérale. — L'examen d'un grand nombre de blessés, des pièces anatomiques, mais surtout des radiographies, m'a montré et l'extrême fréquence des blessures de l'épaule et leurs caractères. La radiographie a confirmé absolument ce que l'anatomie pathologique expérimentale m'avait révélé.

Exceptionnelles à la suite des traumatismes communs, les lésions de la tête humérale sont, au contraire, très fréquentes en chirurgie de guerre. Les *sillons*, les *gouttières* profondes, les *perforations avec soulèvement* ou *séparation simple de fragments courts*, des *perforations*, qui ne semblent pas se compliquer de fissures et de séparations, en sont les variétés. La radiographie est là des plus précieuses ; elle affirme aisément des diagnostics qui, avant elle, ne pouvaient qu'être soupçonnés. Elle apporte aux situations médico-légales, toujours difficiles à solutionner, des précisions qui leur manquaient souvent. (Pl. IX, fig. 1, 2, 3, 4, 5.)

Les *perforations au niveau du col anatomique ont tendance à séparer la* tête humérale, comme je l'ai montré. La radiographie ne reproduit pas le plus souvent les fissures décapitantes, à moins que l'hiatus fissaire ne soit large.

La décapitation est régulière et contourne le col anatomique; d'autres fois, il y a décapitation irrégulière, la tête est la base d'un coin osseux qui se prolonge plus ou moins bas et se porte vers le col chirurgical. Et l'on comprend qu'il en soit ainsi. En pénétrant profondément la tête, la balle, l'éclat d'obus, rencontrent le bulbe de l'os aux fibres verticales et obliques ; ce bulbe remonte haut, la tête humérale ne fait que le coiffer ; dès lors, le projectile, pour peu que sa vitesse de rotation soit un peu élevée, dissocie, fait éclater les fibres de ce bulbe et les irradiations fissuriques se prolongent le long de ces fibres. Suivant le point d'impact et la force vive de la balle, le coin est unique ou double. Ces traits fissuriques peuvent être visibles à la radiographié ; mais le fait est rare : sous-périostés et peu béants, ils ne sont pas perceptibles aux rayons X.

Il n'est pas rare de voir *la tête humérale divisée en nombreux fragments* par des traits orbes ou rectilignes, sur les radiographies prises à l'arrière; à l'avant, ces cas doivent se montrer plus fréquemment encore. Ils provoquent une excision atypique dont on ne voit à l'arrière que le résultat.

Les *érosions*, les *gouttières*, les *séparations d'un fragment*

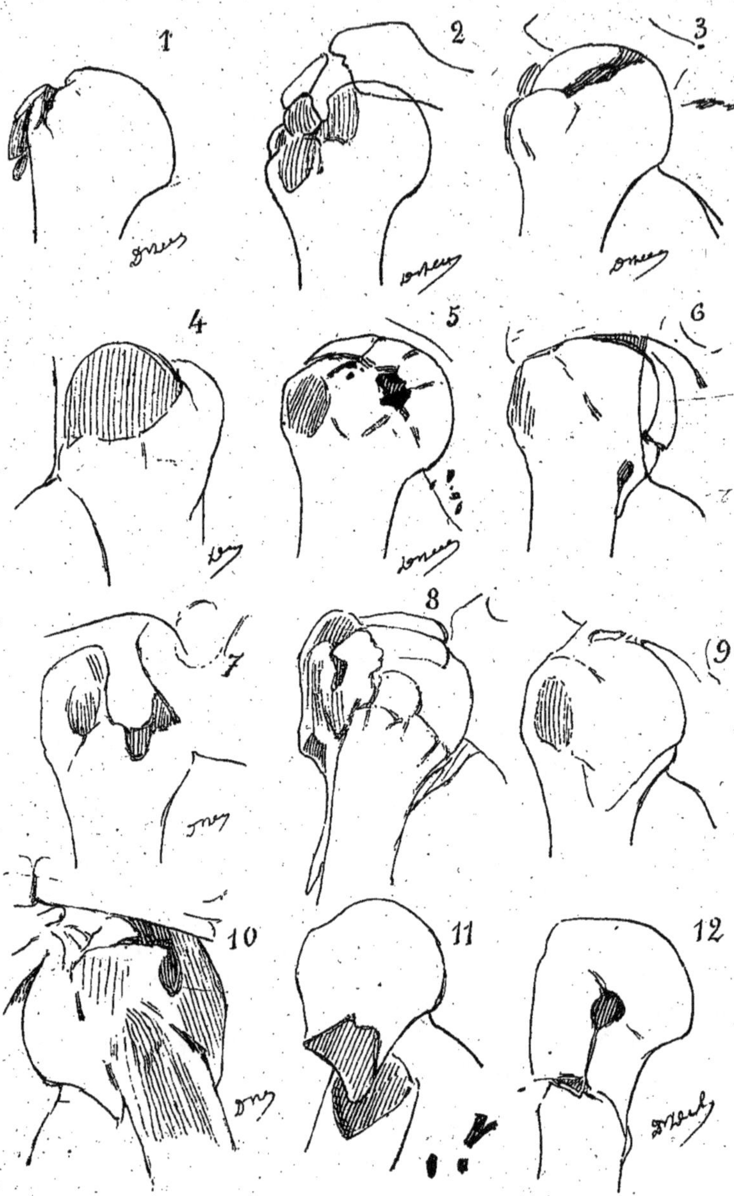

Planche IX. Lésions de l'extrémité supérieure de l'humérus

Fig. 1: *Sillon* de la partie supérieure du col anatomique et du tro·chiter.

Fig. 2: *Sillon* profond de la partie supérieure de la tête humérale et des trochanters.

Fig. 3: *Sillon* profond de la tête humérale. Décapitation partielle.

Fig. 4: Aspect singulier d'une tête humérale: la partie sillonnée de hachures sur la figure représente vraisemblablement le bulbe osseux séparé de sa calotte de revêtement représentée par la tête.

Fig. 5: *Perforation du trochiter* et de la *tête humérale* de dehors en dedans. Séparation de la tête humérale en plusieurs fragments maintenus en place.

Fig. 6: *Décapitation* partielle interne de la tête humérale.

Fig. 7: *Perforation* de l'extrémité supérieure de l'humérus dans le col chirurgical d'arrière en avant. Le trochiter forme un coin adhérent. Un coin interne a été incomplètement interprété par la radiographie. Guérison avec ankylose osseuse partielle huméro-glénoïdienne.

Fig. 8: *Perforation* de l'extrémité supérieure de l'humérus de *haut en bas* (enfilade) très comminutive. Le projectile a pénétré à la partie supérieure du col anatomique, entre lui et la tête humérale. Fragmentation de la tête; fragments du col en bouton de lis (Delorme). Guérison sans intervention.

Fig. 9: *Perforation du trochanter* de dehors en dedans. Coin osseux à pointe inférieure constitué par une portion de la tête humérale et du trochiter.

Fig. 10: *Perforation de la tête humérale de haut en bas.* Eclatement de la tête. Délimitation de coins osseux à pointe inférieure.

Fig. 11: *Fracture* à trait d'ensemble transverso-oblique au-dessous du col chirurgical (lieu d'élection) produite par des éclats de projectiles creux. Fragments métalliques à proximité.

Fig. 12: *Perforation de la tête humérale* par une balle au niveau du col anatomique, fracture par perforation indirecte unie à la lésion principale par un trait fissurique (Delorme).

---

cunéen de la GROSSE TUBÉROSITÉ, dans les coups de feu *antéro-postérieurs* et dans les coups de feu de *dehors en dedans* ou de *dedans en dehors*, les *perforations* avec tendance à la division d'un coin en avant ou en arrière ou d'un coin antérieur et postérieur, suivant que le projectile a porté plus en avant, plus en arrière ou au milieu de la grosse tubérosité, telles sont les lésions typiques que l'expérimentation m'avait montrées et que les radiographies reproduisent. La tête humérale est en même temps divisée.

Ces segmentations ne s'accompagnent guère de déplacements. (Pl. IX, fig. 7, 8, 9, 10.)

Dans les coups de feu à courte, à très courte distance, surtout axiles, c'est le *fracas*, l'*explosion*, l'extrémité humérale réduite à l'état de coque ostéo-périostée, c'est souvent la fragmentation avec segments osseux projetés. (Pl. IX, fig. 8.)

Les radiographies si nombreuses que j'ai examinées ont bien confirmé la donnée basale que j'ai fournie, à savoir que, *dès que le projectile atteint le col chirurgical, la fracture a toutes tendances à prendre le type à grandes esquilles.*

Dans ces cas, la direction de l'esquille externe, dans un coup de feu antéro-postérieur, est telle qu'elle tend à s'opposer au déplacement de l'extrémité capitale. De ce fait, et aussi en raison des adhérences périostées, le déplacement est souvent nul.

D'autres fois, comme le montrent les radios, le long fragment huméral dévié en dedans se rapproche du bord axillaire de l'omoplate ; le fragment capital se dévie en dehors, fait saillie en dehors par sa pointe, formant un angle avec le fragment huméral rectiligne.

J'ai vu quelques exemples de déplacement de la tête humérale en bas, avec ou sans rotation.

En général, les déplacements du fragment supérieur sont moins fréquents et moins accusés, à la suite des fractures par coups de feu, qu'à la suite des fractures communes.

Les radiographies font voir — et celles du Val-de-Grâce et du Grand-Palais m'en ont fourni une très évidente démonstration — que, chez les soldats jeunes, les processus réparateurs de l'extrémité supérieure de l'humérus ne sont pas seulement actifs, mais qu'ils sont excessifs. Ils aboutissent souvent à la formation de cals exubérants, gênants pour le fonctionnement du membre, en ce sens qu'ils entraînent des ankyloses irrémédiables. Je vais revenir sur ce point.

Les raideurs et l'ankylose sont fréquentes.

J'ai vu quelques exemples de séjour de projectiles tolérés dans la tête ou l'extrémité supérieure de l'humérus.

Lésions associées huméro-scapulo-claviculaires. — Cette guerre, en raison de leur grande fréquence, force d'ouvrir un nouveau chapitre aux lésions de l'extrémité supérieure du bras. Dans aucune, je n'ai vu relever aussi souvent les lésions associées huméro-scapulo-claviculaires. Actuellement, elles sont très nombreuses, et depuis le commencement, elles l'ont été. Faut-il en chercher la raison dans la position du tireur caché derrière un retranchement, parfois couché sur le terrain et présentant l'épaule à l'ennemi? Faut-il la voir dans la projection de haut en bas des shrapnells, des grenades et de leurs éclats ? Faut-il, enfin, la rechercher dans l'action des balles ricochées sur le casque et venant atteindre en écharpe, et de haut en bas, l'épaule? Cette fréquence a déjà frappé au point qu'on a recherché les dispositions d'une double cuirasse, d'une double coque métallique, épousant et recouvrant les épaules.

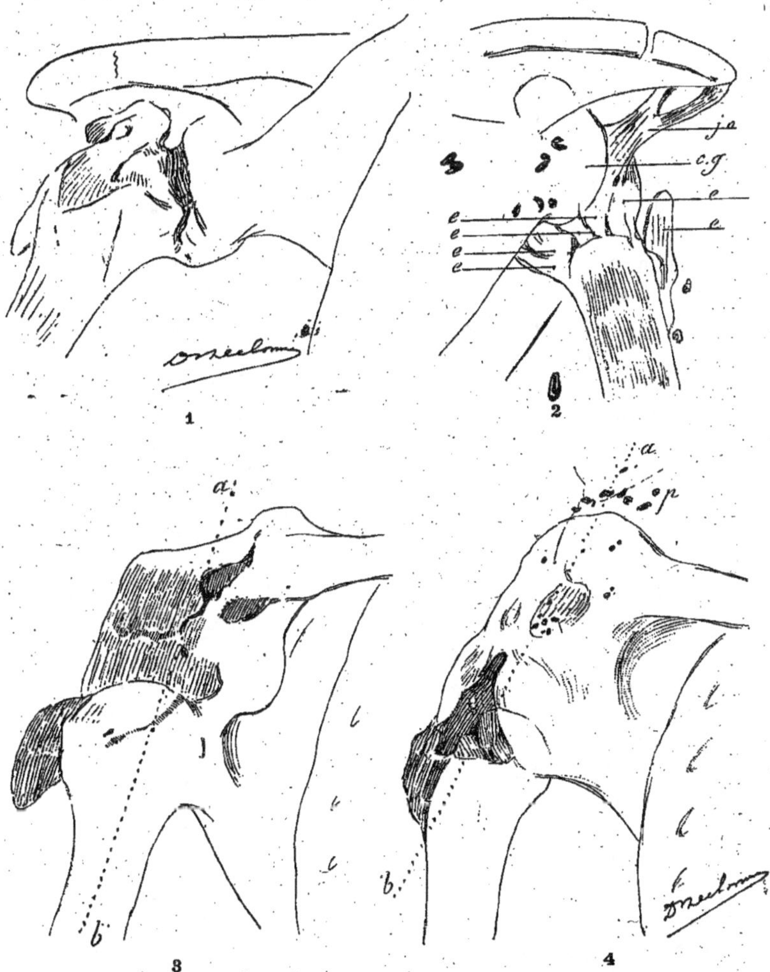

PLANCHE X. COUPS DE FEU D'ENFILADE DE L'ÉPAULE

Fig. 1: Lésions de la tête humérale (trochiter, tête) et de la glène. Ankylose osseuse. Singulière bascule de l'omoplate.

Fig. 2: *Fracture en enfilade de la tête humérale.* Le siège occupé par le semis métallique et les écailles *e, e, e, e, e* (bouton de lys ou feuilles d'artichaut) qui prolongent l'extrémité humérale et sont les vestiges d'un éclatement vertical, révèlent le mécanisme de la fracture. Soudure osseuse de l'extrémité humérale au-dessous de la glène et grosse jetée unissant cette extrémité à l'acromion.

Fig. 3 et 4: *Fracture en enfilade de l'épaule de haut en bas,* suivant la ligne *a b.* Fracture de la clavicule, de l'acromion, de l'épine de l'omoplate, de la partie externe de la tête humérale et du trochiter (Sur la fig. 4, la tête humérale, fracturée dans sa moitié externe, est abaissée). Ankylose osseuse périphérique, cal énorme rectangulaire.

Quoi qu'il en soit, cette fréquence, révélée par l'examen des blessés et les constatations radiographiques, forceraient déjà à s'arrêter à ces lésions complexes, mais nous avons un autre motif pour le faire : c'est la gravité, c'est le processus de ces fractures. Cette variété de traumatisme offre néanmoins un exemple des plus remarquables des ressources de la chirurgie conservatrice appliquée à des lésions qui, au premier abord, sembleraient sortir des limites de son action.

a) Tantôt, *le tiers externe de la clavicule, l'acromion* sont fragmentés en esquilles nombreuses, adhérentes ou libres; la *tête humérale et le col chirurgical* ont été eux-mêmes très divisés, et un semis de fragments de plomb, réparti sur toute l'étendue du trajet et à quelque distance, précise la direction de ce trajet et contribue à affirmer le coup de feu explosif reçu à très courte distance. (Pl. X, fig. 3, 4.)

b) C'est là un degré déjà extrême, quoiqu'assez fréquent. Il en est un pire : c'est celui qui montre une *lésion simultanée de la tête humérale, de la glène, de l'apophyse coracoïde, de l'acromion et de la clavicule.* (Pl. XI, fig. 1, 2, 3, 4.) C'est à se demander ce qui, dans un pareil traumatisme, qui cependant s'est terminé par la guérison sans exérèse, a pu advenir des vaisseaux et des nerfs principaux du membre. Or, il n'y a pas à émettre de doutes sur la provenance purement traumatique de la lésion. Moi-même j'ai eu ces doutes en examinant mes premières radiographies. Les os fracturés ont subi des excisions, le fait est incontestable, mais l'aspect des portions osseuses restantes est tel, il porte si nettement les traces irrégulières, les vestiges de lésions typiques, qu'il ne saurait y avoir au sujet de ces dégâts le moindre conteste. Le chirurgien a pu nettoyer semblables foyers : les pertes de substance osseuse étaient dessinées, sinon parachevées par le traumatisme primitif.

c) Sur certaines radiographies, le coup de feu, dirigé plus en avant, a fracassé *l'extrémité humérale et la clavicule ;*

d) Porté plus bas, toujours obliquement, il a atteint la *cavité glénoïde, l'apophyse coracoïde, avec ou sans l'humérus ;*

e) Dirigé plus en arrière, il a fragmenté *l'extrémité humérale, la glène et l'épine de l'omoplate.*

J'ai vu des exemples de toutes ces variétés de lésions, et on en trouve des observations éparses dans les mémoires qui ont été publiés.

Des radiographies de blessés, soignés par des chirurgiens de carrière, montrent que *souvent l'extrémité supérieure de l'humérus fragmentée a du être sacrifiée.* La forme des *productions ostéophytiques* fait penser que l'ablation a été consécutive, que ces productions traduisent, rappellent une réaction osseuse grave et persistante (1).

Parfois, tout le foyer osseux semble avoir été *nettoyé* de toutes ses esquilles, et, fait qui mérite d'être retenu, c'est dans ces cas que la réparation est la moins exubérante. Je ne veux en tirer ici aucune déduction. (Pl. XI, fig. 5, 6.)

Je décrirai les aspects des cals de ces traumatismes curieux, complexes et sévères avec les calques de nombreuses radiographies sous mes yeux.

Dans le dernier cas de foyer *nettoyé*, on peut constater une *soudure osseuse de l'extrémité humérale à la clavicule.* Cette soudure présente divers aspects assez caractéristiques.

a) Tantôt, c'est un *pont* osseux assez régulièrement cylindrique, dense, arqué, à convexité supérieure, long de 8 à 10 centimètres, qui réunit l'humérus à la clavicule.

b) Plus souvent, c'est une coque cylindrique ou conoïde à base supérieure, grosse comme la moitié du poing, là dense, ici peu épaisse, partiellement ostéoporosée, mais taraudée de trous nombreux et plus ou moins larges. Cette coque semble être l'enveloppe d'un sequestre ostéomyélitique. Mais alors ce sequestre aurait dépassé considérablement en long et en travers les portions osseuses frappées dans leur vitalité. Ce sont là plutôt végétations luxuriantes et le semis esquilleux n'est pas étranger à leur diffusion. (Pl. XI, fig. 2, 3, 4.)

L'humérus, fixé à la clavicule, est en légère adduction ou, au contraire, collé contre le tronc, position moins heureuse, car elle facilite moins la préhension des objets.

Il ne semble pas que, dans le cas où l'extrémité humérale est réunie à l'extrémité claviculaire par un pont osseux cylindrique ou cylindroïde, on puisse songer à une excision partielle de ce pont, en vue d'obtenir une mobilité au lieu et place d'une ankylose osseuse. A supposer que, dans ces cas, le deltoïde ait conservé ou puisse reprendre sa puis-

---

(1) Je crois qu'il serait abusif de considérer ces dépôts osseux, si abondants, formant coques et nappes, comme la conséquence d'une périarthrite sous-acromio-deltoïdienne, plutôt que l'extension ou la dissociation des éléments d'un cal dont la jeunesse de la plupart des sujets, les projections de parcelles osseuses, les réactions inflammatoires périostées et osseuses expliquent la dissémination et l'exubérance. Il est classique que ces cas de cals exubérants sont communs chez les adolescents, dans les fractures fermées, alors qu'il ne peut être question d'ostéomyélite.

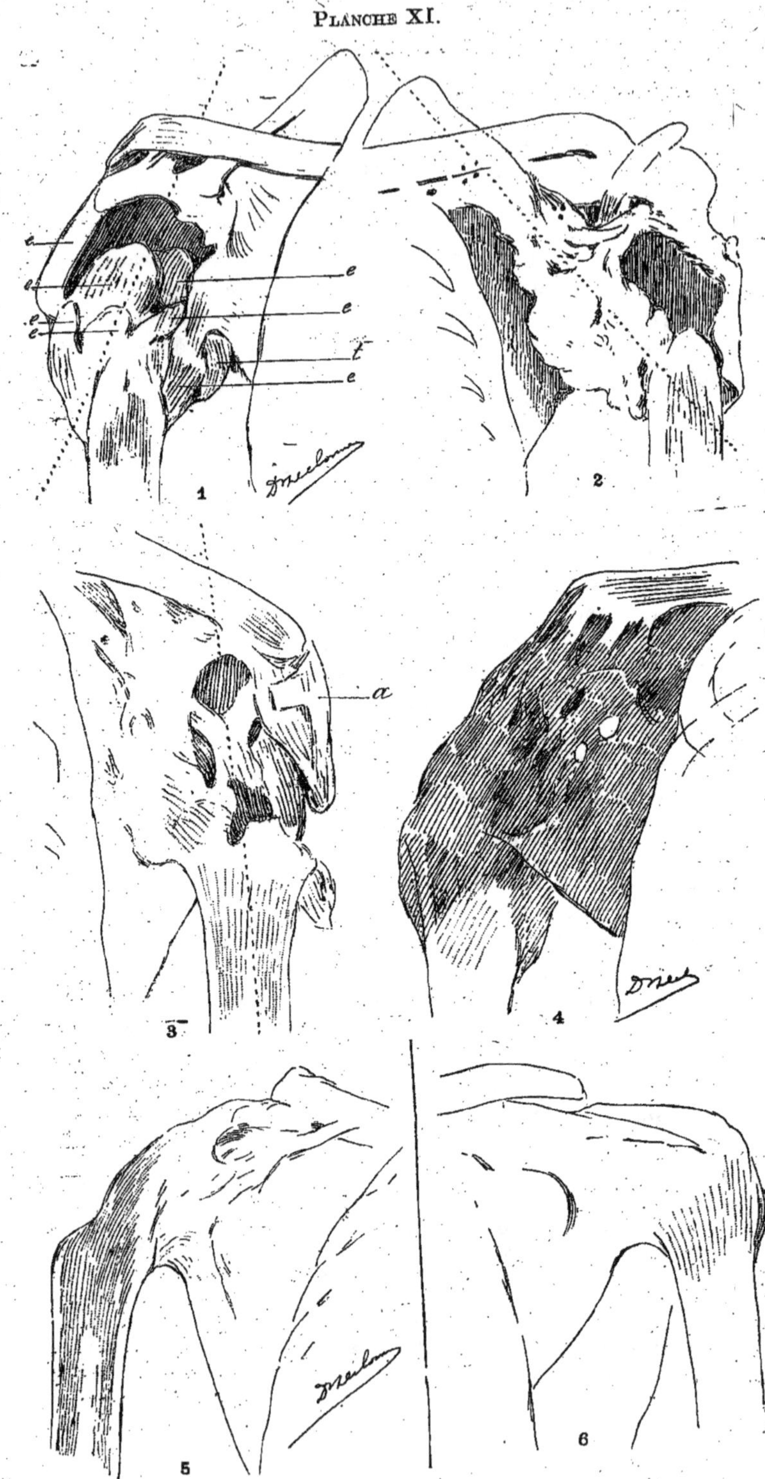

PLANCHE XI — *a*) COUPS DE FEU D'ENFILADE DE L'ÉPAULE

Fig. 1: *Coup de feu d'enfilade de haut en bas* suivant la ligne ponctuée. Fracture comminutive de l'extrémité externe de la clavicule, de l'acromion, de l'épine de l'omoplate, de la glène et de l'extrémité supérieure de l'humérus. Abaissement de l'acromion devenu oblique en bas et en dehors (première lettre *e*). Les 6 autres lettres *e* désignent des esquilles humérales en feuilles d'artichaut ou de boutons de lys, caractéristiques de la pénétration de haut en bas (Delorme). Ankylose gléno-humérale et vestige de la tête humérale. Bascule de l'omoplate. Guérison complète.

Fig. 2: *Coup de feu en enfilade de haut en bas* suivant la ligne ponctuée. Fracture comminutive de la clavicule, de l'acromion, de la glène, de l'extrémité supérieure de l'humérus dont les esquilles adhérentes ont été en grande partie sacrifiées. Faux aspect d'ostéomyélite. Cylindre irrégulier de végétations osseuses luxuriantes unissant l'extrémité humérale à l'omoplate sous la clavicule, masquant l'emplacement de la glène et l'apophyse coracoïde. Piqueté de parcelles de projectile sur le trajet.

Fig. 3: *Coup de feu d'enfilade de haut en bas.* — Fracture de l'acromion, rabattu (*a*), de la glène et de l'extrémité supérieure de l'humérus. Cal irrégulier, aréolé. Vaste prolongement osseux unissant la tête humérale, la glène, masquant la coracoïde, remplissant une partie de la fosse scapulaire interne et adhérant à la clavicule abaissée. Guérison.

Fig. 4: *Coup de feu en enfilade de haut en bas.* Fracture de la clavicule, de l'acromion, de la glène, de la coracoïde, de l'extrémité supérieure de l'humérus. Ankylose osseuse. Cal uniforme confondant les parties osseuses.

b) CALS SCAPULO-HUMÉRAUX EN ARCHES DE PONT

Fig. 5: *Fracture en enfilade de l'épaule.* Lésions de la moitié externe de la clavicule, de l'acromion, de l'épine de l'omoplate, de la coracoïde, de la tête humérale. Cal régulier clavi-acromio-gleno-huméral. Ankylose osseuse complète en *arche de pont fermée.*

Fig. 6: *Fracture en enfilade de l'épaule.* Lésions de la clavicule, de l'acromion, de la coracoïde, de la glène et de l'humérus. Cal régulier clavi-acromio-gleno-huméral. Ankylose osseuse complète en *arche de pont ouverte.*

---

sance, le point d'appui claviculaire ne présenterait pas des dimensions suffisantes pour assurer à l'extrémité humérale de la fixité, celle que lui donne la cavité glénoïde.

En voyant les coques énormes qui, par leur surface convexe, semblent s'être modelées sur la face profonde du deltoïde, on a encore l'impression qu'il y a là peu de chose à tenter pour traiter l'ankylose osseuse.

On se demande, par contre, comment la vaste cavité qu'elles circonscrivent a pu se combler et si parfois une excision partielle n'aurait pas hâté son oblitération, en permettant aux tissus mous voisins de l'envahir plus aisément.

Si, descendant de ces cas extrêmes aux cas moins sévères, on s'arrête à la réparation de ces derniers, on constate fréquemment, dans les *lésions qui portent surtout sur l'extrémité humérale,* des ankyloses osseuses. Les aspects sont encore là divers, et il n'est pas sans intérêt de s'y arrêter. Ils sont souvent plus typiques qu'on ne le penserait au premier abord, plus que la vue de quelques radiographies isolées pourrait le faire admettre :

a) Tantôt, c'est un cal régulier ou exubérant, irrégulier, qui assure directement la soudure ;

b) Tantôt, celle-ci s'effectue par une *coque cylindroïde* à base supérieure qui confond étroitement la tête humérale et la cavité glénoïde ;

c) D'autres fois, c'est un *pont osseux* régulier, des dimensions diamétrales de l'humérus, qui assure l'adhésion huméro-glénoïdale, et ce pont est *oblique ou perpendiculaire : c'est un véritable col analogue au col chirurgical du fémur ;*

d) Enfin, parfois, ce n'est pas sur la glène que l'union s'effectue, c'est au-dessous d'elle, c'est *sur un point plus ou moins élevé du bord axillaire de l'omoplate,* c'est-à-dire sur la portion osseuse qui voisine immédiatement l'extrémité supérieure de l'humérus séparé de sa tête par l'excision. Cette insertion fixe et nouvelle est-elle toujours spontanée? On peut répondre par la négative, si l'on s'en réfère à des observations de M. Mauclaire, qui dit l'avoir recherchée, provoquée chez certains de ses blessés. Je ne crois pas cependant que les photographies qui me l'ont montrée provenaient de blessés traités par ce chirurgien; mais je ne saurais affirmer le contraire.

Dans les cas extrêmes des traumatismes huméro-scapulo-claviculaires, sur le long parcours qui sépare la tête humérale de l'extrémité claviculaire fracturée, parcours qui mesure sur les blessés de 6 à 14 centimètres, il y a *trois* centres pour cette ossification exubérante, ankylosante au dernier chef : *la clavicule en haut, l'extrémité supérieure de l'humérus fracturée en bas et, au milieu, la glénoïde, la coracoïde, l'épine de l'omoplate et l'acromion.*

Mais, sur le vivant, l'acromion et la clavicule sont très rapprochés de la tête humérale : comment se fait-il que, sur les blessés, l'espace huméro-claviculaire puisse mesurer 14 centimètres ? La chose est faite pour surprendre, mais, si l'on examine attentivement et blessés et radiographies, on constate que le traumatisme très comminutif a souvent modifié profondément la position respective de ces portions osseuses :

La clavicule fracturée, tirée en haut par le sterno-mastoïdien et le trapèze, a subi une ascension considérable. Son extrémité externe pointe fortement en haut. C'est en grande partie à cette ascension qu'est dû le long intervalle qui la sépare de l'extrémité humérale. Mais, parfois, il y a plus. La tête humérale, sans doute du fait de l'impotence deltoïdienne, s'est abaissée. Dans certains cas, l'omoplate a subi un mouvement de bascule qui a porté la glène en bas, et son angle supéro-interne très fortement en haut (traction de l'angulaire intact).

Voilà pour l'écartement.

L'acromion fracturé n'est plus à sa place, il est descendu. Il ne forme plus une voûte, mais un plan incliné très oblique sur la ligne réunissant l'extrémité externe de la clavicule à la tête humérale. Avec ou sans la glène et l'apophyse coracoïde et l'épine de l'omoplate, il forme le centre moyen de l'ossification exubérante. Puis, sur tout le trajet, qui montre souvent des fragments de projectile multipliés à l'extrême, balles et fragments de plomb, agissant chacun pour leur compte, ont semé des esquilles déplacées, d'extraction impossible, un semis osseux, en un mot, qui sont devenus autant de foyers d'ossification dont l'ensemble a contribué à donner ces cals effrayants et déconcertants.

Ces différentes formes de processus ankylosants, pour fréquents qu'ils soient, dans les cas graves surtout, ne sauraient faire oublier le nombre de blessés considérable qui, ayant été l'objet de soins entendus, ont guéri de leurs traumatismes de l'épaule avec une limitation de leurs mouvements, et parfois même, avec une intégrité presque complète de ces mouvements.

Nous allons voir que, pour ce qui est de leurs déplacements, les fractures des os du membre inférieur par coup de feu, comparées aux fractures communes, présentent des différences aussi importantes que celles des os du membre supérieur.

FRACTURES DU MEMBRE INFÉRIEUR

Lésions des os du pied.

PHALANGES. — Les fractures des phalanges des orteils sont les analogues de celles des doigts. Leurs déviations sont rares et l'on sait, par celles qu'on observe sur des pieds non traumatisés, qu'elles sont le plus souvent sans importance, à moins qu'elles ne portent sur le gros orteil.

MÉTATARSIENS. — Dans les coups de feu dorso-plantaires,

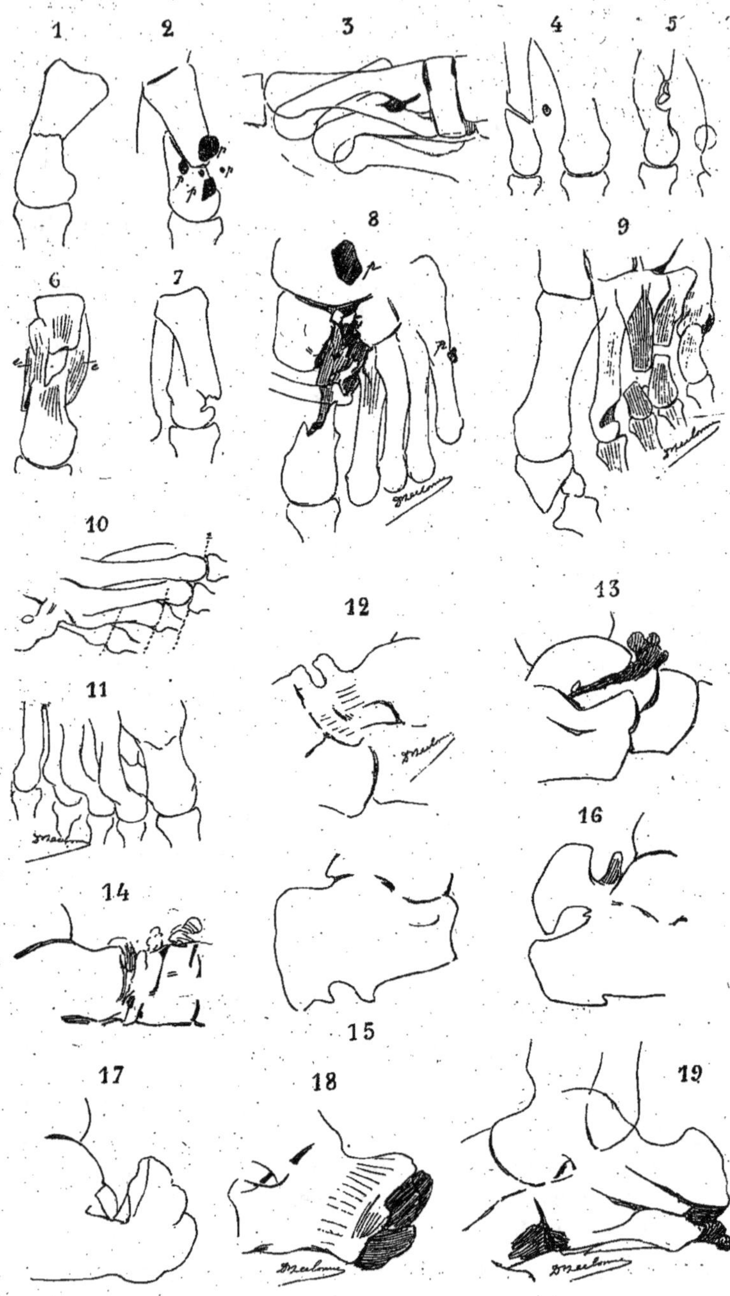

PLANCHE XII. — LÉSIONS DES OS DU PIED

Fig. 1: *Fracture transversale du 1ᵉʳ métatarsien*. Pas de déplacement.

Fig. 2 : *Fracture oblique du 1ᵉʳ métatarsien*. p. p. p. p. éclats de projectiles. Déplacement en dedans.

Fig. 3: *Perforation du 1ᵉʳ métatarsien* de dedans en dehors. Pas de déplacement.

Fig. 4: *Fracture oblique du 2ᵉ métatarsien*. Pas de déplacement.

Fig. 5: *Gouttière du 2ᵉ métatarsien*. Voussure de l'esquille externe cunéenne. Quelques esquilles très courtes au niveau de la gouttière. Pas de déplacement axile.

Fig. 6: *Perforation du 1ᵉʳ métatarsien*. Saillie latérale des 2 esquilles e, e.

Fig. 7 : *Gouttière du 1ᵉʳ métatarsien* au-dessus de la tête. Saillie en dedans du fragment supérieur.

Fig. 8 : *Fracture très comminutive*. Pulvérisation en enfilade du corps du 1ᵉʳ métatarsien, d'une partie du 2ᵉ, du 2ᵉ et du 3ᵉ cunéiforme. p. p. projectiles. Pas de déplacement primitif.

Fig. 9: *Fractures des 4 derniers métatarsiens*. Fractures transversales des 3ᵉ et 4ᵉ ; fracture de la 1ʳᵉ phalange du 1ᵉʳ métatarsien. Déplacement externe de la 2ᵉ phalange de cet orteil. Pas de déplacement axile des 4 derniers métatarsiens.

Fig. 10: *Fracture des 2 derniers métatarsiens*. Raccourcissement, ascension des orteils.

Fig. 11: *Fracture des 5 métatarsiens*. Coudure dorsale et déviation des têtes en dedans.

Fig. 12: *Sillon du col de l'astragale*.

Fig. 13 : *Sillon* profond *du corps et du col de l'astragale*.

Fig. 14 : *Ecrasement* partiel *du col de l'astragale et du scaphoïde*.

Fig. 15, 16, 17, 18, 19 : *Lésions du calcanéum*. — Fig. 15. sillon de son bord inférieur ; fig. 16, 17, perforation transversale de son corps ; fig. 18, abrasion de son extrémité postérieure ; fig. 19, perforation d'arrière en avant du calcanéum et du cuboïde. Pas de déplacement.

---

les radiographies montrent des fractures *transversales, obliques, par contact*, des *gouttières* avec fragmentation cunéenne non déplacée, des *perforations* typiques, axiles, peu comminutives ou très comminutives, voire celles « à foyer nettoyé », toutes lésions que l'expérimentation avait distinguées. Dans les perforations peu comminutives, les esquilles adhérentes ont subi un déplacement latéral limité. (Pl. XII, fig. 6 e é).

C'est surtout dans les coups de feu transversaux ou obliques, dans lesquels plusieurs métatarsiens ont été fracturés, qu'on peut observer des déplacements fragmentaires quelque peu importants ; encore sont-ils et bien moins fréquents et moins prononcés que dans les fractures multiples communes (Pl. XII, fig. 9 ; ce sont des déplacements en dedans, en dehors, avec déviation des têtes métatarsiennes en sens inverse de l'extrémité des fragments auxquels elles appartiennent qu'on observe alors ; parfois on constate un déplacement dorsal (Pl. XII, fig. 11). D'ordinaire, les métatarsiens fracturés ne se dévient pas.

Moins caractéristique, parce que moins fréquente et moins accusée que sur les métacarpiens, est l'ascension du fragment inférieur rompant la régularité de la ligne articulaire des orteils. N'ayant d'ailleurs pas les mêmes conséquences, elle n'a pas non plus le même intérêt (Pl. XII, fig. 10).

C'est sur le premier métatarsien, plus volumineux que les autres, que les perforations avec fissures en X et esquilles latérales sont les plus typiques (Pl. XII, fig. 3, 6). Les figures 1 et 2 de la planche XII reproduisent des fractures transversales et obliques de cet os ; la fig. 7 une fracture par gouttière ; les figures 5 et 4 des fractures d'autres métacarpiens.

Sur les radiographies que j'ai vues, rares sont, sur les quatre derniers métatarsiens, les cals volumineux, même dans les coups de feu transversaux. L'ostéite y semble peu fréquente, au moins l'ostéite étendue. Par contre, sur le premier métatarsien, les cals ostéopathiques, relativement volumineux, avec nécrose plus ou moins centrale, ne se sont pas montré très rares ; j'ai vu quelques cas d'ostéomyélite avec gonflement massif de cet os.

Ainsi, déviations fragmentaires peu marquées, déformations locales, rares ou limitées, pseudarthroses sans conséquences, voilà l'impression générale que la vue des blessés et celle des radiographies m'a laissée. Les déviations du pied qu'on observe sont plus souvent liées à des attitudes de défense, à des contractures qu'à la perte de substance osseuse.

J'ai relevé, après des excisions étendues du métatarse régulières, surtout transversales, quelques résultats satisfaisants. Par contre, j'ai vu des conservations poussées trop à l'extrême sur des avant-pieds terminés par deux et même par un seul métatarsien. L'amputation totale transversale du métatarse eut donné un pied plus solide et plus utile.

LÉSIONS DES PETITS OS DU TARSE. — Qu'il s'agisse du *cuboïde*, *des cunéiformes*, du *scaphoïde*, *sillonnés*, *gougés* ou *perforés*, sur les blessés et sur les radiographies je n'ai pas constaté de déplacements fragmentaires analogues à ceux qui sont décrits à la suite de chutes. D'ordinaire, la lésion est limitée, tout s'est localisé au siège du trauma osseux ; des fragments osseux, dans certains coups de feu, peuvent être projetés ; le traumatisme n'est aggravé que pour les parties molles ; dans ces cas, les déformations primitives ou consécutives du pied ne sont ni fréquentes ni excessives et ce n'est que dans les abrasions étendues et profondes des bords du pied qu'on observe des déformations notables, si l'on n'a pas tout fait pour les prévenir.

Lésions du calcaneum. — Cet os a toujours été pris pour type des descriptions des lésions des os courts par les armes de guerre. Pour ce qui est du caractère, de la limitation ou de l'extension des dégâts qu'il subit, la radiographie m'a confirmé ce que l'anatomie pathologique expérimentale m'avait fait connaître. Elle montre des *échancrures*, des *gouttières* de ses bords ou de ses faces, des *perforations* simples avec ou sans séjour du projectile, des *perforations* avec *prolongements fissuriques* habituellement radiées. C'est dans les cas où les fissures sont profondes et béantes que la radiographie les accuse ; à peine écartées, les fissures passent inaperçues. J'ai vu enfin, au fond de vastes pertes de substance de l'arrière-pied par éclats d'obus, des *abrasions* partielles postéro-inférieures de cet os parfois effrayantes, des *éclatements*.

Les figures 15, 16, 17, 18, 19 de la Planche XII reproduisent, d'après des clichés radiographiques, des gouttières, des sillons profonds, une abrasion partielle, une perforation axile de cet os.

Nombreux et variés sont les déplacements consécutifs aux fractures du calcaneum observées dans la pratique journalière. C'est, il est bon de le rappeler, l'ascension du fragment achilléen dans la fracture par arrachement ; c'est l'élargissement globuleux avec pied plat dans les fractures par écrasement latéral ou vertical ; c'est l'attraction en avant des fragments osseux en cas de séparation des tubérosités calcanéennes inférieures ; c'est enfin la propulsion de l'astragale en bas, l'effondrement de la voûte plantaire dans les fractures de la grande apophyse et le pied plat valgus par éversement dans celles de la petite apophyse. Dans tous ces cas, bien différenciés, les réductions sont nécessaires ; si, après avoir été momentanément obtenues, les déviations se reproduisent et persistent, la marche est difficile, les fonctions du pied sont plus ou moins gravement compromises.

Combien différent de ce tableau, bien fixé dans la mémoire du chirurgien, est l'aspect de la lésion calcanéenne produite par les projectiles et communément observée ! Le trauma est là circonscrit, le déplacement nul ; c'est sur les points directement touchés qu'a porté le dégât ; il ne s'est point étendu au delà. Parfois on note un élargissement léger, la déviation localisée d'un fragment plus ou moins séparé, propulsé par le projectile et c'est tout. Est-il plus démonstratif exemple des différences qui séparent les traumatismes usuels des traumatismes de guerre quant au caractère des lésions et à leurs conséquences ? Et combien également dissemblable est le traitement et le pronostic dans les deux groupes de fractures ! Dans celles que produisent les projectiles, c'est le traitement banal d'une lésion d'un os mou, de tissu épiphysaire, de réparation généreuse, car son périoste est épais, non solutionné et son irrigation sanguine riche ; dans les fractures communes, il y a des réductions à obtenir et le pronostic est lié, en grande partie, à la possibilité de cette réduction et à son maintien.

Sur les blessés, comme sur les radiographies, les cals sont, en général, peu volumineux. Des ostéites plus ou moins persistantes, à la durée desquelles des traitements mal dirigés et l'usage prolongé des mèches, en particulier, ne sont point étrangers, s'observent par contre assez souvent et imposent des curettages localisés ou étendus. C'est bien ici le lieu de rappeler les conseils que j'ai donnés dans mon chapitre sur la décalcification. Ces curettages devraient être toujours précédés, guidés par la radiographie, seule capable de renseigner sur la simultanéité de deux processus, l'ostéite et l'ostéotrophie, qui ont pour caractère commun de modifier la consistance de l'os. Agissant seule, la gouge ne les différencie pas et, à volonté, elle peut étendre les dégâts pour ceux qui aiment faire large. Combien n'ai-je pas vu d'exemples d'excisions étendues, voire de résection du calcanéum faites pour ces ostéites ? Le chirurgien qui, avec satisfaction, me les montrait, s'en faisait gloire ; son assurance ne pouvait me convaincre pleinement de leur utilité. Je tiens d'autant plus à faire des réserves à leur sujet que maintes excisions étendues ne laissent pas des pieds utiles : le poids du corps porte sur un appui inégal ou de dimensions réduites qui tend plus à fuir qu'à s'arrêter sur le sol.

Sur plusieurs radiographies, j'ai vu des prolongements osseux, sous forme de stalactites massives, suivre le tendon d'Achille à une certaine distance de son insertion calcanéenne.

Lésions de l'astragale. — N'est-ce pas encore le lieu de faire ici un rappel des données de la pathologie commune, gravées dans l'esprit du plus grand nombre et qui, volontairement ou involontairement, incitent à des pratiques qui ne semblent pas toujours justifiées quand on les applique à la chirurgie de guerre ?

Les violences qui, communément, déterminent des fractures de cet os, après l'avoir brisé dans ses points les plus fragiles ou les plus refoulés, continuent à agir après que les solutions de continuité ont été produites et entraînent des déviations ou des déplacements à distance. Aux lésions de la tête de l'astragale avec déplacement de cette tête se lie un pied plat valgus primitif ; dans les fractures du col, le déplacement du fragment postérieur entraine une luxation du pied en avant ; les fractures du corps sont suivies fréquemment des mêmes déplacements que celles du col. Toute cette symptomologie tapageuse, grave, complexe, ne ressemble en rien à celle que nous observons sur les blessés de guerre. Là, la violence génératrice, en continuant son action, a contribué à accentuer les désordres ; au contraire, la balle qui *gouge* l'astragale, le *perfore* transversalement ou d'avant en arrière, le fissurant au delà des limites de la gouttière ou de la perforation, le projectile qui le fragmente en *l'écrasant* localise ses effets aux points frappés (Pl. XII, fig. 12, 13) et les ligaments, soutiens des vaisseaux, continuent non seulement à maintenir les fragments, mais encore contribuent à en assurer la nutrition. Il n'y a pas de diastasis, de luxations concomitantes du trauma, par conséquent pas de craintes à avoir sur la vitalité osseuse.

La conservation, au moins primitive, de cet os fracturé, fissuré, mais non déplacé et vivant, est donc toute indiquée tandis qu'on comprend que, pour des traumatismes communs qui se compliquent de libérations, de luxations d'un os (de ce fait, privé de ses apports nutritifs), de déformations primitives du pied souvent irréductibles, on ait recours à la résection de l'astragale. Elle assure la réduction. Dans ces cas, surtout dans les fractures ouvertes, cette excision est très chaudement recommandée par les chirurgiens de l'Ecole lyonnaise. Dans les formations sanitaires auxquelles ils sont attachés, ils la conseillent et la pratiquent couramment sur les blessés de guerre. Ils y ont recours pour un autre motif que celui que je viens de rappeler : puisque le résultat définitif de la conservation doit être l'ankylose, c'est-à-dire la perte des mouvements d'extension ou de flexion du pied, il y a lieu, pour eux, de la prévenir par la résection astragalienne qui maintient, exagère même cette mobilité

J'ai vu, au cours de cette guerre, un assez grand nombre de blessés chez lesquels on avait pratiqué cette excision ; je dois dire que la grande majorité avait le pied ankylosé, souvent en extension.

L'examen des blessés, traités par la conservation, m'a montré qu'après une réaction immédiate parfois assez vive, la guérison s'obtient le plus souvent soit avec une raideur légère, soit avec une raideur plus serrée, mais susceptible d'amélioration et, à moins que le pied n'ait été abandonné à lui-même, c'est-à-dire dans une extension compromettante pour la marche, celle-ci s'effectue bien ou relativement bien. Dans certains cas, l'ankylose est complète, irrémédiable et, si le pied est en extension, le blessé est un impotent. L'astragalectomie consécutive serait là toute indiquée et l'opéré ne devrait quitter son chirurgien qu'après guérison absolue obtenue avec liberté complète des mouvements.

L'astragalectomie *préventive*, de *drainage*, a été proposée autrefois par Ollier ; elle est reprise au cours de cette guerre. L'observation montre que les accidents suppuratifs ne sont pas toujours à tel point préoccupants et graves qu'ils nécessitent cette excision. Il serait toujours temps d'y recourir si l'arthrotomie était insuffisante.

On parle beaucoup, dans les classiques, d'ostéophytes plus ou moins abondants et étendus qui, dans les traumatismes communs, limitent la flexion. Sur les radiographies de blessés de guerre ils sont exceptionnels.

Lésions du cou-de-pied.

Je viens de parler des lésions de l'astragale, je n'ai donc à m'arrêter ici qu'à celles du tibia et du péroné.

Qui ne sait combien les traumatismes *communs* des extrémités inférieures de ces os et, en particulier, ceux du tibia sont préoccupants pour le chirurgien ? Leur histoire a dû être reprise sous le contrôle de la radiographie et leur traitement complexe et difficile a fait l'objet de remarques et de directions nouvelles. L'action quelque peu persistante de la cause vulnérante accentue et multiplie les désordres, provoque de graves diastasis ; bien plus, des déplacements difficiles à réduire et de reproduction facile qui laissent trop souvent à leur suite de grosses tares définitives. Dans les traumatismes du cou-de-pied par *coup de feu*, les dégâts sont plus limités, les diastasis sont tout à fait exceptionnels comme les gros déplacements ; aussi le pronostic, comme le traitement, sont-ils différents de ce qu'ils sont dans la pratique journalière, quoi qu'en puissent penser certains que l'expérience n'a pas encore suffisamment instruits ou convaincus et pour qui traumatismes de guerre et traumatismes communs se confondent.

Les radiographies montrent, sur l'extrémité inférieure du péroné, des *échancrures*, des *gouttières* profondes, des *perforations* antéro-postérieures ou transversales, avec fissures plus ou moins marquées, radiées, enfin des *pertes de substance*, des *abrasions* produites surtout par des fragments de projectiles creux.

Dans les lésions les plus simples, même dans les fractures comminutives, les ligaments péronéo-tibiaux et péronéo-astragaliens conservés maintiennent en place le fragment inférieur.

Sur l'extrémité inférieure du tibia, les radiographies accusent les mêmes traumatismes, les *sillons* superficiels, les *gouttières* plus profondes, les *perforations*. Elles confirment parfois la donnée générale que j'ai fait ressortir après mes constatations expérimentales, à savoir que, quand le projectile pénètre au dessus du cartilage d'accroissement lequel, sur le tibia, est bien proche de la surface articulaire, les perforations qu'il produit sont compliquées d'ordinaire de fissures longitudinales, irradiées suivant la direction des fibres architecturales. Ces fissures dessinent des coins latéraux interne ou externe ou à la fois interne et externe si le coup de feu est antéro-postérieur, des coins antérieur ou postérieur ou à la fois antérieur et postérieur si la pénétration a lieu de dedans en dehors ou de dehors en dedans. Je dis que ces radiographies confirment parfois cette donnée car leurs renseignements, sous ce rapport, sont moins démonstratifs que ne l'est la constatation expérimentale : c'est que ces fissures, quand elles ne sont pas assez larges, profondes, nettement séparantes, échappent souvent à l'impression de la plaque ou à son examen.

Joignons à ces lésions communes les coups de feu explosifs avec larges orifices de sortie osseux.

Les fissures, le plus souvent sous-périostées, qui compliquent fréquemment les coups de feu de comminution moyenne, n'ont rien de comparable aux lignes fissuraires, d'ordinaire complètes, des fractures marginales externes ou internes qui non seulement délimitent des fragments cunéens, mais les libèrent.

On sait que, dans ces fractures *marginales internes* et *externes*, les déplacements latéraux en *valgus*, en *varus* sont habituels ; que, dans les fractures *marginales antérieures*, ce sont les déplacements du pied en avant, de véritables *luxations* qu'on observe et que les *marginales postérieures* donnent lieu à des *luxations* du pied postérieures, de reproduction facile après réduction. La fissuration sans séparation complète des fractures par coup de feu les met à l'abri de ces graves complications. C'est là ce qu'avec l'examen des blessés les radiographies démontrent bien. J'ai vu un grand nombre des uns et des autres dans des formations sanitaires dans lesquelles ne se trouvaient pas de chirurgiens de carrière : jamais je n'ai eu à relever les déformations auxquelles exposent les séparations *marginales*.

C'est là un point intéressant, très intéressant même, sur lequel je ne saurais trop insister.

Le traitement de nos fractures ouvertes de l'extrémité inférieure du tibia est donc plus facile que celui des fractures ouvertes de la chirurgie journalière ; la coaptation est toute faite et la seule préoccupation primitive de ceux qui les traitent, ou la plus importante, tout au moins, consiste, en dehors du pansement des plaies, à prévenir tout heurt, à empêcher tout mouvement qui pourrait retentir sur le foyer fracturaire et compléter la séparation par l'application d'un appareil, si la fracture paraît sévère.

Si l'ouverture de l'articulation mérite attention et force à ménager le pronostic, celui-ci n'est pas aggravé, comme l'est celui des fractures communes, par les désordres concomitants, les arrachements ligamenteux, les contusions des parties molles, les suffusions sanguines.

Les déplacements, si regrettables, qu'on observe à la suite des fractures communes, lorsque les soutiens marginaux font défaut, ne doivent pas être perdus de vue. Ils incitent à être ménager d'ablations esquilleuses intempestives et, quand cette ablation a été jugée indispensable, la raideur tibio-tarsienne en bonne position, l'ankylose doivent être recherchées ; l'ostéosynthèse même est, dans certains cas, à poursuivre. La stabilité d'un pied mobile n'est plus possible quand un bon tiers de la mortaise tibiale, en avant, en arrière ou sur les côtés a disparu.

Les lésions simultanées du tibia, du péroné, de l'astragale ne diffèrent pas des précédentes.

Mettre le pied en extension à angle droit au lieu de l'abandonner à son extension naturelle à angle obtus est prescription de bon sens ; mobiliser l'articulation à temps en est un autre. Le bon sens est ici rarement satisfait, pour le malheur des blessés et des intérêts de l'Etat. Je n'ai cessé de lutter contre de pareilles tendances et n'ai point toujours été compris.

Fractures des os de la jambe.

Sur les blessés comme sur les radiographies on retrouve les lésions que l'expérimentation a révélées.

FRACTURES ISOLÉES DU PÉRONÉ. — Les lésions typiques sont des fractures : 1° *par contact* ; 2° *par gouttière* ; 3° *par perforation*. A elles s'ajoutent des *abrasions* localisées.

1° J'ai constaté sur plusieurs radiographies de longues *fissures* des faces du péroné à la suite de contacts.

Nombreuses, sur les épreuves, se montrent les fractures *transversales* ou *obliques* par contact, à toute hauteur, sans déplacement ou sans déplacement notable ;

2° N'étaient pas rares les reproductions radiographiques de *gouttières* péronières avec leur petit semis d'esquilles courtes, arrêté près de l'échancrure, et le coin osseux à pointe concavée correspondant à la gouttière et à base opposée. Encore là le déplacement était nul ou insignifiant ;

3° J'ai vu quelques beaux spécimens de *perforations* très simples avec esquilles latérales typiques, subdivisées ou non, restées en place ou divergentes. Dans ce dernier cas, le groupe d'esquilles latérales formait des arcs courts et très convexes.

Le plus souvent, une portion circonférentielle de l'os a été abrasée par le projectile, les esquilles libres ont été projetées à distance du foyer. Les fragments d'esquilles encore adhérents aux extrémités osseuses avec leurs fissurations typiques et l'échancrure terminale de ces extrémités servaient à reconstituer le type de la fracture.

Même dans le cas de fractures comminutives, les déplacements fragmentaires sont nuls ou très peu accusés. Est-ce parce qu'ils ont été bien réduits ? Je ne le pense pas, car on a peu d'action sur le péroné, os profond. Je croirais plutôt que c'est parce que, contrairement à ce qui a lieu dans les traumatismes habituels, l'agent vulnérant n'a pas contribué à les produire et n'a pas dominé l'influence immobilisante du ligament interrosseux, celle des solides articulations terminales et des masses musculaires.

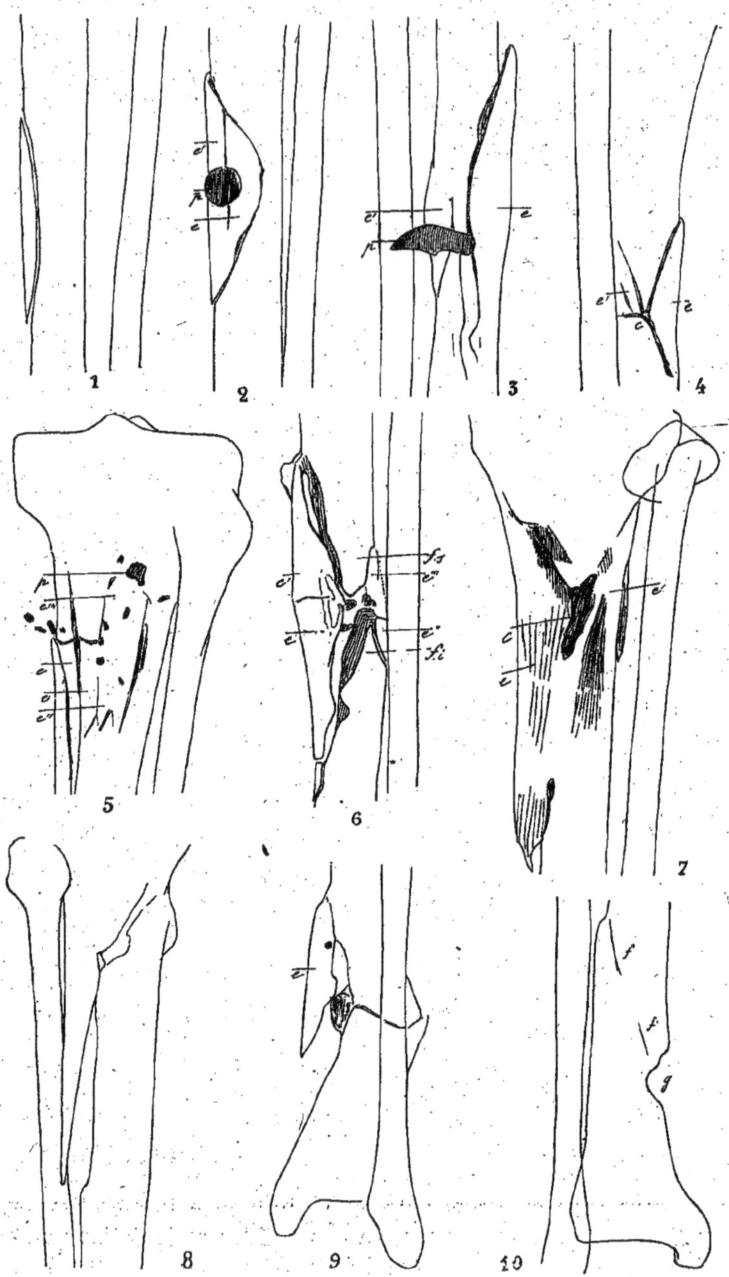

PLANCHE XIII. — LÉSIONS DES OS DE LA JAMBE

Fig. 1: *Fracture par contact* du tibia. Séparation d'une longue esquille aux dépens de la crête.

Fig. 2 : *Fracture par contact*. La balle de shrapnel, aplatie, étalée régulièrement, est restée au contact de l'os. Séparation d'une esquille en carène subdivisée longitudinalement.

Fig. 3: *Fracture par contact* de la face postérieure du tibia. Projectile au contact de l'os. Type à 2 esquilles incomplet. Les esquilles *e* et *e'* ne sont pas complètement délimitées, la première en bas, la seconde en haut.

Fig. 4 : *Fracture par contact à courtes esquilles* de la partie moyenne du tibia. *e*, esquille complètement délimitée, *e'*, esquille incomplète, *c*, contact.

Fig. 5: *Fracture par contact* de la face postérieure du tibia au tiers supérieur. *e*, *e'*, *e''*, esquilles en pointe dentelant la face de l'os ; *e'''* esquille carrée. Formes caractéristiques à ce niveau. *p*. fragments de mitraille.

Fig. 6 : *Fracture par contact comminutive*. *e*, *e'*. grande esquille antérieure subdivisée par le milieu ; *e'²*, esquille postérieure plus courte enlevée en partie (*e'''*), *f i* fragment inférieur pointu (caractéristique), *f s*, fragment supérieur. Pas de déplacement.

Fig. 7: *Fracture par contact à deux esquilles*. *e*, esquille interne complète, *e'*, esquille externe incomplètement limitée en bas. Fracture de la tête du péroné. Pas de déplacement du corps de l'os.

Fig. 8: *Fracture spiroïde*. Etait-elle typique ou appartenait-elle à une fracture par perforation? Il est impossible de le dire.

Fig. 9 : *Fracture par contact, à une esquille, avec subdivision transversale du reste de l'os.*

Fig. 10: *Fracture par gouttière*, *g*, gouttière du bord interne du tibia, *f f*, fissures.

Les cals sont peu volumineux, les *pseudarthroses* sont assez fréquentes, ce qui tient le plus souvent à des ablations esquilleuses intempestives et l'ostéomyélite est rarissime. Si le cou-de-pied n'était pas si souvent enraidi, tout serait pour le mieux. Il n'y a ni coup de hache ni tendance mécanique à des déviations latérales du pied ni élargissements articulaires comme dans maintes fractures péronières communes.

FRACTURES DU TIBIA. — Les radiographies, comme l'examen des blessés, montrent que : 1° les fractures du tibia seul, sans solution de continuité totale, sont plus nombreuses que les fractures avec solution de continuité ; 2° que les lésions sont le plus souvent typiques, quel que soit le projectile vulnérant.

1° Dans le groupe des fractures par *contact*, que j'ai étudiées, je signalerai quelques rares *fissures longitudinales*, des *fractures transversales* ou *obliques*, pas exceptionnelles, siégeant surtout au tiers moyen, sans déplacement, ou sans déplacement notable. En l'absence d'observations, je né les

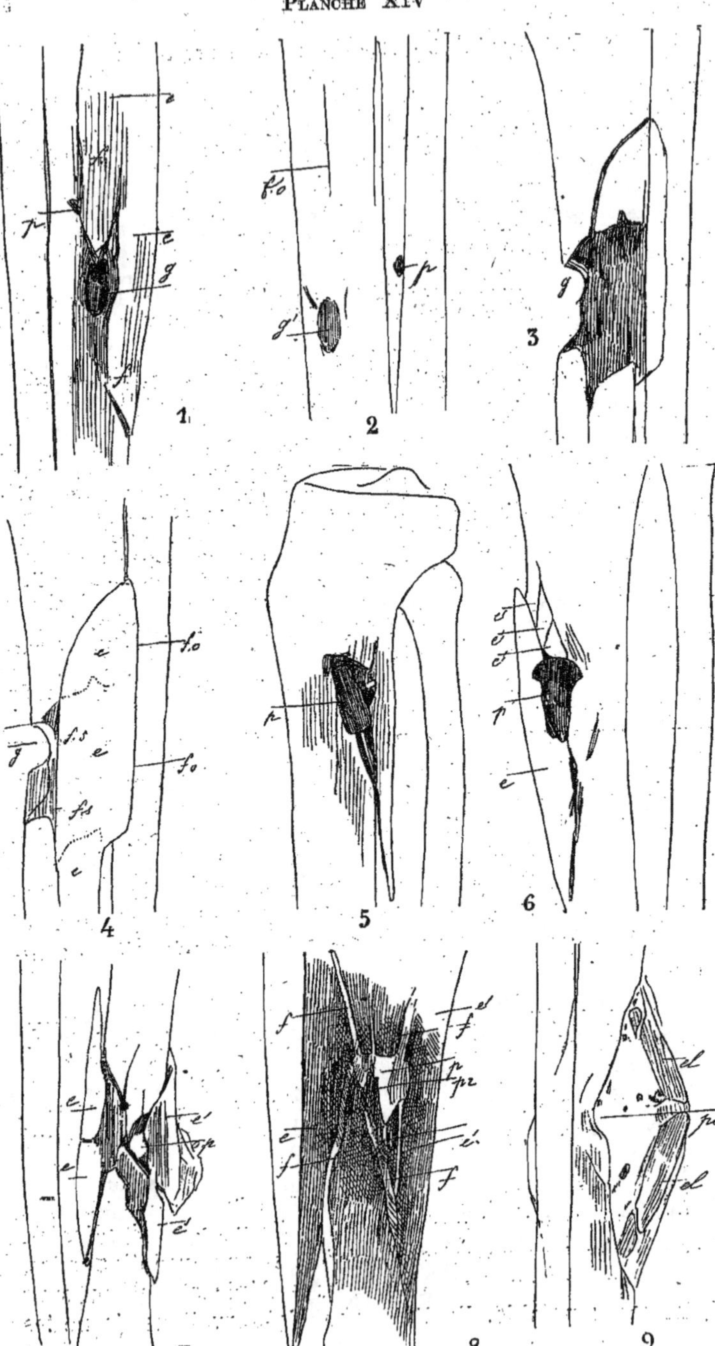

PLANCHE XIV. — LÉSIONS DES OS DE LA JAMBE

Fig. 1, 2 : *Gouttière du tibia* (crête). — Fig. 1, vue de la surface frappée ; *g*, gouttière, *e*, esquille incomplète, *f f* fissures limitantes, *p*, fragment de projectile. — Fig. 2, *g'* gouttière vue par transparence, *f o*, fissure opposée.

Fig. 3, 4: *Gouttière de la crête du tibia.* Abrasion d'une partie de l'esquille de la face externe. La figure 4 reconstitue la fracture ; *e e e*, esquille en partie abrasée, *f s*, fissure symétrique, *f o. f o*, fissure opposée.

Fig. 5: *Perforation incomplète du tibia* (enfilade). Le projectile *p* est resté au point d'impact.

Fig. 6 : *Perforation incomplète du tibia* (face externe). *p*. projectile à culot rebroussé, *e*, une esquille bien délimitée, *e', e', e',* fragments d'une 2e esquille à traits parallèle à la première.

Fig. 7 : *Perforation complète du tibia au tiers moyen*, à deux esquilles latérales subdivisées, vue par son orifice de sortie largement béant. *o p*, orifice d'entrée de la perforation ; *e, e*, l'une des esquilles, *e', e'*, l'autre esquille.

Fig. 8: *Perforation complète du tibia* au tiers supérieur à grandes esquilles ; *e*, l'une des esquilles, *e' e'*, l'autre esquille incomplète. *f f f f* les fissures principales, *p*, la perforation ici irrégulière, *p r*, poussière de projectile.

Fig. 9: *Perforation du tibia* complète de dedans en dehors ou inversement. Un fragment de la crête, subdivisé en deux esquilles projetées *el el*, forme en avant une large courbure, *p e*, échancrure de l'orifice d'entrée.

---

rattachais à des traumatismes de guerre que quand le projectile était sur place ou peu distant ou qu'il affirmait son contact par l'abandon de parcelles métalliques.

A titre de fractures exceptionnelles, je signalerai la *fracture double, la fracture à une esquille* sans subdivision apparente *du reste de l'os* ou avec *trait transversal sectionnant celui-ci* (5e type de Delorme).

Les figures 1 et 2 de la Planche XIII reproduisent, d'après les clichés, une séparation d'une esquille au dépens du bord antérieur du tibia, une séparation d'une esquille en carène après le contact d'un shrapnel ; la fig. 9, une fracture à une esquille avec trait transversal sur le reste de l'os.

Le plus souvent la *fracture par contact* était à grandes esquilles latérales maintenues en place (Pl. XIII, fig. 7) ou à peine écartées (Pl. XIII, fig. 6), par conséquent adhérentes et les fragments supérieur et inférieur montraient souvent leurs *pointes non ébréchées* caractéristiques (Delorme). Parfois l'une des esquilles, voire les deux, étaient imparfaitement délimitées (Pl. XIII, fig. 3, 4, 8).

2° J'ai trouvé un certain nombre de spécimens typiques de *gouttières* de la crête antérieure du tibia ou de ses bords. Vue de face, l'échancrure osseuse se présentait sous la forme d'une perte de substance uniquement ovalaire, noire sur la plaque, moins teintée que le reste de l'os sur la photographie. Ce signe typique, que j'ai signalé dès le début de cette guerre, et l'absence de projectile dans le canal médullaire assuraient le diagnostic et empêchaient toute confusion avec la perforation incomplète avec séjour du projectile dans le canal médullaire.

Les figures 1 et 2 de la Planche XIV représentent une gouttière ovalaire, vue de face et vue à travers la paroi opposée, intacte ; la même gouttière se détachant en clair ou en foncé, suivant la face examinée. Une fissure sillonne la face opposée...

Les figures 3 et 4 de la Planche XIV reproduisent un aspect typique de gouttière compliquée.

3° Les fig. 5 et 6 de la même Planche donnent de beaux spécimens de *perforation incomplète* avec séjour du projectile. Comme je l'ai établi, ces perforations incomplètes sont de type simple à grandes esquilles.

J'ai en réserve plusieurs calques de ces *perforations* incomplètes ou d'une seule paroi

4° Dans les collections des Centres radiographiques, dans celles des formations sanitaires de l'arrière, ce sont les *perforations totales* ou de part en part du tibia qu'on retrouve le plus souvent. Sur ce point, les données de l'expérience cadavérique sont confirmées.

Ces perforations totales relèvent du type à deux grandes esquilles latérales, également bien délimitées ou parfois incomplètement délimitées, non subdivisées ou subdivisées, esquilles . *adhérentes* auxquelles s'ajoutent celles, plus courtes, du foyer d'esquilles libres, sédentaires, c'est-à-dire situées près de l'orifice de sortie osseux ou déplacées, ou projetées à distance.

Les figures 7 et 8 de la Planche XIV reproduisent, d'après des clichés, des perforations totales typiques du tibia. On remarquera sur la figure 7 la disproportion de l'orifice de sortie, large brèche que les hâchures des esquilles font ressortir. A travers cette brèche, on distingue l'orifice d'entrée du projectile o, p. La figure 3 de la Planche XV montre une de ces perforations avec projection des esquilles.

De ces fractures, les deux esquilles principales sont d'autant plus grandes qu'on se rapproche davantage du tiers supérieur de la diaphyse. Vers le tiers moyen, la fracture est souvent plus courte.

Quand la perforation, au lieu d'être centrale, se rapproche de la périphérie, l'une des esquilles latérales est de dimensions différentes de l'autre, elle est plus courte (Delorme). Moins résistante, elle a aussi subi, à un plus haut degré, l'atteinte du projectile, elle est plus subdivisée et il n'est pas rare de la voir partiellement ou en presque totalité réduite à l'état d'esquilles libres qui sont restées sur place ou ont été abrasées par le chirurgien. Mais, dans ces cas, restent toujours adhérentes, accolées aux fragments supérieur ou inférieur, des portions de cette esquille basale : ce sont vestiges qui permettent de reconstituer le type primitif.

D'après les radiographies, cette fracture par *perforation latérale* est assez *fréquente*. C'est encore une confirmation des connaissances anciennes fournies par l'expérimentation.

Dans les perforations transversales du tiers supérieur proches de la face postérieure, dans les gouttières qui intéressent cette face, les fissures de cette dernière affectent souvent une forme angulaire large. Les esquilles supérieures, multipliées en série, que ces fissures délimitent, ont leur pointe tournée en haut, les esquilles inférieures leur pointe tournée en bas.

La figure 5 de la Planche XIV représente ces aspects qu'on retrouve sur la face postérieure du fémur à son tiers inférieur.

J'ai vu un assez grand nombre de *foyers de fractures « nettoyés »*. Ils ne doivent pas être très rares à l'avant. A l'arrière, aux vrais foyers nettoyés par le projectile s'ajoutent les foyers nettoyés par le chirurgien et, sur le tibia, les excisions circonférentielles se pratiquent facilement. On distingue ces deux catégories de traumatismes par l'aspect des extrémités fragmentaires qui conservent leurs pointes simplement excavées dans le foyer nettoyé par un projectile et qui sont régulièrement et transversalement sectionnées à leur base en cas de résection.

Dans les fractures isolées du tibia, même comminutives, les déplacements importants, permanents, suivant la longueur, sont assez rares ; quand on les constate, ils sont peu accusés. Ce qui s'observe surtout c'est une déformation suivant l'épaisseur, une *dépression concave antérieure avec saillie du fragment supérieur*, dans certaines fractures complètes ; c'est, moins souvent, une *courbure à convexité antérieure*. Dépression ou courbure sont avec ou sans concavité interne. Les déviations antéro-postérieures ou latérales sont d'ordinaire peu accusées.

Parfois, sur le trajet de la crête tibiale, sur son bord interne presque aussi accessible au doigt que la première, on sent sur le blessé — j'en ai fait plusieurs fois la constatation — et on voit sur les radiographies les saillies extrêmes d'une grande esquille antérieure ou interne qui a été excentriquement, en totalité déplacée, séparée de la ligne fragmentaire qui lui correspondait. Ces saillies permettent de faire le diagnostic de fracture à grandes esquilles (Delorme).

Dans les fractures de l'extrémité inférieure du tibia complètes, le fragment inférieur reste plutôt en place qu'il ne s'incline vers le péroné par son extrémité supérieure. Alors même qu'il se porte vers lui, le pied n'a guère tendance à se dévier. Nous sommes loin des déplacements observés dans les fractures spiroïdes de la pratique commune, dans lesquelles le fragment supérieur fait une saillie notable en bas, en dedans et un peu en avant, au dessus de la malléole interne et où le pied s'incline latéralement en varus ou en valgus et, de plus, en avant ou en arrière. Les fractures spiroïdes, consécutives à des coups de feu, sont engrenées et, quand elles ne le sont plus, les fragments ne s'abandonnent pas au point d'amener ces déformations excessives. Je ne crains pas encore ici de revenir sur la raison générale de cette différence : dans les fractures communes, le déplacement est commandé par une violence qui continue à s'exercer alors que la fracture est produite ; il n'en est pas de même dans les fractures par coup de feu.

Les cals des fractures comminutives et localisées du *tibia* sont, en général, petits, non excessifs. Quand on sent, quand on voit sur un blessé ou sur une radiographie un gros cal, un long cylindre qui élargit les diamètres de l'os considérablement, sur une longueur de 8, 10, 12 centimètres, il faut se garder de prononcer le nom de *cal exubérant*, ce qui implique l'idée d'une réaction ostéopathique et incite, s'il persiste une fistule, à des tentatives opératoires diverses, souvent multipliées, faites trop fréquemment sans guides, sans repères et sans méthode ou, pour la même raison, de prononcer le nom *d'ostéomyélite diffuse*. C'est un cal volumineux soit, excessif, c'est regrettable, mais c'est un cal très normal, de constitution très simple et très saine. Il est fourni par les grandes esquilles déplacées excentriquement et qu'on n'a pas eu la précaution de refouler, comme je n'ai cessé de le recommander. Ce qu'on prend pour un cal, ce sont des esquilles énormes, à surface lisse, régulière, sans épaississement ni grosses adhérences avec les tissus périphériques. Le tissu osseux qui comble les fissures qui les séparaient des extrémités fragmentaires est réduit au minimum ; on ne le sent pas sur la face interne, si accessible, du tibia et les saillies terminales de ces esquilles, reconnues souvent sur le blessé, vues toujours à la radiographie, suffiraient déjà à assurer le diagnostic et à prévenir toute méprise (1).

J'ai trouvé, dans les formations sanitaires, un certain nombre de blessés atteints de pseudarthroses à la suite de fractures du tibia ; les radiographies que j'ai vues en ont augmenté la proportionnalité. Elles étaient parfois consécutives à des fractures simples, transversales : le fait est connu ; d'ordinaire, elles compliquaient des fractures comminutives avec perte de substance, traumatiques ou chirurgicales. Dans une formation sanitaire peu importante, où les blessés étaient confiés à un chirurgien jeune qui faisait ses premières armes, j'en ai vu trois cas. On sait qu'elles sont plus fréquentes dans les fractures isolées du tibia que dans les fractures des deux os.

Je n'ai point retrouvé les déplacements compensateurs de l'extrémité supérieure du péroné que j'avais vus sur des blessés, à Lille, en 1870 et que Pillard a décrits dans sa Thèse, déplacements, somme toute, heureux, puisque, grâce à eux, diminuait l'espace déficitaire laissé entre les fragments du tibia fracturé avec notable perte de substance. Une seule fois, j'ai relevé une courbure compensatrice du péroné. Le traitement de la pseudarthrose tibiale à la suite des fractures par coup de feu relève donc exclusivement du chirurgien.

J'ai constaté — et qui n'a pas fait au cours de cette guerre la même remarque ? — de très généreuses restaurations à la suite de pertes de substance étendues du tibia. Doit-on en faire état pour s'autoriser à pratiquer des excisions excessives et non indispensables ? Le beau mérite d'enlever de 6 à 10 centimètres et plus de la longueur d'un tibia ! A la fin d'une visite, dans une formation sanitaire, on m'a montré, à titre de prouesse chirurgicale, une ablation presque totale de cet os. J'en ai la radiographie. Je crains bien que le blessé ne reste toute sa vie un impotent.

L'ostéomyélite diffuse du tibia est tout à fait exceptionnelle à la suite des fractures par projectiles. Dès les débuts de la guerre, sachant combien l'histoire générale de cette

---

(1) ED. DELORME. Contribution à l'étude des opérations complémentaires dans les fractures par coup de feu compliquées de fistules Mémoire adressé à l'*Académie des Sciences* en 1916.

complication est incomplète, je l'ai recherchée avec soin sur les blessés des formations sanitaires et sur les radiographies. Sur le tibia, elle est exceptionnelle, je le répète : or c'est sa crainte, en fait injustifiée, qui incite, sur cet os superficiel, partant plus accessible aux tentations, à des excisions étendues. Dans les formations de Centres chirurgicaux importants, j'ai pu comparer, sur des blessés de même provenance, aux plaies également infectées, traitées par les mêmes topiques, les résultats des deux méthodes : l'excision et la conservation bien comprise. La dernière, qui a sur la première l'avantage d'être susceptible d'une plus grande et plus facile généralisation, ne se montrait en rien inférieure à la première. J'ai rencontré, dans une formation sanitaire, de nombreux prisonniers blessés, soignés par un chirurgien allemand, dont un certain nombre avait subi des excisions tibiales longitudinales énormes. Chez plusieurs, on n'avait conservé qu'une faible partie de la face postérieure, dans l'étendue de 10, 15 centimètres et plus. Ils ne guérissaient ni mieux ni plus vite que les autres. La persistance de fistules n'est point d'ordinaire synonyme d'ostéomyélite, comme certains le pensent, le redoutent et comme d'autres l'écrivent et, pour atteindre les épines, point n'est besoin d'abattre le buisson. J'ai éclairci ce point et j'y reviendrai bientôt.

Ce qui surtout contribue à l'invalidité de ces fracturés, comme de ceux du péroné et des deux os de la jambe, ce sont les raideurs du cou-de-pied et du genou. Voilà la tare principale. Chez ces fracturés, bien des indications chirurgicales peuvent être remises, mais la raideur persiste et s'accentue si l'on n'y prend garde. Elle exige des soins rapides et continus. Or, pour des motifs sur lesquels il est inutile de s'expliquer, on attend la guérison du blessé toujours lente ; on compte sur le mécanothérapeute pour assurer des mobilisations qu'on a négligé de faire, qui répugnaient à faire. Le mécanothérapeute est impuissant, l'orthopédiste lui-même hésite et l'Etat, comme le blessé, paient les frais de la première faute, celle de celui qui, en cours de traitement, à une époque aussi rapprochée que possible du traumatisme, n'a pas souvent, sans interruptions prolongées, imprimé des mouvements aux jointures. Le nombre de ces enraidis, devenus dans la suite des ankylosés, est effrayant ; ce sera un des résultats regrettables de la chirurgie de cette guerre.

FRACTURES SIMULTANÉES DU TIBIA ET DU PÉRONÉ. — Ces fractures simultanées des deux os se présentent le plus souvent avec les aspects des fractures isolées de chaque os ; elles dérivent des mêmes types ; mais, dans les fractures comminutives et très comminutives, produites par les balles à enveloppe S, la déformation du projectile, ses fragmentations, et, dans les coups de feu produits par des projectiles divers mais animés de grandes vitesses, la projection des esquilles du premier os augmentent la comminution du deuxième os touché.

Prises souvent dans un but médico-légal ou pour faciliter la recherche de projectiles ou pour permettre de porter un diagnostic d'ensemble, les radiographies de fractures, qu'il n'y a pas lieu, pour ces buts, de multiplier, sont loin de pouvoir toutes servir pour apprécier et la nature et le degré des déplacements ; aussi ce n'est qu'en en examinant un stock imposant qu'on peut se rendre compte de ces derniers.

Nombre de *fractures par contact* de tous types, de *fractures par gouttière* ou *perforation*, même totale ou de part en part, sont sans déplacement. Le siège des deux fractures sur un même plan, si fréquemment observé, constituerait une condition favorisante pour les déplacements fragmentaires, tout comme pour les fractures communes, si l'étendue des traits obliques, les engrênements, les adhérences périostées, la contention qu'exercent sur les fragments les grandes esquilles latérales et l'action toute locale du projectile, si différente de celle plus divulsante des causes productrices communes, ne prévenaient ou ne limitaient les déplacements suivant la longueur du membre et ses diamètres.

Les radiographies que j'ai examinées m'ont laissé l'impression générale que les fractures des deux os au tiers moyen ou au tiers inférieur, comminutives, présentent des déplacements plus accusés que celles du tiers supérieur. En général, les déplacements suivant la longueur sont assez peu considérables.

Il ne saurait y avoir de déplacements toujours fixes puisque ceux-ci sont influencés par des causes si diverses, liées au traumatisme même, au traitement, à l'action musculaire, etc. Comme dans les traumatismes communs, ce sont les fragments inférieurs qui ont le plus de tendance à se dévier tandis que les fragments supérieurs sont retenus par leurs puissantes attaches fémorales. Les fragments inférieurs sont sollicités à se dévier surtout par le poids du pied, par la tendance naturelle qu'il a à se porter, à tomber en dehors. Malgré cette tendance à un déplacement fixe, on observe assez souvent une déviation latérale inverse ou une déviation

PLANCHE XV.

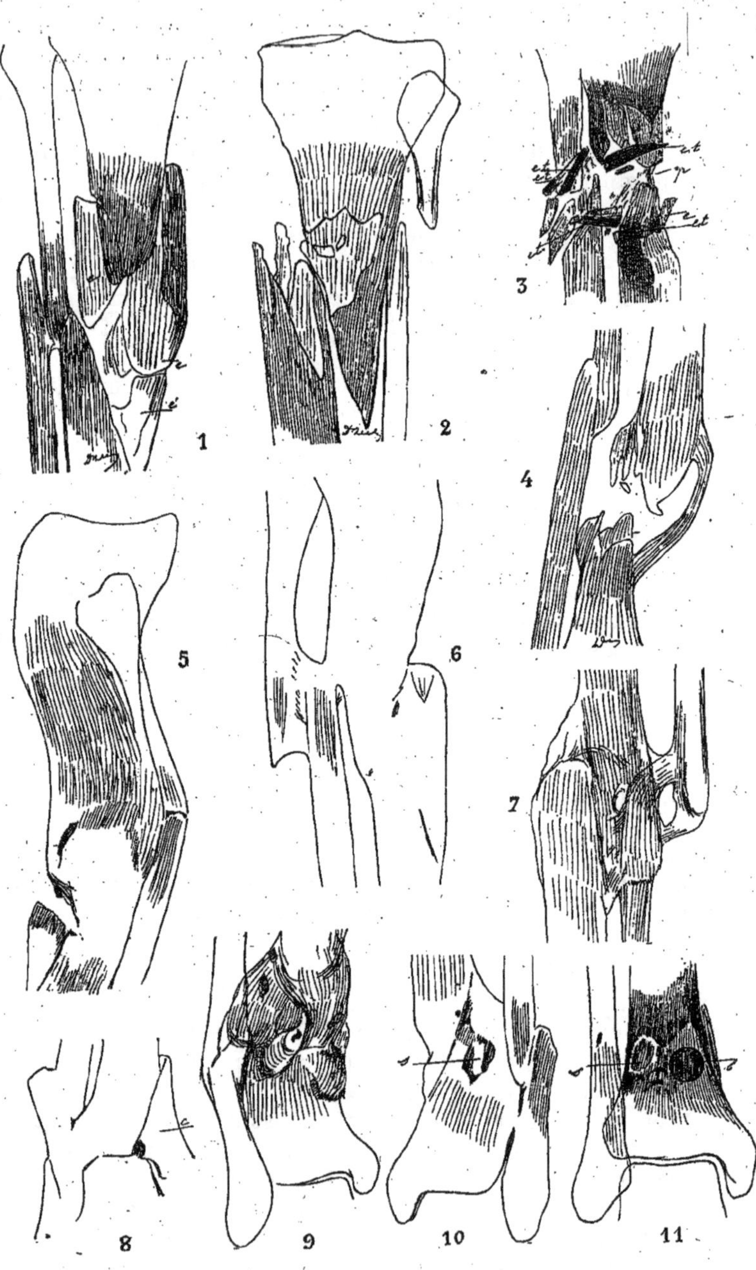

PLANCHE XV. — LÉSIONS DES OS DE LA JAMBE

Fig. 1: *Fracture du tibia et du péroné* récente. Déplacement en
totalité des fragments inférieurs en *dehors.*
Fig. 2 : *Fracture du tibia et du péroné*. Déplacement du tibia et du
péroné *en dedans*.
Fig. 3: *Perforation du tibia très comminutive* de dedans en dehors
avec esquilles projetées. *p*, vestiges de la perforation, *et, et, et, et.*
esquilles libres du tibia. Fracture à esquilles courtes du péroné.
Fig. 4: *Fracture du tibia et du péroné*. Déplacement des deux fragments inférieurs en *dehors* avec bascule tibiale.
Fig. 5: *Fracture du tibia et du péroné*. Concavité antérieure régulière.
Fig. 6: *Fracture du tibia et du péroné*. Synostose des 4 extrémités.
Déplacement en totalité des fragments inférieurs en *avant*.
Fig. 7 : *Fracture du tibia et du péroné*. Quadruple synostose. Déplacement du fragment inférieur tibial en *dedans* (à rapprocher de
la fig. 2).
Fig. 8: *Sillon* du plateau tibial inférieur. Séparation d'un fragment
cunéen interne *c*.
Fig. 9: *Fracture du tibia et du péroné* au tiers inférieur. Déplacement des fragments inférieurs en *dehors* (à rapprocher des fig. 1,
4, 10).
Fig. 10: *Fracture du tibia et du péroné*. Déplacement des deux fragments inférieurs en *dehors* avec bascule. *s*, sequestre.
Fig. 11. *Contusion* de la face antérieure du tibia par une balle de
schrapnel. Esquille postéro-interne ; *s*, séquestre en voie de séparation ; *b*, balle de schrapnel.

---

antéro-postérieure. Les déformations qui en résultent — le fait
est à remarquer — se produisent donc suivant l'épaisseur ou
par rotation. Leur correction relèvera donc de l'action d'un
appareil contentif plutôt que de celle d'un appareil extensif.

L'une des déformations les plus fréquentes consiste dans
la bascule des fragments inférieurs qui porte leur extrémité
supérieure en avant comme dans les fractures comminutives
communes. La traction des muscles postérieurs puissants,
un soulèvement insuffisant du calcanéum, tendent à produire
cette bascule. D'autres fois, et la chose n'est pas rare, ces
fragments inférieurs sont portés, par leur pointe, en arrière
d'où une concavité antérieure. A ces déplacements antéro-
postérieurs peuvent s'en ajouter de latéraux, en particulier la
propulsion en dehors des fragments inférieurs (Planche XV).

La contention insuffisante du pied qui, par son poids,
tend à se porter en dehors, en rotation en dehors, peut enfin,
dans les fractures doubles inférieures et même moyennes,
déterminer une rotation des fragments inférieurs suivant leur
axe. Cette rotation est en général légère.

En somme, comme dans les fractures communes, la coudure de l'axe de la jambe, les propulsions du pied en dehors

ou en dedans sont, avec les encoches antérieures et latérales internes, les déformations les plus communes et ce sont aussi les coudures axiles et les propulsions du pied qui sont les plus regrettables parce qu'elles nuisent au fonctionnement du membre, le pied ne portant plus normalement sur le sol.

Les figures 1 à 5, 7 et 9 à 11 de la Planche XV donnent les principales variétés des déplacements des os de la jambe à la suite des coups de feu.

J'ai vu des raccourcissements considérables comme des déviations extrêmes. Ce sont là erreurs d'inexpérimentés ; en général, le raccourcissement était peu prononcé, il n'atteignait que 3, 4, 5 centimètres au maximum et communément il était de 2 à 3 centimètres. Par contre, ce qui est plus déplorable, la raideur de cou-de-pied est très fréquente, quel que soit le siège de la fracture. Là, le chirurgien n'a pas rempli son rôle. Les déviations consécutives du cou-de-pied ne sont pas non plus exceptionnelles. Les unes sont liées à des contentions défectueuses, d'autres à des rétractions cicatricielles, à des atrophies musculaires, à des troubles nerveux.

En général, les cals ne sont pas volumineux. Je peux répéter ici ce que j'ai dit à propos des fractures isolées du tibia : par l'examen attentif du blessé et par celui des radiographies, on peut se rendre compte de ce qui, dans le cal, appartient à l'os de nouvelle formation ou aux esquilles divisées.

J'ai vu de gros cals cylindriques étendus liés au déplacement excentrique des deux grandes esquilles latérales, des propulsions d'une seule esquille, de l'interne, celle non moins curieuse d'une longue esquille externe comblant l'espace interosseux.

Les radiographies montrent encore des synostoses ; elles ne sont pas très rares. Les ponts osseux réunissent les quatre fragments ou trois d'entre-eux ou seulement deux. Ce qu'il y a d'intéressant à constater, c'est de savoir si la jambe est solide ou si elle ne l'est pas. Ces synostoses existent également dans les fractures isolées du tibia et du péroné. (Voyez fig. 6 et 7, Planche XV).

Les cals en baïonnette sont rares. Les pseudarthroses ne sont guère liées à des interpositions musculaires. Elles sont surtout dues à des pertes de substance osseuse. Elles sont moins fréquentes, je le répète, que dans les fractures isolées du tibia.

Lésions des os du genou.

Tibia. — Les collections radiographiques accusent un nombre élevé de lésions de l'extrémité supérieure articulaire ou para-articulaire du tibia. La lésion la plus fréquente est la *perforation*.

Celle-ci peut être tout à fait périphérique. Le projectile s'est creusé un tunnel très proche de la coque extérieure des tubérosités tibiales, un tunnel plutôt allongé qu'arrondi, somme toute peu béant ; d'ordinaire la perforation est éloignée de la périphérie ; elle se rapproche plus ou moins du centre des plateaux tibiaux, à des distances variables en hauteur de la surface articulaire.

Depuis que mes recherches expérimentales en ont fait saisir toute la rigueur et toute l'importance, il est communément admis par les chirurgiens d'armée que les lésions déterminées par les projectiles se produisant sur l'extrémité supérieure du tibia cessent d'être circonscrites, toutes choses égales d'ailleurs (c'est-à-dire avec les mêmes vitesses de l'agent vulnérant), quand ces projectiles pénètrent au-dessous du niveau du cartilage d'accroissement. Or, celui-ci est très proche de la surface articulaire.

A la lésion fondamentale, qui est un *sillon*, une *gouttière*, une *perforation*, s'ajoutent dès lors des fissures. L'os se fend suivant la direction de ses fibres, ici presque verticales ; il peut alors donner des *coins* latéraux interne, externe, selon que le projectile a frappé le plateau tibial interne ou externe, des coins à la fois interne et externe s'il a pénétré sur l'axe médian de l'os, enfin des coins postérieurs s'il l'a tunnellisé près de sa surface postérieure. Ces coins sont bien limités et le fragment est mobile, ou ils sont esquissés si les fissures sont étroites ou peu prolongées. Dans certains cas, la délimitation du coin est absente, il n'y a pas eu irradiation ; animé d'une faible vitesse, le projectile a borné son action à produire sa lésion fondamentale, la pénétration. Par contre, avec des vitesses élevées, comme celles des projectiles des luttes actuelles, à des perforations en cône largement ouvert vers l'orifice de sortie osseux s'ajoutent trop fréquemment des fissures très béantes.

Ces lésions, que l'expérimentation avait fixées, que l'observation des guerres antérieures avait confirmées, les radiographies nous les montrent sans cesse et avec la plus grande netteté. Et, en concordance avec ce que fait ressortir l'examen

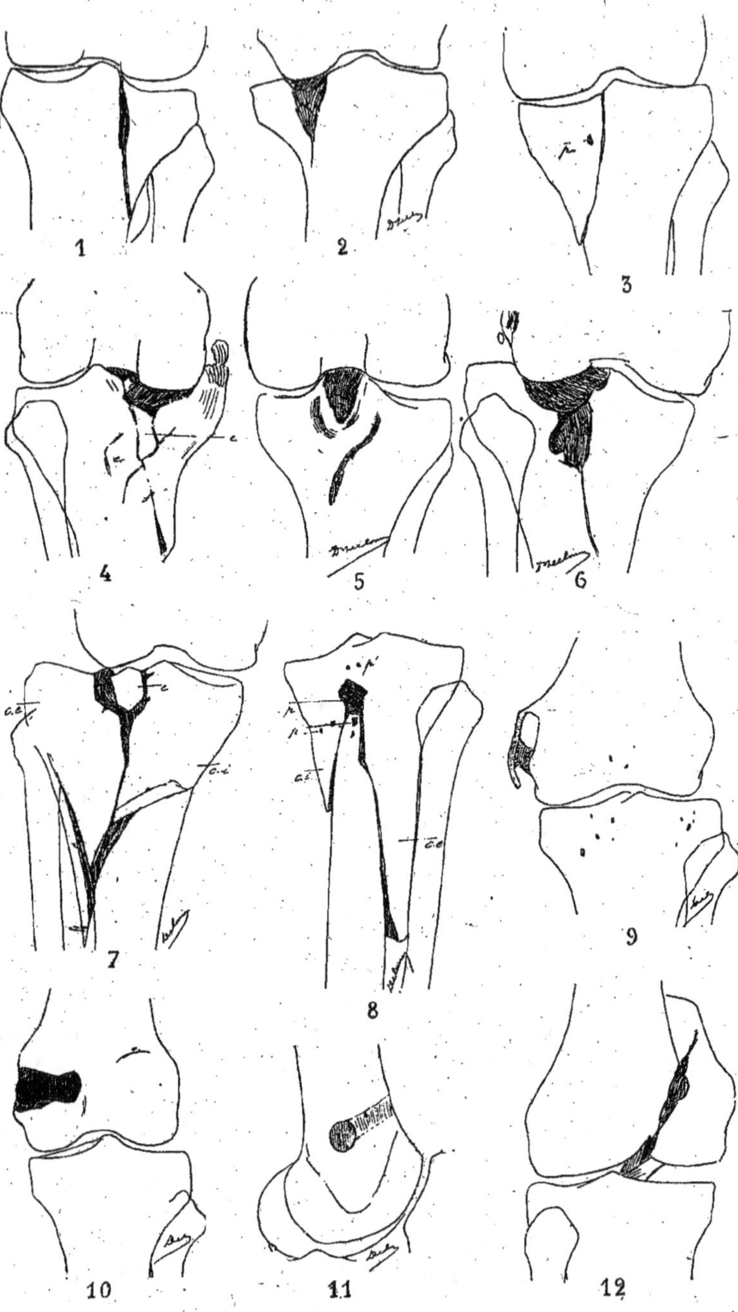

Planche XVI. — Lésions des os du génou (extrémités du tibia
et du fémur)

Fig. 1: *Séparation cunéenne du condyle externe.*
Fig. 2: *Séparation cunéenne du condyle interne.*
Fig. 3: *Séparation cunéenne du condyle interne.*
Fig. 4: *Sillon du plateau tibial; séparation cunéenne du condyle
interne.*
Fig. 5: *Gouttière de l'espace intercondylien du tibia.*
Fig. 6: *Perforation de l'extrémité supérieure du tibia oblique. Sépa-
ration cunéenne incomplète du condyle interne.*
Fig. 7: *Sillon oblique intercondylien du tibia; séparation bi-condy-
lienne c e, c i; e, esquille libre appartenant à la face postérieure
de l'un des coins.*
Fig. 8: *Pénétration de l'extrémité supérieure du tibia au-dessus de
sa tubérosité antérieure; séparation bi-cunéenne. La séparation se
prolonge bien plus bas sur la diaphyse en dehors, c e, qu'en dedans
c i. p p' p'' éclats de projectiles.*
Fig. 9: *Perforation de part en part du condyle interne du fémur près
de sa surface. Nombreux éclats minuscules de projectiles.*
Fig. 10: *Perforation du condyle interne du fémur incomplète. Séjour
du projectile. Pas de fissures apparentes.*
Fig. 11: *Perforation oblique complète de l'extrémité inférieure du
fémur par une balle. Aspect régulier de l'orifice d'entrée et du
canal accusé par la radiographie.*
Fig. 12 : *Perforation du condyle interne du fémur, oblique.*

---

du blessé, elles relèvent des dégâts *in situ, sans* ou *avec de
légers déplacements* le plus souvent, accusant encore là une
différence frappante entre le traumatisme de guerre et le
traumatisme journalier dans lequel la violence extérieure, la
chute, a propulsé de haut en bas le fragment cunéen, produisant une grosse déformation, une déviation latérale du
membre qui impose des manœuvres de réduction et parfois
résiste à ces dernières. Tout à fait exceptionnels sont, dans
les traumatismes de guerre, les déplacements importants.
Pour ma part, je ne les ai rencontrés que quelquefois. Prises
parmi plusieurs autres, les figures de la Planche XVI reproductions de radiographies, fournissent des spécimens typiques des lésions des plateaux tibiaux. Sur la figure 1, le
plateau externe forme un coin à base supérieure ; il est légèrement abaissé sur cette pièce ; le plateau interne est à peine
déplacé sur le tibia n° 3.

Les figures 2, 4, 6 montrent des séparations cunéennes
du plateau interne ; sur les deux dernières, la lésion est
plus accusée que sur la première, il n'y a point d'abaissement ; mais, sur la figure 6, le condyle fémoral externe paraît
s'être déplacé en arrière et le tibia est reporté en dehors
en totalité. Le fémur avait été atteint en même temps que le

tibia et le ligament latéral externe, comme une partie de la capsule en arrière et peut-être aussi les ligaments croisés eux-mêmes avaient été là intéressés. La déviation n'était donc pas d'origine osseuse.

Sur la figure 7, un sillon profond, que bouche une esquille, a séparé les deux plateaux, parce que le projectile a pénétré l'os à la fois sur la ligne médiane et profondément. Agissant en surface, comme sur la figure 5, il n'eut produit qu'une échancrure. C'est sans doute encore à la section des ligaments croisés que le tibia doit d'avoir subi là un déplacement latéral externe important.

C'est un sujet de surprise que de constater ces lésions médianes quand on sait les rapports intimes que les vaisseaux poplités affectent avec le tibia à ce niveau. Et pourtant les blessés ont échappé aux conséquences immédiates et consécutives de ces blessures vasculaires.

La figure 8 est un bel exemple de formation bicunéenne longue à la suite de la pénétration du tibia sur la ligne médiane, au-dessus de la tubérosité antérieure.

Aux perforations d'accentuation anatomique moyenne il faut joindre les *perforations avec éclatement*, produits des coups de feu explosifs. Je n'en ai pas observé d'exemple. On arrête les blessés qui les portent dans les formations de l'extrême avant. A ces lésions de haute gravité on peut opposer les *gouttières périphériques*, *les perforations en cul-de-sac* avec séjour du corps étranger, du shrapnel le plus souvent, et, pour compléter le cycle, j'ai à signaler les *lésions para-articulaires* qui, par leurs fissures, communiquent avec l'articulation. C'est moins la distance qui sépare le point osseux frappé que la vitesse plus ou moins élevée du projectile et ses dimensions qui entrent ici en jeu. Le fragment d'obus qui, sur le tibia représenté par la figure 8, Planche XVI, a fendu en deux son extrémité supérieure, n'a point étendu ses irradiations vers l'article. Et cependant il en était près. Si son volume et sa vitesse avaient été bien moins restreints et sa direction peut être aussi différente, c'est-à-dire oblique en haut, il en eut été autrement. Dans les traumatismes que j'ai observés, les fractures du tiers supérieur du tibia ne se compliquaient guère d'irradiations fissuriques articulaires. Celles-ci s'arrêtaient à la base des condyles, en se retournant.

Fémur. — Sur le fémur, comme sur le tibia, mes constatations personnelles ont confirmé pleinement ce que l'expérimentation et l'expérience des guerres antérieures nous

avaient appris, à savoir que les lésions de l'épiphyse fémorale proprement dite affectent, dans leurs caractères anatomiques, des différences frappantes avec celles du bulbe de
l'os et de la région épiphyso-diaphysaire. Limitées, localisées,
en général, quand le trauma correspond à l'épiphyse proprement dite, elles s'étendent au contraire vers la diaphyse
quand le projectile a frappé au-dessus de la base des condyles
ou en plein bulbe.

Cette loi, dont une longue épreuve a affirmé et la rigueur
et l'importance, est cependant constamment méconnue au
cours de cette guerre par maints chirurgiens de carrière, qui
ne veulent prendre comme règle de conduite que leurs inspi-
rations et qui considèrent comme un paradoxe d'admettre
que le traumatisme de guerre a des caractères distinctifs qui
lui sont propres. Aussi, confondant lésion épiphysaire et lésion épiphyso-diaphysaire, surtout au genou, parce que l'une
et l'autre correspondent aux limites de l'article, ils sont entraînés à des interventions injustifiées, abusives naturellement, dominés qu'ils sont, pendant leurs opérations, par des
dégâts dont ils ont méconnu l'extension. Les résections primitives ou intermédiaires sacrifiant 7, 8, 10 centimètres de la
longueur du fémur; les excisions partielles latérales aboutis-
sant à des pertes de substance de mêmes dimensions en
hauteur et comprenant la moitié de l'épaisseur de l'os, excisions partielles qui privent le fémur de la moitié de sa surface
de contact, de la moitié de ses points d'appui, ces opérations exposent à des déviations consécutives ou incitent à des
adaptations tibiales qui représentent de nouveaux et égaux
sacrifices sur un os sain. Ces excisions excessives, je les ai
vues patronées avec autorité et pratiquer en séries. Elles
eussent été évitées ou singulièrement réduites si la loi qui
régit l'extension des dégâts osseux, produits en particulier
sur le fémur, n'avait pas été trop considérée comme lettre
morte. Une science ne s'invente pas du jour au lendemain
la nôtre ne date pas de 1914 et, si elle doit rester progressive,
elle ne saurait faire fi d'enseignements antérieurs solidement,
expérimentalement établis.

La radiographie apporte à la détermination de l'extension
ou de la limitation des dégâts osseux un contrôle précieux.
Son concours doit être toujours recherché, car, si les rapports
des plaies extérieures avec la ligne épi-diaphysaire sont
faciles à établir quand le projectile a suivi un trajet direct
et bien accessible, leur valeur diagnostique se perd quand
le trajet est oblique ou correspond à la portion postérieure

charnue de la région. Mais l'un et l'autre procédé d'examen ne sauraient s'exclure, car l'on sait que la radiographie ne traduit guère que les fissures béantes.

Des radiographies montrent la surface extérieure des condyles fémoraux, *sillonnée*. gougée, creusée en *gouttière* : le cas n'est pas rare. Ces condyles peuvent être *perforés* près de cette surface. La figure 9 de a Planche XVI en est un exemple. J'en possède d'autres.

Sur toute la partie des condyles, *libre en bas et surtout en arrière*, ce sont les mêmes lésions, mais, là, l'os frappé, non soutenu, se fracture aisément et le sillon ou la perforation se complique souvent d'une fragmentation complète ou incomplète. J'ai vu de ces fragments libres qui s'étaient greffés : il est préférable de les enlever.

La radiographie, vue de profil, montre bien le bulbe fémoral s'enfonçant comme un coin jusqu'à une faible distance de la surface articulaire et divisant les condyles en deux parties : l'une antérieure, l'autre postérieure (Pl. XVI, fig. 11 ; Pl. XVII, fig. 5). L'image qu'elle fournit et la base des condyles — ligne du cartilage d'accroissement, — facile à trouver, sont là les deux repères à rechercher, avant tout, quand la lésion n'est point excessive et ne se révèle pas d'emblée. Les *perforations complètes* antéro-postérieures, postéro-antérieures en dehors du bulbe, transversales en arrière du même bulbe, s'accompagnent souvent d'une fissuration cunéenne quand le trajet est proche ou au-dessus de la ligne du cartilage d'accroissement. La portion de condyle délimitée est la base du coin qui s'étend plus ou moins haut par sa pointe. Ces lésions sont fréquentes. Les blessés des premières luttes les ont fournies et l'on sait à quelles complications ils étaient exposés, quels accidents ils ont eu à traverser. Qui peut le plus peut le moins. A moins de frais, les blessés actuels assureraient leur guérison, les soins chirurgicaux étant plus faciles, plus rapides et plus complets. L'épreuve de ces luttes est d'un puissant enseignement dans la démonstration qu'elle a fournie des limites extrêmes de la chirurgie conservatrice. On n'en tire pas assez parti. Perforée sur la ligne médiane, au niveau du cartilage d'accroissement, l'extrémité fémorale montre des grandes fissures irradiées au loin sur l'épiphyse, et les deux condyles constituent la base de deux coins à sommet très distant de l'interligne.

A côté de ces perforations prolongées par des fissures, on en trouve qui, sur les radiographies, sont réduites à un canal sans fissures ou sans fissures apparentes. La figure 11 de la

Planche XVI en est un exemple. La radiographie montrait, par transparence de la coque extérieure, un trajet régulier non conique, témoignage du peu de vitesse de la balle qui avait produit la perforation. Enfin il est des *perforations en cul-de-sac* avec séjour du projectile (Pl. XVI, fig. 10) : il n'y a pas de fissures ; la vitesse de celui-ci, qui s'est épuisée après une faible traversée, ne lui ayant pas permis d'étendre les dégâts, car — et il n'est peut-être pas inutile de le rappeler ici — l'extension de ces dégâts est fonction, en général, de la vitesse du projectile et de son volume. L'expérimentation l'avait dit, il y a longtemps ; l'expérience de tous les jours l'a surabondamment prouvé depuis le début de cette guerre.

La fig. 3 Planche XVII montre une fracture bicondylienne produite par un projectile qui a traversé la zone épiphyso-diaphysaire dans un point élevé. On remarquera combien le traumatisme est différent des lésions épiphysaires précédemment décrites.

ROTULE. — J'ai vu, dans les formations sanitaires de l'arrière, un certain nombre de blessés atteints de lésions osseuses de la rotule traitées par la conservation, surtout à la suite de nos premières luttes. J'ai pu, sur les radiographies qu'ils ont fournies et sur eux-mêmes, étudier les dégâts osseux qu'ils présentaient. Actuellement l'emploi de plus en plus multiplié de la résection primitive limite les matériaux d'étude à l'arrière ; il les concentre aux mains des chirurgiens de l'avant.

Pour ce qui est de la rotule, qu'on excise très fréquemment à l'heure présente, les lésions accusées sur les radiographies que j'ai vues étaient identiques à celles que montrait l'expérimentation cadavérique : c'étaient des *échancrures* de ses bords, des *sillons* de sa face antérieure, des *perforations d'avant en arrière* ou *d'arrière en avant*, directes ou obliques, et des *perforations transversales*.

Sur trois blessés j'ai observé des sillons profonds, transversaux, qui avaient abrasé la presque totalité de l'épaisseur de l'os.

La lésion la plus fréquente est la *perforation* d'avant en arrière. Elle est prolongée souvent par des fissures radiées que la radiographie n'accuse que quand elles sont très écartées. Les fragments sont d'ordinaire maintenus en place par le surtout périostique et les insertions capsulaires, alors que, dans les traumatismes communs, la déchirure de ces dernières, lesquelles ne sont autres que les expansions tendineuses tricipitales, facilite le déplacement fragmentaire.

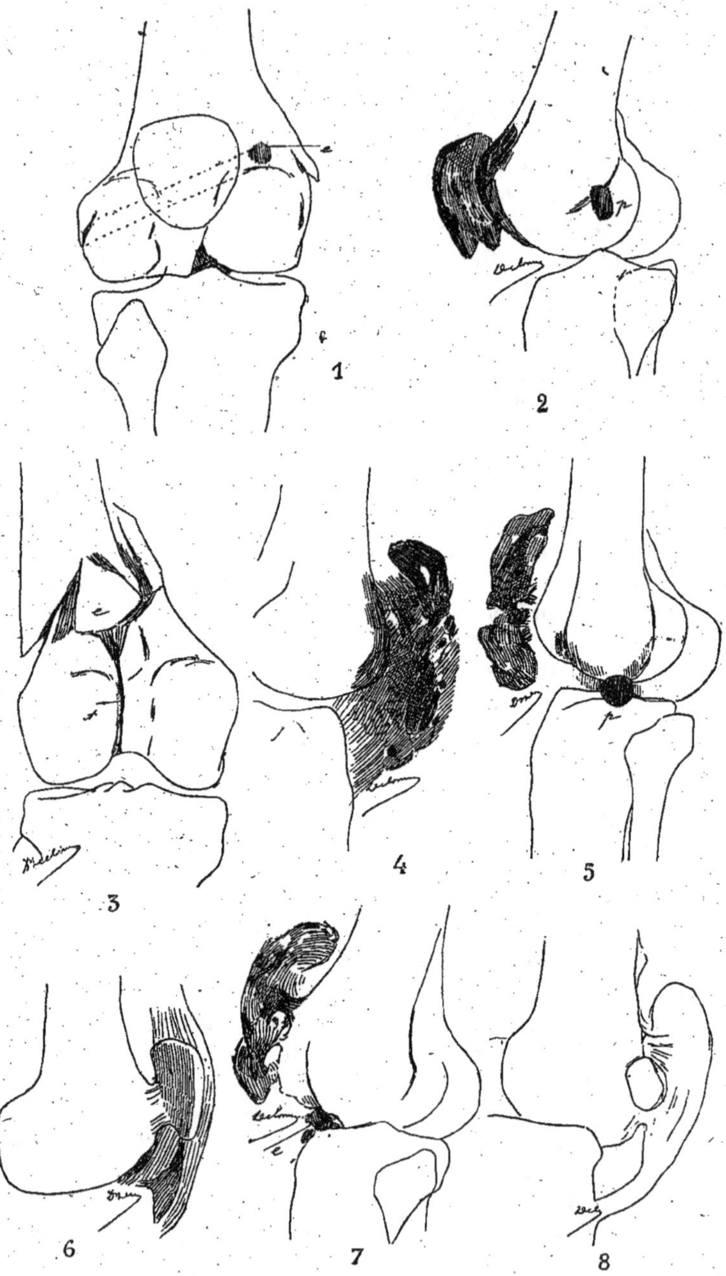

PLANCHE XVII. — LÉSIONS DE L'EXTRÉMITÉ INFÉRIEURE DU FÉMUR
ET DE LA ROTULE

Fig. 1: *Perforation oblique de l'extrémité fémorale* de dedans en dehors et de haut en bas. Orifice d'entrée *e* creusé aux dépens de la face antérieure et vu par transparence à travers la face postérieure; *s* sortie sur le condyle externe. Le condyle externe, qui a basculé, a subi une fissuration que la radiographie n'a pas montrée complètement.

Fig. 2: *Fracture partielle de la rotule. p,* projectile.

Fig. 3: *Fracture sus- et intra-condylienne du fémur* par projectile. Pas de déplacement osseux notable. *e,* esquille libre; *f,* fissure intercondylienne.

Fig. 4: *Perforation transversale comminutive de la rotule.* Pulvérisation. Arthrite.

Fig. 5: *Perforation antéro-postérieure comminutive de la rotule* par une balle de shrapnel arrêtée dans le genou.

Fig. 6: *Soudure osseuse de la rotule au fémur* après un trauma du genou.

Fig. 7: *Perforation comminutive de la rotule* dans le sens antéro-postérieur, lésion concomitante d'un condyle, soudures patello-condyliennes; *e,* fragments esquilleux dans l'article ou produits plastiques et osseux.

Fig. 8: *Fracture comminutive de la rotule.* Allongement de l'os, soudures osseuses, ossification du ligament rotulien

---

L'immobilisation suffit donc dans les fractures par projectiles, en général, alors que la suture est si employée et si précieuse dans les fractures communes.

Je reproduis, à titre d'exemples peu habituels, plusieurs fractures par perforation (Pl. XVII, fig. 4, 5 et 7) remarquables par l'étendue excessive qu'occupe cet os très comminutivement fracturé et surtout par les adhérences osseuses, sous forme de jetées cylindroïdes, qui l'unissent au fémur. Il serait intéressant de rechercher avec quel degré de fréquence ces adhérences osseuses se développent et de déterminer dans quelle mesure, après rupture et mobilisation de l'article, elles exposeraient à la récidive de l'ankylose.

Les lésions qui portent sur les trois os du genou présentent les caractères de celles qui sont isolées.

Les unes et les autres ne donnent guère de cals excessifs. Les fissures se comblent par un minimum d'apport de substance osseuse. A peu près seules donnent des cals volumineux les fractures intercondyliennes à larges coins. J'en ai vu un assez grand nombre de cas.

Par contre, l'ankylose fibreuse ou osseuse n'est que trop souvent une conséquence terminale de ces blessures. Si parfois la longueur du traitement et la gravité des complications n'a pas permis de l'éviter, dans un très grand nombre de cas elle est l'expression d'une négligence en cours de traitement et d'une insuffisance des soins consécutifs. Le déraidissement articulaire chirurgical est, à l'heure actuelle, il faut le dire, un épouvantail pour un grand nombre de chirurgiens, même de chirurgiens de carrière qui réservent toute leur hardiesse pour la conduite du bistouri. J'ai montré, en dépit des critiques, qu'on pouvait beaucoup oser quand les lésions sont éteintes, que la radiographie a affirmé que l'obstacle au déraidissement n'est pas une soudure osseuse étendue, quand on a soin d'exercer immédiatement après le déraidissement chirurgical une compression énergique et régulière sur le genou, préventive de l'épanchement articulaire, et que les soins ultérieurs sont conduits avec méthode et conviction par le médecin ou au moins sous son étroite surveillance

Quand l'ankylose s'est réalisée, la jambe restant dans la rectitude, le résultat obtenu est déjà regrettable ; combien ne l'est-il pas davantage quand le genou est en flexion légère, voire complète ? Je ne dis pas ce que, sous ce rapport, j'ai constaté et les écœurements que la vue ou la pensée des tristes conséquences qui devaient en résulter m'a produits.

On a beaucoup discuté sur l'ablation des projectiles logés dans le genou. J'en ai vu un grand nombre sur les radiographies ; maints blessés qui les portaient m'ont été présentés et j'ai été consulté sur la conduite à tenir. Pour moi, il y a lieu d'établir une distinction entre ceux qui, incrustés dans les ligaments croisés, en gênent le jeu et amènent leur distension douloureuse au cours des mouvements ou des heurts, ceux qui sont coincés entre les surfaces et la dernière catégorie comprenant les projectiles logés dans les os au-delà des surfaces articulaires. L'ablation des premiers s'impose ; celle des seconds peut être différée.

Fractures du fémur.

De toutes les fractures des os diaphysaires ce sont celles du fémur qui sont les plus importantes, les plus longues et les plus difficiles à traiter, celles qui, en cas de complications, réclament les interventions les plus délicates et qui, mal dirigées, donnent les résultats fonctionnels les moins satisfaisants. Au point de vue de la contention, la fracture d'un membre à un os ne saurait être comparée à celle d'un membre à deux os et la fracture du bras n'est pas opposable à celle du fémur. La première, en effet, est soumise naturellement à l'extension ; elle est actionnée par des muscles d'une puissance bien inférieure à celle des muscles cruraux ; elle est immobilisée spontanément et de suite, par le blessé même, alors que le fracturé de cuisse aggrave très souvent la sienne par sa chute, qu'il ne peut rien pour la contenir et que le transport à distance, trop souvent subi à une période rapprochée du traumatisme, alors même que l'appareil est fait avec soin, peut retentir sur le foyer fracturaire d'une façon pernicieuse, et accentuer les déplacements. C'est pour ces raisons que je n'ai cessé de réclamer, dès le début de la guerre : 1° le traitement sur place de ces fracturés chaque fois que la chose est possible ; 2° leur traitement par des chirurgiens de carrière. Ce que j'ai vu ne me permet pas de changer d'opinion.

J'en ai observé un grand nombre surtout sur les blessés de nos premières luttes. La valeur du personnel alors appelé à diriger les soins était fort inégale ; la contention primitive au cours du transport avait été souvent très imparfaite. C'étaient là malheureusement des conditions favorables pour étudier des déplacements que les radiographies précisaient. Mais ce n'est pas seulement, il faut le reconnaître, que sur des blessés soumis exclusivement à des soins inexpérimentés et munis d'appareils peu perfectionnés que j'ai observé ces derniers. Une surveillance éclairée, avisée, mais particulièrement attentive, surtout constante, est là une condition fondamentale de succès. L'a-t-on toujours assurée ?

Le tir bas de nos ennemis, celui des mitrailleuses, dirigé à hauteur du genou et de la cuisse, les gerbes des percutants et des crapouillots à courte distance, exposent tout particulièrement le fémur ; aussi ces fractures se présentent-elles en nombre considérable.

Les observations que j'ai faites au cours de cette guerre m'auront surtout servi à bien étudier leurs déplacements que j'ai pu suivre, en particulier, sur un millier de radiographies environ. A l'arrière, sur les blessés des premières luttes, les fractures de types simples n'ont pas été rares ; leur nombre même m'a surpris .Ce n'est pas que les blessés qui les présentaient aient été surtout évacués : l'évacuation alors ne pouvait comporter de distinctions. C'est parce que la balle du fusil, du shrapnell et l'éclat d'obus surtout les produisaient fréquemment.

A l'expérimentation, le fémur est l'un des os qui pré-

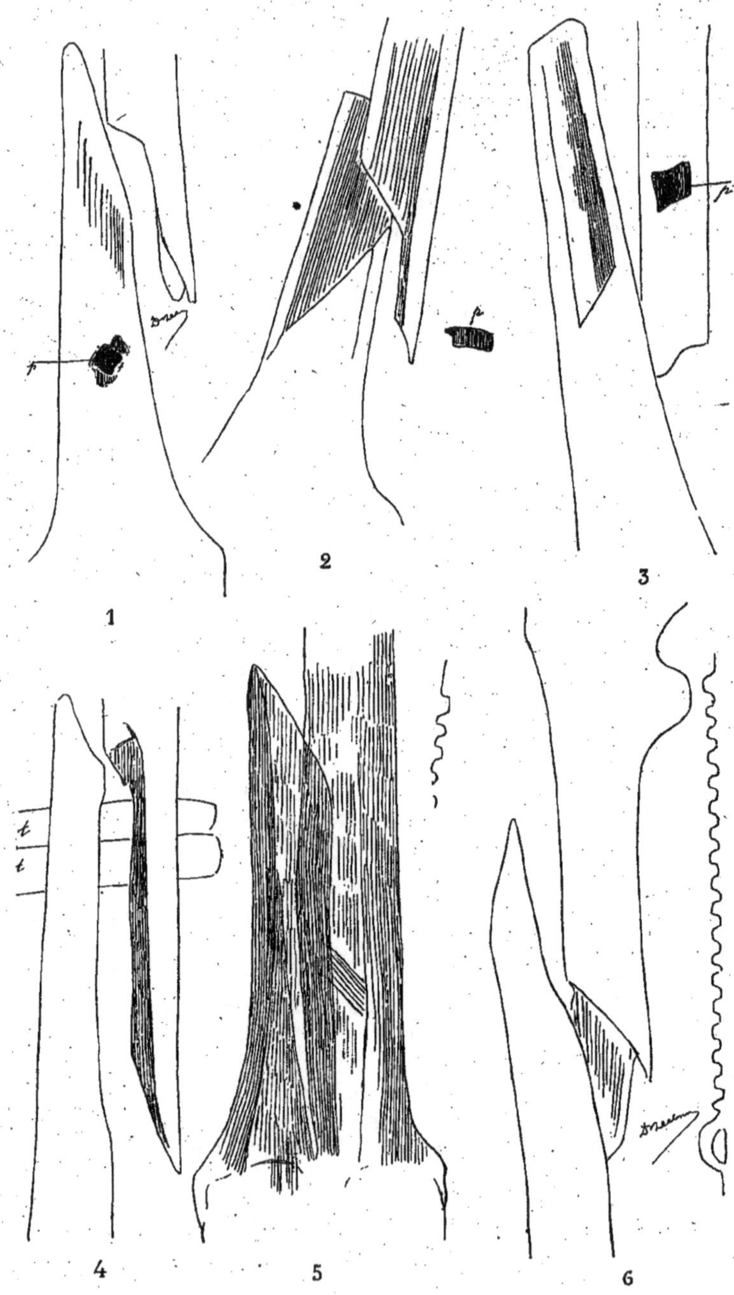

1

2

3

4

5

6

Planche XVIII. — Fractures obliques et spiroïdes du fémur

Fig. 1 : *Fracture très oblique indirecte* du tiers moyen *par contact.* Le projectile p est resté au point frappé sous-jacent à la fracture et distant. Les points osseux contus sont le siège d'une ostéite localisée. Pas de fissures apparentes s'irradiant du point frappé vers la fracture.

Fig. 2 : *Fracture spiroïde courte par contact.* p, fragment d'obus. Gros déplacement par rotation.

Fig. 3 : *Fracture spiroïde par contact.* p, projectile. Pas de déplacement suivant la longueur ; gros déplacement suivant l'épaisseur et par rotation.

Fig. 4 : *Grande fracture spiroïde par contact.* Pas de déplacement suivant la longueur ; faible déplacement suivant l'épaisseur. Drains t. t.

Fig. 5 : *Grande fracture spiroïde.* Séparation en 2 fragments de la moitié inférieure du fémur. Pas de déplacement suivant la longueur, faible déplacement suivant l'épaisseur.

Fig. 6 : *Fracture oblique spiroïde.* Déplacement suivant l'épaisseur non réduit ; appareil à extension.

---

sente les lésions les plus typiques ; sur les radiographies, sur les pièces recueillies, il en est de même,

La grande classe des *fractures par contact* était représentée par des fractures *transversales, obliques, spiroïdes* ou à *grandes esquilles*, celle des *perforations* par des *perforations complètes* ou de part en part, non comminutives ou comminutives, même à foyers nettoyés et celle des *gouttières* par leurs types classiques. Parmi les premières, je n'ai compté que celles qui affirmaient leur origine par la présence du projectile sur la radiographie ou sur le blessé par les commémoratifs.

Ce n'est point ici le lieu de revenir sur la description des fractures *transversales* ou *obliques*, vues à toutes hauteurs, des fractures directes produites au point d'impact, ou *indirectes* à distance du point frappé. La figure 1 de la Planche XIX est un bel exemple de ces fractures indirectes et l'altération osseuse au point frappé distant ne laisse place pour aucun doute sur son mécanisme. C'est un cas rare.

Le nombre des spiroïdes m'a quelque peu surpris. Elles sont exceptionnelles sans doute, mais je ne m'attendais pas à en voir une quinzaine de spécimens. Les figures 2, 3, 4 et 5 de la Planche XVIII en montrent d'intéressants. J'aurais pu leur adjoindre une séparation longitudinale de l'os qui comprenait plus de la moitié supérieure de sa longueur sur la radiographie et, au point où celle-ci avait été interrompue, la fissure axile était si large qu'elle devait se prolonger beaucoup au-dessous. Sur cette dernière épreuve, comme sur celles que m'ont fournies les figures 3, 4 et 5, il n'y avait pas de

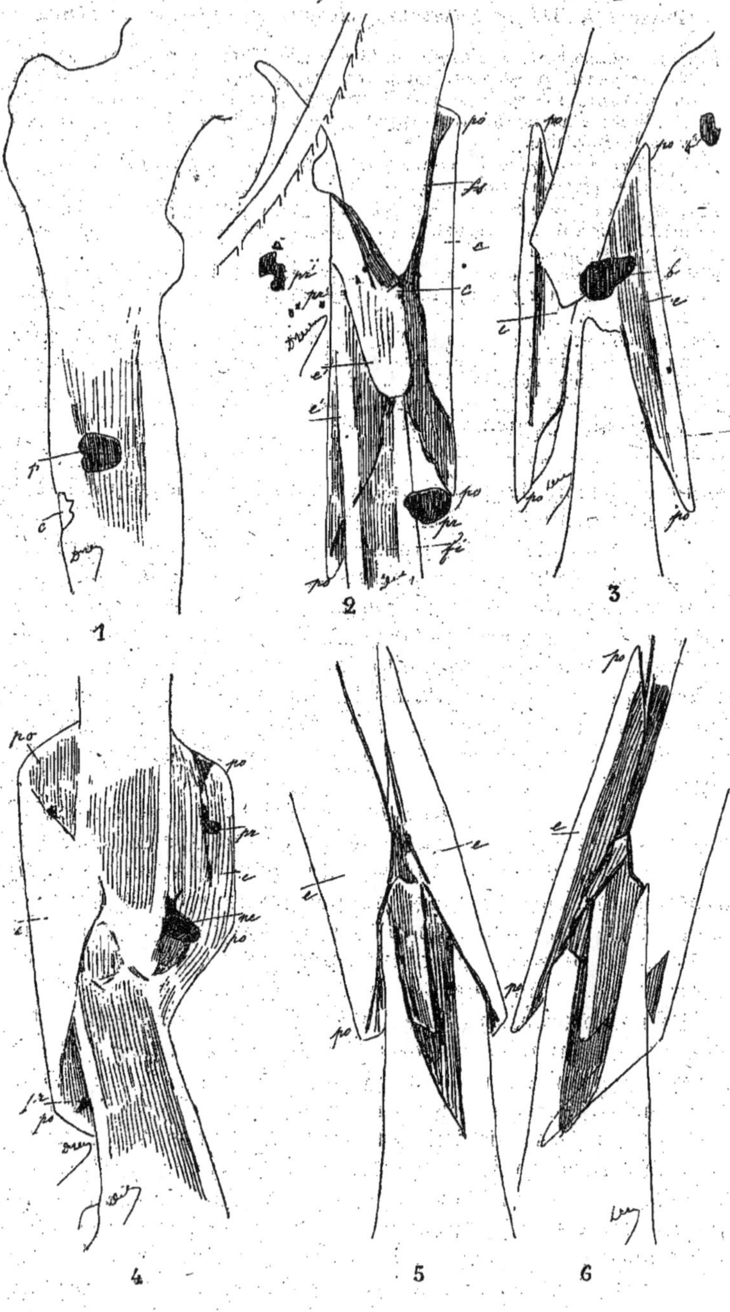

PLANCHE XIX. — FRACTURES DU CORPS DU FÉMUR. FRACTURES
PAR CONTACT A GRANDES ESQUILLES.

Fig. 1: *Contusion du fémur par balle de shrapnel*, c, contact; p,
balle. Réaction ostéomyélitique.

Fig. 2: *Fracture par contact à deux grandes esquilles*. Pas de déformation (contention du membre dans une gouttière métallique en
treillis); e, l'une des esquilles; e' e', la deuxième subdivisée; f s,
f i, les deux fragments maintenus en rectitude par les deux
esquilles; po po, po, les pointes des esquilles; p r, balle de shrapnel
aplatie pr', pr', fragments de projectile. Exemple remarquable

Fig. 3: *Fracture par contact à deux grandes esquilles*. Abduction du
fragment supérieur; e, e, les esquilles; po, les quatre pointes;
b, balle restant au point de contact, b' fragment de balle.

Fig. 4: *Fracture par contact à deux grandes esquilles*. e, e, les esquilles; po, les quatre pointes; pr, fragments de projectile; ne,
cavité d'un foyer nécrotique circonscrit.

Fig. 5, 6: *Fracture par contact à deux grandes esquilles*. e, e, les
esquilles; p o, les pointes. Déplacement peu notable. Les deux
figures proviennent du même blessé.

---

déplacement en hauteur et il existait seulement un déplacement suivant l'épaisseur. Plus courtes, ces fractures spiroïdes sont exposées à un déplacement variable suivant leur siège.

Les fractures par contact à grandes esquilles sont représentées dans les collections par des figurations des plus remarquables et relativement fréquentes. Les figures 2, 3, 4, 5 et 6 de la Planche XIX, que j'aurais pu multiplier, reproduisent la longueur énorme des esquilles, classique, mais surtout — et c'est en cela qu'elles sont précieuses — je pourrais dire uniques par l'enseignement qu'elles fournissent : elles font bien ressortir leur caractère principal, leur *immuabilité* ou le faible déplacement auquel elles donnent lieu. Les grandes esquilles servent d'attelles, elles coincent les fragments ; celle qui correspond au sens suivant lequel une extrémité fragmentaire se dévie le plus souvent montre son efficacité si elle correspond à cette extrémité par une surface suffisamment étendue:

Qu'on s'arrête à la figure 2 de la Planche XIX prise sur une radiographie de l'Hôpital Villemin et provenant du service du Prof. Lejars. Le cas est typique. La grande esquille externe s'oppose à l'abduction du fragment supérieur. Ce n'est point l'appareil qui maintient celui-ci en place car cet appareil est la banale gouttière si incriminée pour l'insuffisance de sa contention et que le chirurgien n'a pu encore remplacer. Les figures 3, 5, 6, de la Planche XX montrent la persistance de cette contention assurée primitivement. Les

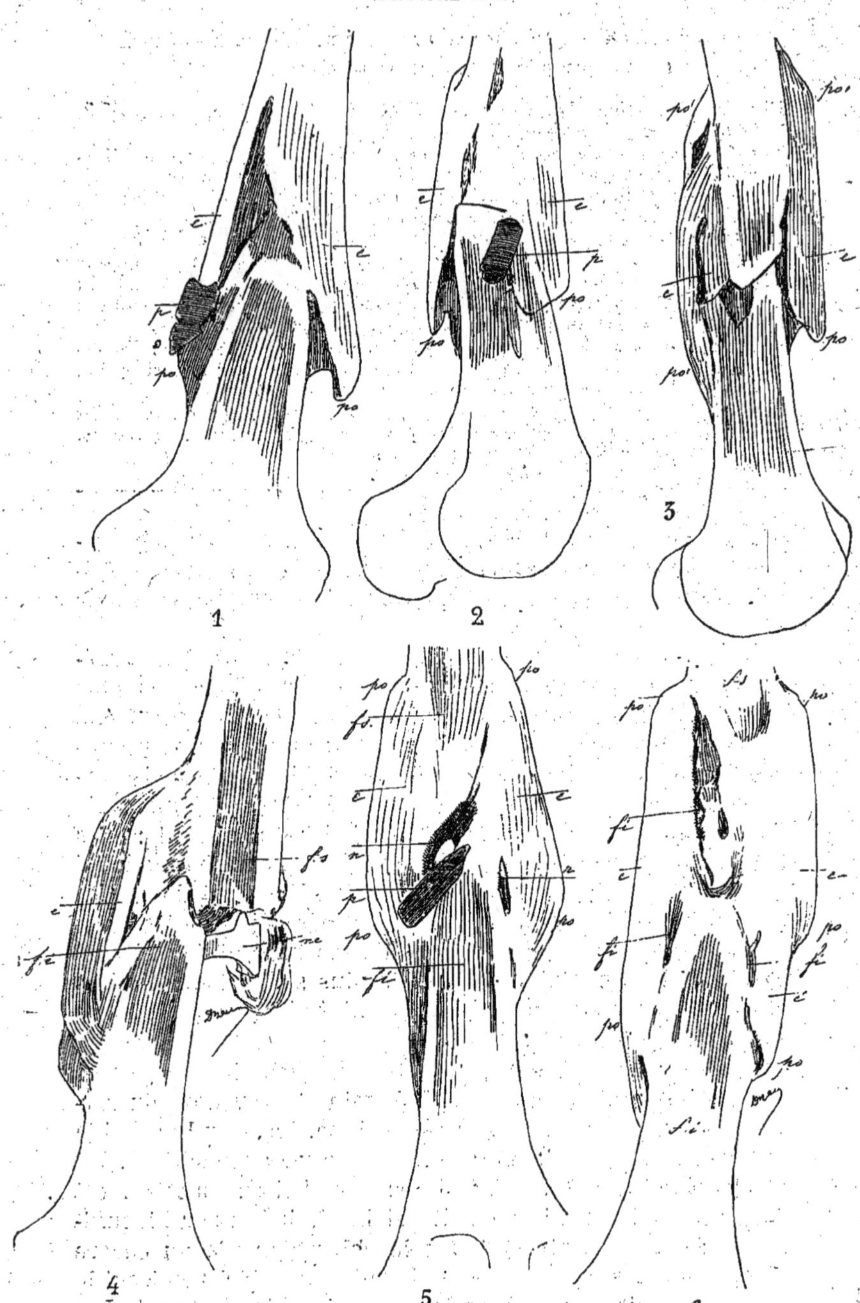

1   2   3

4   5   6

Planche XX. — Fractures du corps du fémur
Fractures a grandes esquilles en X par contact.

Fig. 1 et 2: *Fracture par contact à deux grandes esquilles* incomplètes en haut: le fragment inférieur les écarte latéralement. *p*, projectile; *e, e*, les esquilles; *p o, p o*, leurs pointes. Pas de déplacement fragmentaire.

Fig. 3: *Fracture par contact à deux grandes esquilles* complètes. *e, e*, les deux esquilles, *po* une pointe saillante, *p o', p o', p o'*, pointes émoussées. Pas de déplacement fragmentaire.

Fig. 4: *Fracture par contact à une grande esquille avec subdivision transversale du reste de l'os* (5° type). *e*, esquille principale; *f s, f i*, fragments supérieur et inférieur; *ne*, virole nécrotique fournie par l'un des fragments ou virole métallique.

Fig. 5: *Fracture par contact à deux grandes esquilles complètes.* Résultat définitif. Pas de déplacement. *e, e*, les esquilles se distinguant aisément des fragments supérieur *f s* et inférieur, *fi; po, po, po*, les quatre pointes émoussées; *n n*, petits foyers de nécrose nettoyés; *p*, projectile *non enlevé*, restant au point frappé.

Fig. 6: *Fracture par contact à deux grandes esquilles complètes.* Résultat définitif. Pas de déplacement. *e, e*, les esquilles; l'une d'elles est subdivisée *e,; po, po, po, po, po*, leurs pointes émoussées; *f i*, lignes de fissures comblées; *f s, fi*, les fragments supérieur et inférieur.

---

cals sont là des plus remarquables, la rectitude de l'os est parfaite.

Les fig. 1 et 2 de la Pl. XX représentent une fracture à deux grandes esquilles incomplètes en haut, écartées en bas.

Sur la fig. 4 même planche (fracture à grande esquille avec subdivision transversale du reste de l'os) la contention fragmentaire n'a pu être assurée ; la deuxième attelle manquait.

Encore faut-il, pour que ces esquilles remplissent leur rôle contentif remarquable, qu'elles n'aient pu être trop libérées pendant la chute, les explorations, les transports. Des rotations surtout en compromettent facilement les connexions. C'est peut-être pour ces raisons que, sur la fracture de la figure 3 (Planche XIX) l'obstacle qu'elles ont opposé au déplacement du fragment supérieur n'a pu être plus complet.

C'est sur la partie moyenne du corps de l'os que j'ai observé surtout ces grandes fractures par contact. La figure 1 de la Planche XXII montre que les fractures du tiers inférieur peuvent les présenter et sur maintes fractures du tiers supérieur on les reconnaît (Planche XXIII, fig. 5).

On remarquera sur mes figures les saillies que présentent les pointes de ces esquilles. C'est là un de leurs signes que depuis longtemps j'ai donné, mais j'ai eu soin de remarquer qu'il n'était point pathognomonique des fractures par contact puisqu'on le retrouvait dans les fractures par perforation à grandes esquilles.

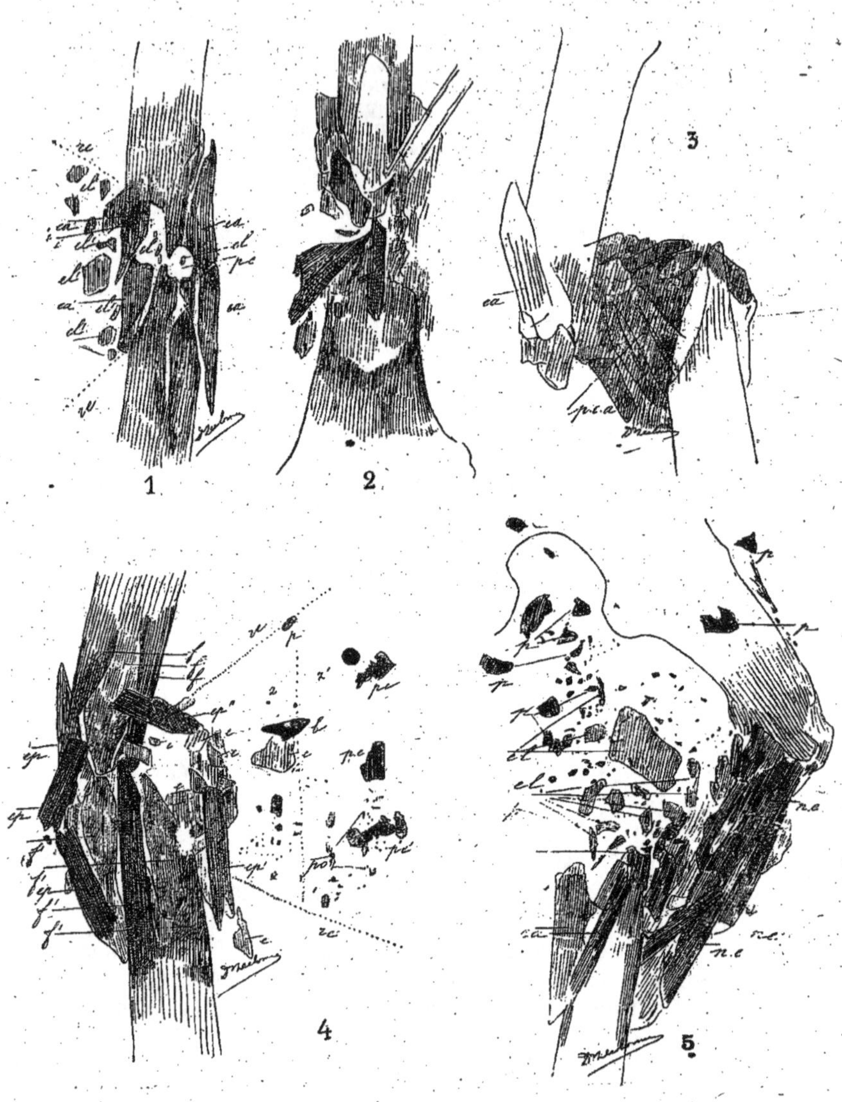

PLANCHE XXI. — FRACTURES COMMINUTIVES DU CORPS DU FÉMUR

Fig. 1 : *Fracture par perforation comminutive* (coup de feu explosif). On remarquera que la fracture est restée sans déplacement. *p* perforation à l'entrée ; *ea, ea,* une esquille latérale subdivisée, adhérente ; *ea', ea'*. l'autre esquille latérale adhérente, une portion en *i* a été projetée ; *el,* esquilles libres, dans le foyer ; *el',* esquilles libres projetées dans le canal de sortie ; *re, re,* rayons d'éclatement formant un cône à sommet répondant à l'orifice osseux.

Fig. 2 : *Fracture par perforation, comminutive* (coup de feu explosif). Esquilles adhérentes éversées, esquilles libres moins teintées. Déplacement fragmentaire bien réduit.

Fig. 3 : *Fracture comminutive. Nappe rectangulaire* d'esquilles adhérentes *pea* qui a suivi dans son déplacement le fragment inférieur, *ea* esquille adhérente à un fragment.

Fig. 4 : *Remarquable exemple de fracture par perforation axile. fff,* fragment supérieur ; *fff',* fragment inférieur ; *ep, ep, ep,* esquilles adhérentes de la paroi gauche ; *ep' ep'',* esquilles adhérentes de la paroi droite, l'esquille *ep'*. est retournée pointe en bas ; *re, re,* rayons limites du cône d'éclatement ; *e e e e,* esquilles libres courtes ; *po,* poussière osseuse ; *b,* fragment du lingot pointu de la balle, *p,* son enveloppe, *pe,* fragment d'enveloppe, *pe',* fragment d'enveloppe tortillé ; autres débris et poussière de balle, *po.*

Fig. 5 : *Fracture du fémur très comminutive* (Radiog. du Pr Tixier, de Lyon). La nappe esquilleuse externe *ne ne, ne'* a conservé sa cohésion ; l'autre, interne, a été divulsée. *o,* vestige de l'orifice d'entrée, *el, el.* esquilles libres dispersées, *ppppp;* fragments de projectile.

Combien de fois, sur les fracturés du fémur, examinés au cours de mes visites dans les formations sanitaires, n'ai-je reconnu ces fractures à grandes esquilles au signe de leurs saillies. Celles de l'esquille externe sont très aisément reconnaissables, celles de l'esquille interne sont moins accessibles, et parce qu'elles sont recouvertes par une épaisse musculature et parce que la saillie supérieure surtout est masquée parfois par le fait d'une abduction légère du fragment supérieur. En palpant avec attention le membre, les doigts suivent les bords de ces esquilles quand elles saillent en avant des fragments et ces doigts s'enfoncent au-dessous des bords. Ces constatations, je n'ai pas été seul à les faire : j'ai appelé bien des fois les médecins et chirurgiens présents à les renouveler et à les contrôler et les radiographies, quand elles étaient prises, venaient corroborer les résultats de l'examen clinique.

L'énormité des cals et leur aspect cylindroïde les a fait confondre très communément avec les augmentations diamétrales étendues de l'ostéomyélite diffuse. Je ne veux ici que signaler le fait. J'ai longuement étudié les conséquences de cette erreur dans un mémoire adressé à l'Académie des Sciences. Il y a donc plus qu'un intérêt théorique à main-

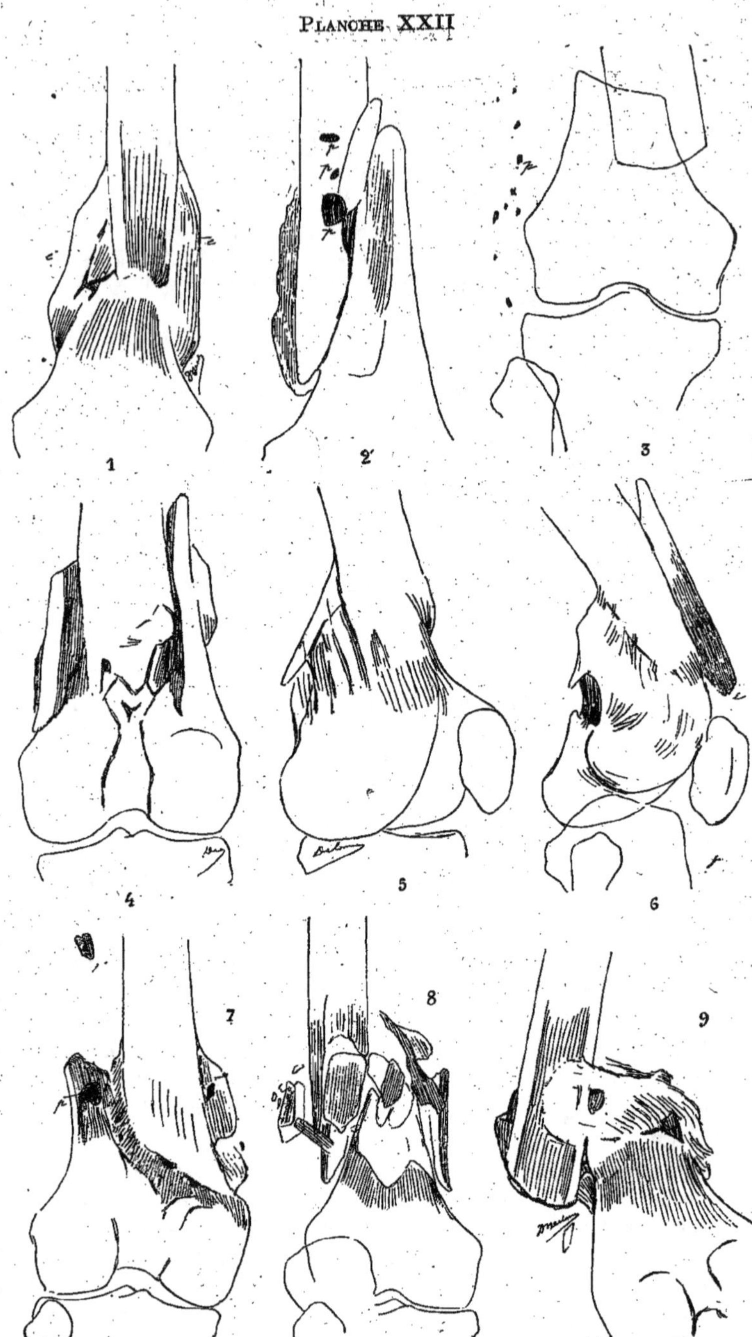

PLANCHE XXII
1
2
3
4
5
6
7
8
9

Planche XXII. — Fractures du fémur au tiers inférieur

Fig. 1: *Fracture à deux grandes esquilles latérales.* Pas de déplacement.

Fig. 2: *Fracture spiroïde.* Pas de déplacement axile, léger déplacement latéral et par rotation.

Fig. 3: *Fracture transverso-oblique.* Chevauchement du fragment inférieur en arrière. *p*, éclats de projectiles.

Fig. 4, 5: *Fracture comminutive à deux grandes esquilles latérales.* Déplacement du fragment inférieur en arrière; séparation bicondylienne.

Fig. 6: *Gouttière sus-condylienne postérieure.* Déplacement du fragment inférieur en arrière. Une grande esquille *e* déplacée en avant.

Fig. 7: *Fracture oblique sus- et intercondylienne incomplète.* Bascule du condyle interne; report du fragment condylien externe en dehors; *p*, projectile.

Fig. 8: *Fracture comminutive.* Pas de déplacement axile. Déplacement du fragment inférieur en dedans.

Fig. 9: *Déplacement en dehors du fragment inférieur avec forte inclinaison du segment du membre en dehors.*

---

tenir la catégorisation de ces fractures, quoi qu'il en coûte à la mémoire peu accessible de certains et à leur parti-pris.

Exercer sur ces esquilles une compression de dehors en dedans, en la combinant au besoin avec une extension momentanée, si c'est un déplacement en longueur des fragments qui en a provoqué l'écartement, est donc la pratique toute indiquée.

Les *gouttières*, d'après les radiographies, sont rares. La radiographie, en montrant leur *perte de substance* oblongue sur la face frappée, *sans analogue sur la face opposée* où elle ne marque que par une teinte atténuée, vision floue de la perte de substance acquise à travers cette face transparente, puis la disposition fissurique, les ferait reconnaître.

Après les *fractures par contact* doivent venir, dans une description, les *fractures par perforation* dont elles dérivent ; mais, par ordre de fréquence, ce sont les dernières qui de beaucoup occupent la première place. Une *fracture comminutive totale*, une fracture *à foyer nettoyé*, *une fracture à une grande esquille avec subdivision extrême de la seconde* est, en fait, une fracture par perforation au même titre que la perforation typique sans déplacement et sans déperdition esquilleuse offrant sur pièce ou sur radiographie ses caractères classiques au complet.

L'épreuve de cette guerre n'a rien ajouté à ce qui a été dit, — et qui est classique — des dispositions anatomiques de ces fractures, pas plus au sujet des aspects de la perforation nette à l'entrée, béante à la sortie, qu'au sujet de la délimitation esquilleuse, de la forme des esquilles libres, de leur sédentarité près de leur orifice de sortie, rare à la suite des combats actuels, que de leur propulsion dans le canal de sortie, voire de leur *projection* en gerbe dans le cône de dilacération que représente ce canal dans les coups de feu dits explosifs, à courte distance, fréquents aujourd'hui.

Ce sont surtout les shrapnels et les éclats d'obus qui assurent les caractères de ces perforations les plus simples, les plus visibles pour un œil peu exercé, pour un chirurgien qui n'a pas eu à les reconstituer avec les fragments d'une pièce cadavérique. Il est assez fréquent de les retrouver.

La figure 1 de la Planche XXI montre avec évidence les caractères d'une de ces fractures par perforation du corps fémoral produite par une balle. Les dimensions relativement restreintes des grandes esquilles adhérentes *ea, ea, ea', ea'* et la *projection* des esquilles libres *el* dans une aire conique large, à base correspondant à l'orifice de sortie osseux, indiquent que cette fracture a été produite par une balle animée d'une grande vitesse, c'est-à-dire tirée à assez courte portée. Et cependant le fait est bien remarquable et corrobore ce que j'ai dit au début de ce mémoire : les *fragments adhérents comme les grandes esquilles sont restés en place*. Il n'y a pas à invoquer ici la contention chirurgicale : elle n'eut pu amener résultat si parfait. Ce cas assure aussi la démonstration péremptoire de l'utilité de la donnée primordiale que j'ai fait ressortir il y a bien longtemps, à savoir que, dans ces fractures, *c'est dans le canal cutanéo-musculo-osseux de sortie qu'il faut aller à la recherche des esquilles libres*. On les voit, en effet, là, réunies dans l'aire régulière de projection *re, re*. Seules paraissent être restées dans le foyer osseux quelques minuscules parcelles *el* appartenant à l'orifice d'entrée *pe*, l'expérimentation m'ayant montré que la portion de paroi touchée à l'entrée est divisée en ces minutieuses parcelles.

Sur la figure 4 de la même Planche qui, à l'inverse de la figure 1, montre une fracture par perforation avec esquilles adhérentes, non plus en place *ep, ep', ep''*, mais excentriquement déplacées, voire retournées *ep''*, on retrouve le même cône de projection limité par les rayons d'explosion *re, re'* Dans le vaste cône de projection qui suppose un orifice de sortie énorme, dans ce cône dont la base a plus de 15 centimètres, on trouve, disséminées dans une première zone *z*, plus proche de la sortie osseuse, les esquilles libres parce qu'elles n'avaient qu'une vitesse empruntée et, dans une deuxième zone *z'*, les fragments de la balle, de son enveloppe, *pe, pé, po*, et la balle aux confins des deux zones. Rien ne dit que cette remarquable régularité des zônes se retrouverait souvent.

Quand le projectile perfore l'os, non plus suivant son axe mais en se rapprochant de sa surface, les deux grandes esquilles ou leurs groupes de subdivision sont inégaux. Celle de ces esquilles qui est la moins épaisse, qui a offert le moins de résistance, est plus subdivisée, souvent déjetée ; ses éléments de subdivision sont aussi moins adhérents ; aussi constituent-ils d'ordinaire des esquilles libres qu'enlève le chirurgien et l'on ne reconnaît cette fracture sur les radiographies que par une *échancrure* de la grande esquille conservée, échancrure qui représente la moitié de l'orifice d'entrée de la perforation, et par les extrémités de l'esquille subdivisée, extrémités souvent adhérentes encore et, à leur défaut, par les biseaux fragmentaires.

C'est dans ces cas de fractures bi-esquilleuses, nettoyées d'une esquille latérale par le traumatisme ou le chirurgien, que l'esquille persistante, restée en place ou déplacée du fait d'un chevauchement des fragments, donne au doigt la sensation d'une paroi très fragmentée mais verticale, ou oblique ou transversale. Sur la figure 3 de la Planche XXI on voit, groupées dans une aire rectangulaire *pea*, les esquilles subdivisées d'une de ces parois. Elles forment un *parement vertical* et, dans l'espèce, contribueront à la formation d'un cal en baïonnette.

Sur les radiographies comme sur les blessés, comme sur les pièces cadavériques, les longues esquilles adhérentes ont de 5 à 6 centimètres, quand elles sont subdivisées par leur milieu ; leur ensemble sur une paroi donne 8, 10, 12 centimètres de longueur. Cette longueur est dépassée et peut atteindre 18 et 20 centimètres pour les grandes esquilles des fractures par contact. C'est que le projectile qui a produit une perforation a une vitesse plus grande que celui qui a fait une fracture par contact et il est admis que la fracture est d'autant plus grande que la vitesse du projectile qui l'a déterminée est plus faible (Delorme).

Les *déplacements*, dans les fractures par coup de feu, varient comme dans les fractures communes ; ils sont réglés par plusieurs causes et influencés par les traitements. Certains se présentent avec une certaine constance.

C'est ainsi que, dans les fractures du *tiers moyen* et, plus encore, dans celles du *tiers inférieur*, le *fragment inférieur tend à basculer en arrière* par son extrémité supérieure. Les figures 3, 5, 6, 9 de la Planche XXII montrent ce déplacement.

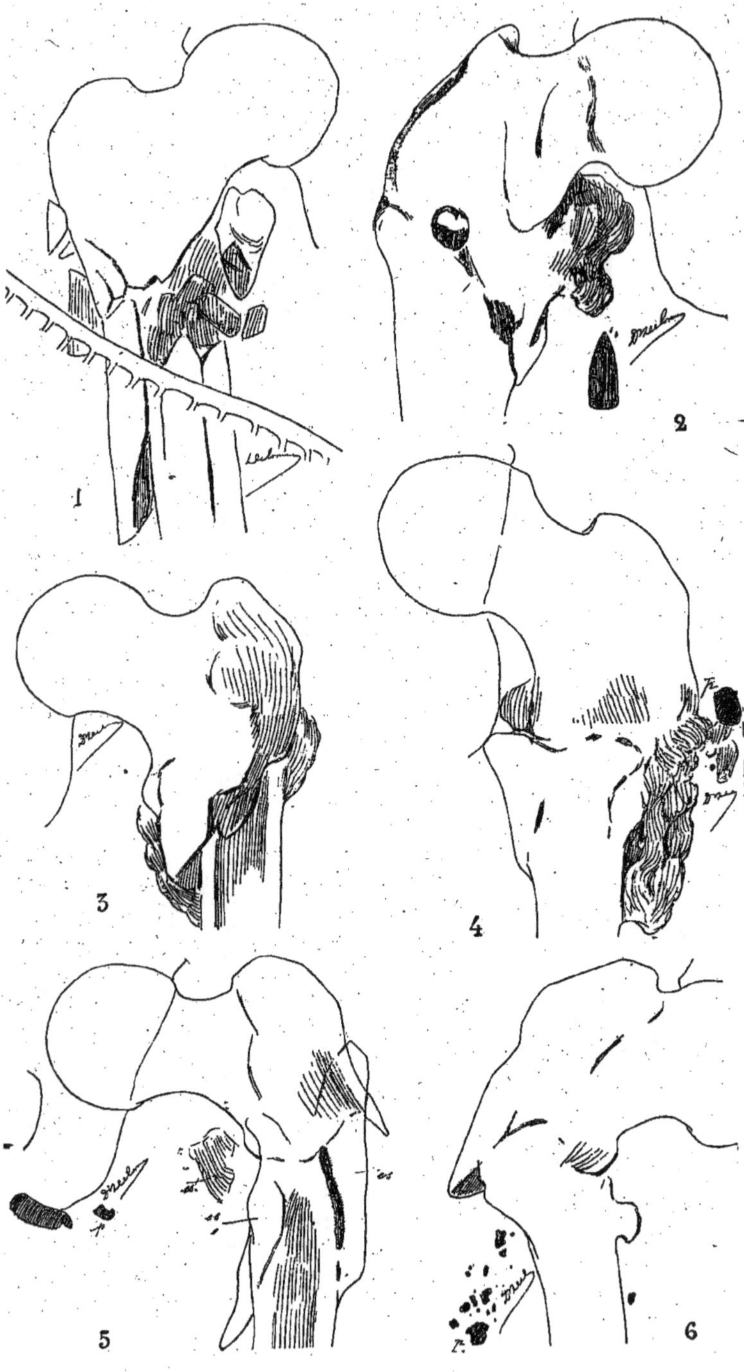

Fig. 1: *Fracture comminutive.* Pas de déplacement, malgré la comminution de l'os. Une gouttière en treillis a suffi pour assurer la contention.
Fig. 2: Pas de déplacement notable, légère déviation axile.
Fig. 3: *Fracture sous-trochantérienne.* Pas de déplacement notable, pas de déviation axile.
Fig. 4: *Fracture sous-trochantérienne.* Pas de déplacement, pas de déviation axile.
Fig. 5: *Fracture sous-trochantérienne.* Deux esquilles adhérentes au fragment inférieur. Légère abduction du fragment supérieur. Bonne contention. Pointe du fragment supérieur. *p*, projectiles.
Fig. 6: *Fracture sous-trochantérienne.* Bonne contention. Légère abduction et saillie du fragment supérieur. *p*, projectiles.

Parfois, avec ou sans cette déviation postérieure, on observe un déplacement du fragment inférieur en dehors, plus rarement en dedans (Planche XXII, fig. 7 et 8).

Dans les *fractures complètes du tiers moyen* et aussi dans celles du *tiers supérieur,* surtout si les longues esquilles ne s'opposent pas au déplacement, *le fragment supérieur tend à se porter en dehors.* Les classiques en donnent les raisons. Le fragment inférieur tend à se porter en dedans et en haut et, sur les radiographies, on le trouve plus souvent dévié, lui aussi, en dehors, à la rencontre du fragment supérieur. Quoi qu'il en soit, la déformation est toujours la *déformation en crosse,* et, si elle persiste, c'est le *cal en crosse.*

J'ai donné de remarquables spécimens de fractures du fémur dans lesquelles les grandes esquilles bien disposées et servant d'attelles avaient prévenu tout déplacement ou l'avaient très limité. J'aurais pu les multiplier. C'est la connaissance de ce fait qui m'a fait insister pour le fémur, comme pour les autres os diaphysaires, sur le conseil d'exercer, en cours de traitement, *des pressions de dehors en dedans sur les esquilles,* à la fois pour corriger les déplacements, immobiliser les fragments en bonne position et réduire les dimension des cals. Ce conseil, reproduit dans mon « *Précis de Chirurgie de guerre* », n'a été que peu suivi jusqu'ici. Mais il est des cas assez nombreux dans lesquels le déplacement est nul ou peu accusé, où l'on ne saurait invoquer, pour expliquer la bonne direction des fragments, ni l'action des grandes esquilles, ni une contention très régulière.

La figure 1 de la Planche XXIII en est un exemple frappant. L'esquille externe ne pouvait avoir d'action sur le fragment supérieur et le membre étant placé dans une gouttière en fil

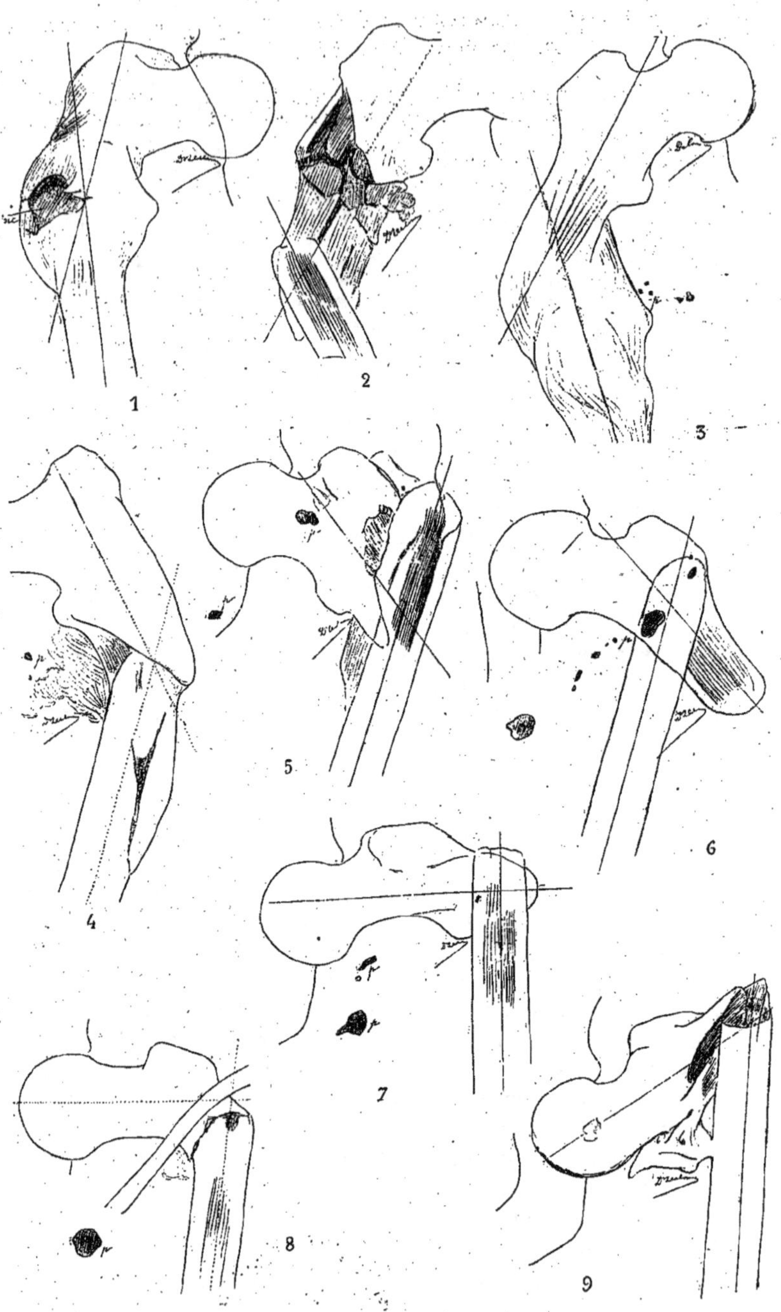

PLANCHE XXIV. — FRACTURES DU CORPS DU FÉMUR (SOUS-TROCHANTÉRIENNES). GROS DÉPLACEMENTS.

Fig. 1: *Déformation en crosse du fémur* à laquelle contribue surtout la déviation du fragment supérieur porté en abduction; *ne,* cavité de nécrose.

Fig. 2: *Déformation en crosse d'une fracture comminutive.* La déviation est due au déplacement simultané du fragment supérieur en abduction et du fragment inférieur porté en adduction.

Fig. 3: *Déformation en crosse* due à la déviation simultanée et inverse des deux fragments; *p,* projectiles.

Fig. 4: *Déformation en crosse.* Déviation simultanée des deux fragments; *p,* projectile.

Fig. 5: *Déformation en crosse.* Déviation simultanée des deux fragments; *p,* projectiles.

Fig. 6: *Déformation en crosse.* Déviation simultanée des deux fragments. Élévation considérable du fragment supérieur; saillie énorme de son extrémité externe; *p,* projectiles.

Fig. 7: *Déformation en crosse,* A ANGLE DROIT, due à la déviation horizontale du fragment supérieur; fragment inférieur vertical.

Fig. 8: *Déformation en crosse horizontal,* due surtout à la déviation du fragment supérieur; fragment inférieur devenu vertical; *p,* projectiles.

Fig. 9: *Déformation en crosse.* Bascule du fragment supérieur dont l'extrémité inférieure est refoulée fortement en haut par le fragment inférieur.

---

de fer, une extension concomitante n'eût pas agi sur les muscles pelvi-trochantériens et prévenu le déplacement du fragment supérieur en dehors. L'explication est à chercher, mais le fait est là. Quoi qu'il en soit, on ne saurait compter sur lui pour diminuer de vigilance, car rien ne dit que, du jour au lendemain, les choses ne puissent changer. N'ai-je pas vu, dans plusieurs formations, des blessés chez lesquels on avait méconnu des fractures par contact et qui, plusieurs semaines après le traumatisme, sous l'influence d'un heurt, d'un mouvement, avaient vu leur fracture se compléter. A *fortiori,* le déplacement se serait-il accusé, sous les mêmes causes, sur une fracture primitivement complète insuffisamment contenue.

Ces faits m'incitent à ouvrir ici une parenthèse. Dans les déplacements des fractures, on n'a pas tenu compte jusqu'ici de la stupeur locale et de la perte momentanée ou plus ou moins persistante de muscles dilacérés par le projectile ou les esquilles qu'il a projetées. Ces muscles sont-ils ceux qui provoquent des déplacements ? Ceux-ci peuvent, dès lors, manquer ou être amoindris. Mais, en outre de la dilacération musculaire massive, il faut encore faire la part de la perte de l'action musculaire, avec un traumatisme moindre du muscle même, la part de la section intramusculaire des nerfs moteurs sur laquelle M. Mailly vient d'appeler l'attention. Projectile, fragments de projectile, esquilles projetées sur de vastes aires sont bien faits pour trouver, sur divers points de leur trajet, ces filets nerveux intramusculaires d'un muscle ou d'un groupe de muscles. Je ferme la parenthèse et je passe à des données plus concrètes, plus vécues, en revenant aux *déformations en crosse*, la TARE des *fractures de cuisse*.

Je les ai rencontrées partout, ces déformations; et fréquentes surtout dans les fractures du tiers moyen et du tiers supérieur. Je les ai vues dans des services de chirurgiens de carrière comme dans ceux de praticiens de moindre expérience. Certains des premiers, partisans de l'extension continue, m'ont déclaré que semblables déformations sont fatales. S'il en était ainsi, ce serait la condamnation de ce mode de traitement. Mais cette assertion est personnelle. J'ai vu, en particulier, à l'Hôpital de la marine de Brest, dans le service d'un jeune chirurgien, une série très remarquable de fractures de cuisse par coup de feu, traitées par l'extension continue simple ou combinée, et les guérisons s'obtenaient sans déformation notable. Les figures 1, 2, 3, 4, 5 et 6 de la Planche XXIII, que j'ai tenu à reproduire d'après des clichés radiographiques et que j'eusse pu multiplier, montrent une belle série de fractures de cuisse traitées par diverses méthodes et consolidées régulièrement. La conclusion à en tirer, c'est qu'il dépend le plus souvent du chirurgien de prévenir ces résultats imparfaits, trop fréquemment préjudiciables aux blessés.

La collection de cas typiques que j'ai réunis dans la Planche XXIV et dont quelques-uns figureraient en bonne place dans un « Musée des horreurs », collection que j'eusse pu développer, catégorise ces *déplacements des cals en crosse et doit en faire tirer des déductions*.

Elle permet de constater que le déplacement peut être lié :

1° A la déviation simultanée du fragment supérieur et du fragment inférieur ;

2° A la déviation du fragment supérieur seul ;

La radiographie précise la part que chaque fragment prend à la déformation et il y a lieu de s'étonner que ses renseignements si précis ne soient pas plus souvent mis à profit. Serait-on trop influencé par le pessimisme auquel je faisais tout à l'heure allusion et que la vue des cas représentés par la Planche XXIII devrait faire disparaître ?

1° Sur les figures 1 à 9 de la Planche XXIV on trouve réunis les spécimens principaux de ces déplacements. Sur la fig. 1, à la déformation participent le fragment supérieur et l'inférieur : le premier est en légère abduction, le second en légère adduction, la crosse est à peine accusée. Mais sur les figures 3, 4, l'axe des deux fragments, déviés dans les mêmes sens, donne lieu à des cals déjà plus difformes.

Les fig. 2, 5 et 6 représentent encore des fractures dans lesquelles la déformation angulaire externe ou en crosse est la résultante de la déviation en sens inverse des deux fragments, mais ici l'inclinaison de ces fragments s'accuse davantage et l'on regrette que la si forte adduction du fragment inférieur, accusée par la radiographie et, sans elle, par l'aspect seul du membre, n'ait point sollicité une abduction correctrice qui l'eût mis en rapport avec le fragment supérieur, car si l'on a moins d'action sur ce dernier, on est armé contre la déviation du premier.

2° La figure 8 justifie bien ma deuxième division. Le fragment inférieur a été maintenu, ou presque, en rectitude parfaite et le fragment supérieur est dévié, mais, par contre, il l'est à un haut degré. La crosse, haute, devait être épouvantable et, comme le fragment inférieur était presque en rectitude, il était manifeste, en l'absence de toute radiographie, que la déformation était due à la déviation du fragment supérieur. A *fortiori*, fait-on la même remarque en voyant la radiographie qu'a reproduite la figure 7. Là, le fragment inférieur est absolument vertical et le supérieur seul dévié, en horizontalité maxima.

Le blessé qui a fourni la radiographie 9 n'avait plus son extrémité fémorale supérieure en horizontale : elle était oblique en haut. La déviation est horrible et l'on a peine à comprendre qu'on n'ait pas tout fait pour corriger une aussi épouvantage difformité.

Une déformation à laquelle contribuerait le fragment inférieur seul est possible : je ne l'ai pas constatée.

J'ai vu, dans les formations sanitaires, employer, pour la contention de ces fractures, toutes les variétés d'appareils, bien que les préférences se soient portées sur les appareils à extension continue, les plus utilisés dans la pratique commune, et sur les appareils plâtrés complets ou à anses. Les radiographies que j'ai examinées portaient souvent la marque des appareils employés en même temps qu'elles donnaient le résultat obtenu. Certains ont eu recours à des attelles, d'autres aux gouttières métalliques. Avec tous ces appareils, j'ai vu des réductions bonnes et des réductions insuffisantes, voire déplorables. Les appareils plâtrés complets, même bien construits, ne maintiennent pas toujours une bonne réduction, s'ils facilitent les pansements. L'extension continue est souvent inefficace, elle est pénible à supporter, parce qu'elle n'assure pas assez l'immobilisation et qu'avec elle les pansements sont pénibles. La gouttière métallique, amovo-inamovible et extensive à volonté, est bonne, à condition d'être suffisamment prolongée ; elle est bien contentive si on la matelasse bien et si l'on serre bien sur les lacs. Il est évident que, si elle est trop courte, elle sera insuffisamment contentive. Tant vaut la main qui l'emploie, tant vaut l'outil. Dans les formations sanitaires de l'avant, devenues fixes, on a multiplié les modèles d'appareils extensifs à crémaillères. J'ai vu dans maintes formations leurs résultats : ils étaient loin d'être toujours bons et leur tolérance ne peut être toujours obtenue.

L'abduction, combinée à l'extension réclamée par les classiques pour le traitement des fractures qui s'accompagnent d'un gros déplacement irréductible en abduction du fragment supérieur, n'était guère employée dans les formations que j'ai visitées.

J'ai rarement pu suivre sur des séries de radiographies prises sur le même blessé, à différents stades de son traitement, le processus de réparation, mais celles que j'ai examinées, tout incomplètes qu'elles soient, m'ont montré la générosité de la réparation, même et peut être surtout dans les fractures très commimutives. Une série de radiographies de fracture fémorale prises par les soins de M. le professeur Pinard, dans son service de l'Hôpital Bégin, était à cet égard particulièrement intéressante.

Cette réparation généreuse n'autorise pas, à mes yeux, la pratique des résections diaphysaires systématiques qu'on a reprises. Je les ai vu pratiquer avec abus ; j'ai vu les désossements bien regrettables auxquels elles ont conduit par méconnaissance de l'étendue des dégâts. Discutées depuis. A. Paré, rejetées par les chirurgiens d'armée après les insuccès américains et allemands, elles se justifient d'autant moins aujourd'hui que les ressources antiseptiques ou aseptiques du traitement se perfectionnent davantage. Elles n'ont point été nécessaires pour assurer la guérison des blessés de nos premières luttes. Elles ne mettent pas à l'abri d'interventions ultérieures et celles qu'imposent souvent les tentatives conservatrices pures ne seraient pas si multipliées si l'on savait mieux quand et surtout où l'on doit les porter.

J'ai vu aussi des résultats divers de sutures directes.

La raideur ou l'ankylose du genou est, avec la déformation en crosse, une conséquence trop habituelle du traitement des fractures de cuisse par coup de feu. Je ne reviendrai pas ici sur ce que j'ai dit au sujet de ces raideurs à propos des fractures de la jambe.

Lésions des os de la hanche.

Il est loin le temps où Legouest réunissait à grande peine quelques exemples de lésions des os de la hanche par les projectiles et où la gravité des cas rassemblés, les plus excessifs parce que le diagnostic des autres était impossible, était considéré comme extrême. Pour ma part, j'en ai vu un nombre élevé et cela non seulement dans les services de chirurgiens de carrière, mais dans ceux de formations réservées à de petits blessés ; la bénignité de la marche de la blessure osseuse avait fait confondre avec une lésion des parties molles. La radiographie, en facilitant le diagnostic des cas légers ou de processus simples, a considérablement étendu le chapitre de ces lésions. Au début de cette guerre, M. Arcelin, à l'Hôpital Desgenettes, à Lyon, en avait déjà recueilli une importante collection que j'ai dessinée ; à l'Hôpital de la marine et dans les autres formations de Brest, entre autres, puis dans les formations des IV⁰, XI⁰, XII⁰, et XV⁰ Régions que j'ai parcourues, j'en ai vu en nombre supérieur aux blessures du poignet et du cou-de-pied.

Comme, dans les formations sanitaires, ne sont pas seulement réunis des blessés présentant des traumatismes par coup de feu, mais que ceux-ci sont confondus avec des traumatisés par chute, éboulements, etc., pour qui poursuit l'étude des premiers il y a lieu — et c'est ce que j'ai eu soin de faire — de ne considérer comme blessés par coup de feu que ceux qui en portent les signes et comme radiographies de blessés par coup de feu, à défaut des indications commémoratives qui manquent souvent, que celles sur les plaques desquelles on constate des corps étrangers métalliques, de la poussière osseuse, les lésions typiques et bien spéciales des coups de feu, les gouttières, les perforations, les fragmentations et projections esquilleuses.

Il y a lieu de distinguer les lésions qui portent sur la tête fémorale, le col anatomique, le col chirurgical, le grand,

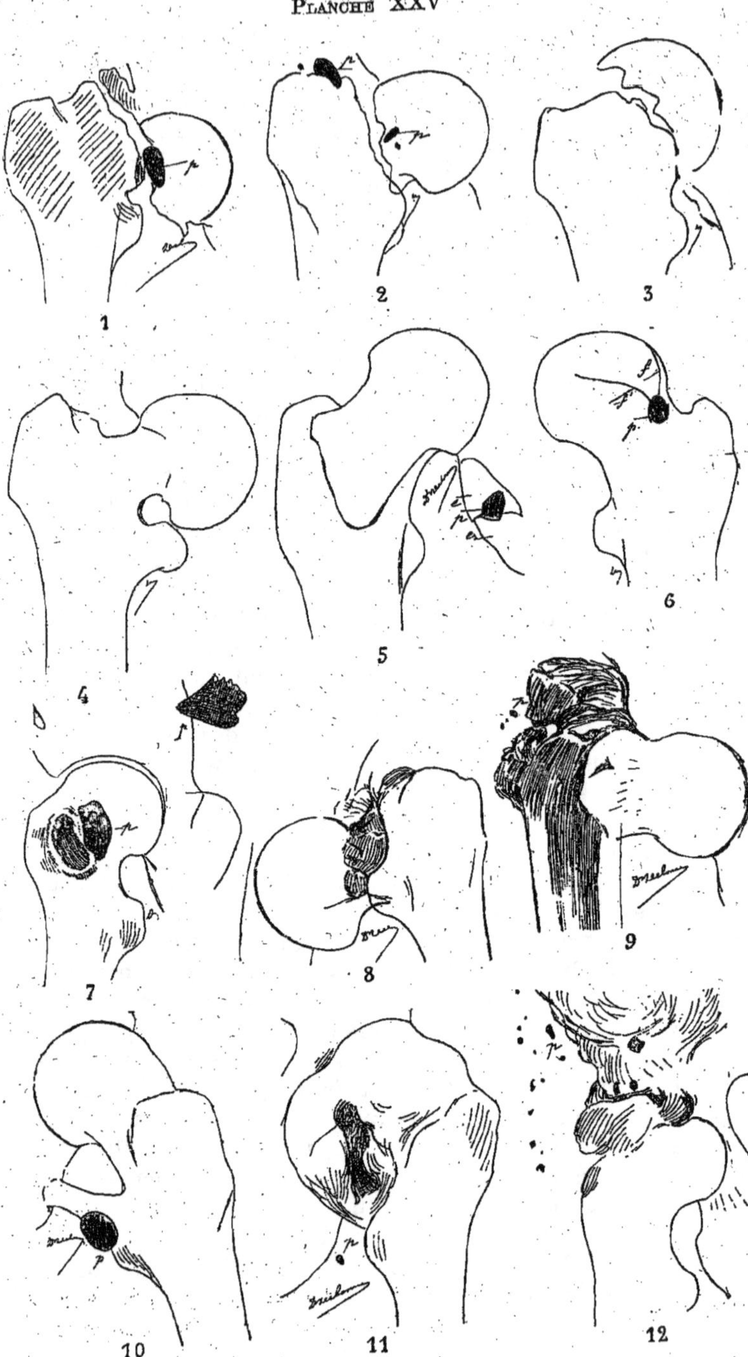

Planche XXV. — Fractures de la tête et du col du fémur

Fig. 1: *Décapitation du fémur au niveau du col anatomique. Ascension légère du fémur. p, projectile.*

Fig. 2: *Décapitation du fémur au niveau du col anatomique. p, projectiles.*

Fig. 3: *Décapitation au même niveau.*

Fig. 4: *Echancrure du col fémoral.*

Fig. 5: *Fracture du col du fémur* sur la ligne bitrochantérienne par une balle qui s'est logée dans l'ischion. Séparation de 2 esquilles, e, e; p, balle.

Fig. 6: *Perforation du col du fémur* par une balle; séjour du projectile, p; f, f, fissures.

Fig. 7: *Contusion du col fémoral* par un éclat d'obus. Ostéite séparative. Cupule dans laquelle était logé le projectile p.

Fig. 8: *Fracture comminutive du col du fémur* par un volumineux éclat d'obus arrêté dans la fosse iliaque externe. Séparation de la tête fémorale; p, projectile.

Fig. 9: *Fracture du col chirurgical et du grand trochanter; p, fragment de projectile.*

Fig. 10, 11, 12: *Ankyloses coxo-fémorales.* — fig. 10: pont osseux réunissant le petit trochanter à l'ischion; p, projectile; — fig. 11: fracture de l'extrémité supérieure du fémur, col volumineux, bulleux; p, fragment de projectile; — fig. 12: lésion du grand trochanter, du col fémoral et de l'os iliaque. Productions ostéophytiques globuleuses iléo-fémorales.

le petit trochanter et celles sous-jacentes à la ligne bitrochantérienne.

TÊTE FÉMORALE. — Les radiographies nous montrent les lésions classiques : des *échancrures* périphériques, des *sillons* plus profonds, des *perforations* avec éclats, des *séparations* précises au niveau du col anatomique ou prolongées par de petits coins interne ou externe taillés aux dépens du col chirurgical.

Habituellement le déplacement est nul ou limité.

La figure 13, Planche XXVI, représente un sillon de la tête fémorale sans fissure. La figure 12, même planche, une séparation de cette tête dans sa continuité ; les figures 1 et 2, Planche XXV des séparations de la tête fémorale au niveau du col anatomique avec ascension trochantérienne. Sur la figure 3 de la Planche XXV, il y a encore séparation capitale au niveau du col anatomique, mais, sans doute, du fait de l'extension exercée sur le membre, il y a descente du grand trochanter.

A la suite de graves suppurations, j'ai plusieurs fois, au cours de mes inspections, enlevé des têtes fémorales séparées.

COL CHIRURGICAL. — Sont loin d'être rares les *échancru-*

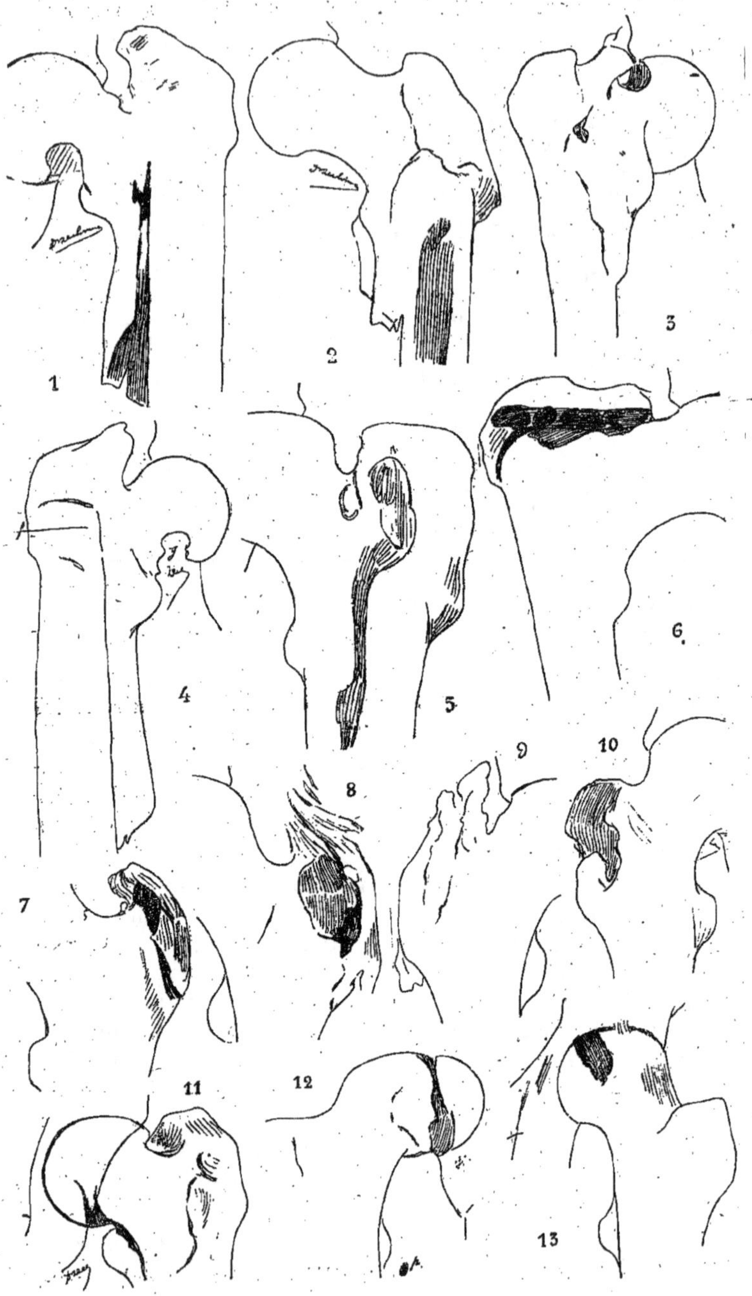

PLANCHE XXVI. — FRACTURES DE L'ÉPERON ET TROCHANTÉRIENNES

Fig. 1: *Gouttière du col chirurgical*. Séparation d'un long fragment comprenant le petit trochanter (fracture de l'éperon). Pas de déplacement, le long fragment externe s'oppose à l'abduction du fragment interne.
Fig. 2: Même lésion. Pas d'atteinte du col fémoral. Déplacement insignifiant.
Fig. 3: Même lésion. *Gouttière* supérieure du col chirurgical. Pas de déplacement.
Fig. 4: Exagération des lésions précédentes. Longue spiroïde. *Gouttière* inférieure du col chirurgical. Pas de déplacement.
(Ces exemples montrent l'importance du rôle contentif d'un fragment ou d'une esquille longue comme moyen préventif des déplacements).
Fig. 5: *Fracture spiroïde longue après perforation du col chirurgical et séparation du grand trochanter.*
Fig. 6: *Gouttière du grand trochanter* et de la partie supérieure du col chirurgical.
Fig. 7: *Perforation périphérique du grand trochanter*. Lésion limitée.
Fig. 8: *Perforation périphérique du grand trochanter*. Lésion limitée. A remarquer les ostéophytes se prolongeant dans la fosse iliaque externe.
Fig. 9: Même lésion. Mêmes produits ostéophytiques exubérants.
Fig. 10: *Ablation du grand trochanter*. Lésion limitée à cette apophyse.
Fig. 11: *Séparation du petit trochanter.*
Fig. 12: *Séparation verticale de la tête fémorale, p, projectile*. Pas de déplacement.
Fig. 13: *Gouttière de la tête fémorale.*

---

res, les *sillons* et *gouttières* des bords ou des faces du col chirurgical. Les figures 4, Planche XXV et 1, 3, 4, Planche XXVI en sont de beaux exemples. Ils m'ont montré un fait curieux : la *concomitance de ces gouttières avec la fracture de l'éperon*, c'est-à-dire la séparation d'un fragment comprenant la tête fémorale, le col chirurgical, le petit trochanter et même parfois une portion interne du fémur, sous-jacente à ce dernier (Delorme). J'avais, dans des expériences cadavériques, produit ces fractures de l'éperon ; je les ai figurées dans mon « *Traité de Chirurgie de guerre* » ; mais c'était à la suite de perforation interne du col chirurgical que je les avais observées. A les voir représentées trois fois sur les cinq radiographies que j'ai recueillies de divers côtés, je ne puis guère admettre qu'il s'agisse d'une série fortuite. Deux fois, le projectile avait sillonné la partie inférieure du col chirurgical, une fois sa partie supérieure. Les figures que je reproduis ici montrent que les fractures de l'éperon ne s'accompagnent pas de notables déplacements.

Sur la figure 5, Planche XXVI, la fracture, encore extrême dans sa propagation au-dessous du petit trochanter, avait son point de départ dans une perforation du col chirurgical près de son bord supérieur. Le grand trochanter avait été lui-même séparé.

Revenons à des dégâts plus circonscrits.

La figure 6, Planche XXV, fait voir une perforation très simple du col chirurgical par une balle. La perforation est irradiée par deux fissures. La radiographie reproduite par la fig. 7 montre la tolérance d'un fragment d'obus plus volumineux, plus irrégulier et plus superficiel. Je crois qu'il y a intérêt à se guider sur le degré d'intolérance pour apprécier l'opportunité de l'extraction de ces corps étrangers.

Habituellement, le col chirurgical est *perforé de part en part*, sans qu'il y ait solution de continuité parce que les fissures irradiantes sont alors insuffisamment profondes et surtout parce qu'elles ont plus de tendance à suivre les fibres axiles du col qu'à les sectionner en travers. D'autres fois, on constate une solution de continuité ; dans ce dernier cas, les fragments sont à peine séparés ou il y a ascension marquée du grand trochanter (fig. 8, Pl. XXV).

Cette tendance des traits fissuriques à suivre, dans les traumatismes du col par les projectiles, les fibres axiles, établit une différence entre ces lésions et celles de la pratique commune dans lesquelles il y a habituellement une séparation oblique ou transversale du col. Aussi les déplacements, fréquents dans les dernières, sont-ils bien plus rares dans les premières. J'ai vu un certain nombre de blessés atteints de lésions du col fémoral par projectiles ; j'ai vu un plus grand nombre de radiographies ; souvent, les signes classiques des fractures communes manquaient chez les uns comme sur les autres. Chez les blessés, leur absence avait fait parfois rejeter, par des praticiens non avertis, toute idée d'une lésion du col chirurgical. Les rapports de la plaie extérieure avec l'aire articulaire, puis la radiographie, la mettaient en évidence.

C'est surtout à la suite des traumas de la fesse que le diagnostic de ces lésions du col reste insoupçonné. Les repères qui situent en arrière l'aire du col ne sont point connus de la majorité des praticiens et la radiographie manque souvent. Au cours de mes opérations sur le sciatique, lequel a des rapports si étroits avec le col, comme l'on sait, j'ai constaté plusieurs fois des lésions de celui-ci ; parfois, il avait fourni des esquilles qui avaient pénétré le nerf. Une lésion du sciatique sur la ligne ischio-trochantérienne, ou au-dessus, doit donc éveiller dans l'esprit du chirurgien l'idée de la possibilité d'une lésion du col.

Sur des radiographies uniques, il n'est pas toujours possible de préciser la nature exacte de la lésion. Il en était ainsi sur la figure 5, Planche XXV.

Les éclats d'obus donnent parfois une fragmentation irrégulière, par écrasement. La figure 8, Planche XXV en représente un exemple.

GRAND TROCHANTER. — Le fait que le grand trochanter se développe par un point osseux distinct et que son architecture diffère de celle du col auquel il est soudé explique la limitation de ses lésions alors même qu'elles embrassent sa totalité (fig. 10, Pl. XXVI). Les figures 6, 7, 8, 9 de la même planche représentent ses lésions les plus communes, des *perforations* avec fragmentation de la coque extérieure. On voit le trauma bien circonscrit à cette apophyse sur les figures 7, 8 et 9 et aussi l'étonnante tendance qu'a son périoste et son tissu osseux à fournir de luxuriantes productions ostéophytiques qui s'étendent vers la fosse iliaque externe en suivant le trajet des fibres des fessiers. Comme exemple d'échancrure, j'ai cru devoir traduire celui de la figure 6, Planche XXVI : une portion du trochanter et du col avaient été, à la suite d'une échancrure, séparés en volet et rejetés en arrière. C'est le propre des pénétrations trochantériennes de dehors en dedans de produire parfois des séparations cunéennes uniques, antérieure, postérieure ou bicunéennes. D'autres fois, la pénétration est simple.

J'ai vu plusieurs exemples de séparation du petit trochanter resté sur place ou remonté.

Les fractures sous-trochantériennes très rapprochées de la ligne qui réunit les trochanters peuvent irradier des fissures dans l'article ; elles n'ont guère de tendance à le faire et, quand la pénétration est quelque peu distante de la ligne, les traits obliques limitant des esquilles s'en écartent latéralement. Ces fractures sous-trochantériennes par coup de feu sont, en effet, des fractures à esquilles latérales, distinctes par conséquent des fractures à trait unique obliques de haut en bas et de dedans en dehors ou de haut en bas et de dehors en dedans, enfin des fractures par torsion à grand trait oblique unique de haut en bas et de dedans en dehors, descendant bas sur le corps fémoral. Ces dernières sont des fractures qu'on observe dans la chirurgie journalière et qui, les unes et les autres, sont représentées par un

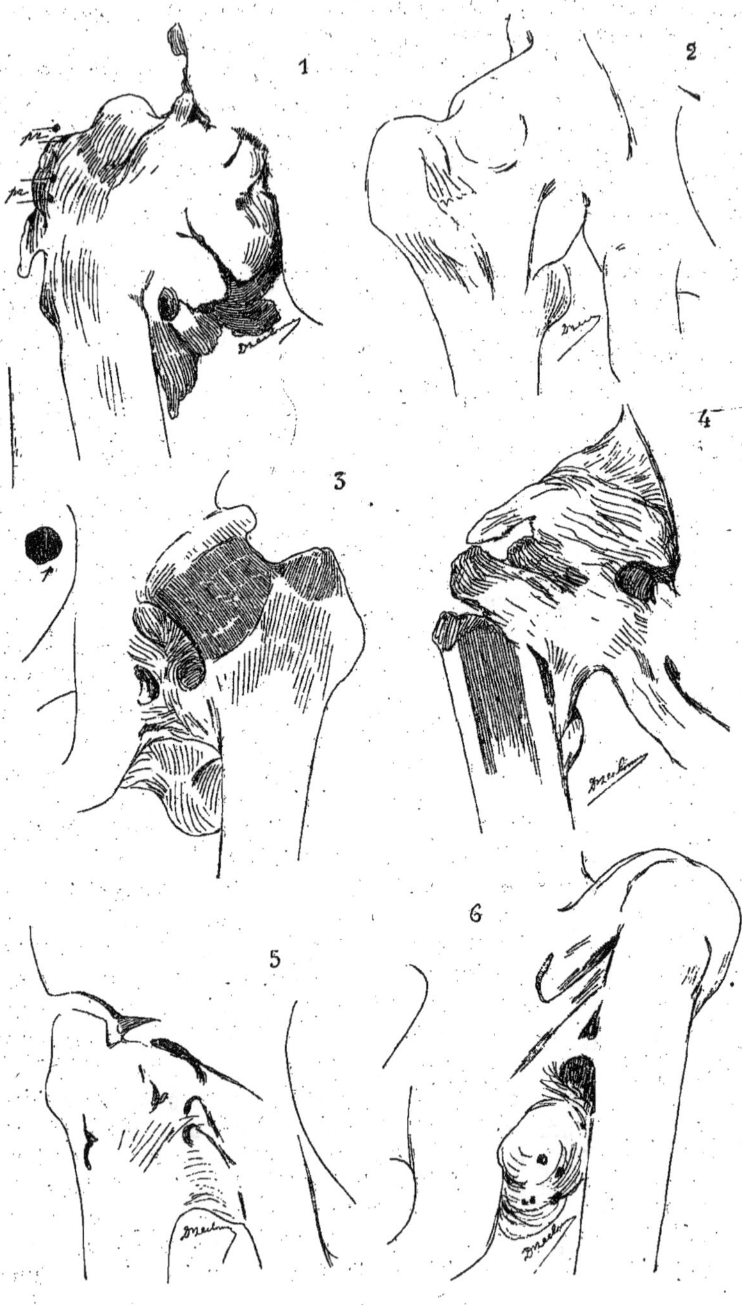

PLANCHE XXVII. — Lésions osseuses de la hanche

Fig. 1: *Cal ostéophytique*, luxuriant, énorme, à la suite d'un coup de feu de la hanche. *pr*, fragments de projectiles. Soudure du cal à la fosse iliaque externe.

Fig. 2: *Cal* énorme ankylosant coxo-fémoral à la suite d'un coup de feu.

Fig. 3: *Cal an*ᵏ*ylosant coxo- et ischio-fémoral* à la suite d'un coup de feu de la hanche. *p*, projectile logé dans la fesse ou l'abdomen. La tête fémorale avait été enlevée sur le blessé.

Fig. 4: *Cal coxo-ischio-fémoral* énorme à la suite d'une ablation de la tête et du col du fémur pour un coup de feu.

Fig. 5: *Cal coxo-ischio-fémoral* de dimensions restreintes à la suite d'une lésion de la tête et du col chirurgical; abrasion en sillon de l'os iliaque.

Fig. 6: *Cal coxo-ischio-fémoral* sous forme de stalactites régulières cylindroïdes (os coxal) et d'une masse globuleuse (ischion). Ascension de l'extrémité du fragment fémoral jusqu'au niveau du rebord cotyloïdien.

---

grand fragment supérieur en forme de coin que le *psoas* fléchit et porte en dehors et que les muscles trochantériens élèvent et basculent alors que le fragment fémoral se porte en dedans. Si cette déviation existe dans les fractures par projectiles à ce niveau, comme certaines de mes figures l'indiquent, elle manque assez souvent ou bien elle est aisément et bien réduite. Les figures 2, 3 et 4 de la Planche XXIII en témoignent.

Je terminerai cette description des lésions de l'extrémité fémorale supérieure en signalant les lésions concomitantes de la cavité cotyloïde et de son pourtour. Les dernières consistent surtout en sillons et en fragmentations partielles, sur les radiographies.

Rares sont les pseudarthroses à la suite des fractures de l'extrémité supérieure du fémur. Le sort des séparations du col anatomique est lié à la gravité des complications infectieuses. Avec une suppuration grave, le fragment capital, plus ou moins subdivisé, devient corps étranger. Dans les mêmes conditions, il peut en être de même des fragments cervico-capitaux des fractures du col chirurgical.

Les Planches XXV et XXVII accusent, au contraire, la tendance marquée de ces fractures à fournir des unions osseuses, soit limitées à l'article, soit prolongées par des promontoires qui se portent sur l'ischion ou sur la fosse iliaque externe.

1° La figure 2 de la Planche XXVII montre une solide ankylose, *coxo-fémorale*, strictement ARTICULAIRE, globuleuse ; la fig. 11 de la Planche XXV donne la même ankylose coxo-fémorale globuleuse, mais à cal *soufflé*. La radiographie dont la figure 1 de la Planche XXVII représente le calque donne encore un cal globuleux, dans son ensemble coxo-fémoral, quelque peu iliaque et ischiatique, établissant le lien entre cette catégorie de cals ankylosant et les suivants. Le cal, sur cette figure, est luxuriant, exubérant, épiphysaire, analogue comme tissu à celui des ostéomes du coude.

Comme exemples de *cals ankylosants* EXCENTRIQUES de *variété iliaque*, plusieurs de mes figures des Planches XXV et XXVII sont particulièrement intéressantes.

Sur la figure 12, Planche XXV, le cal débordait la fosse iliaque externe et l'unissait à la partie supérieure du col chirurgical et du grand trochanter. J'ai vu plusieurs exemples aussi excessifs de ces ankyloses débordantes. D'autres radiographies traduisent le même processus à un degré bien moindre.

Comme types de cals ankylosants EXCENTRIQUES *ischiatiques*, j'ai réuni les suivants : j'eusse pu les multiplier. La figure 10 de la Planche XXV est un curieux spécimen d'ankylose coxo-fémorale par un pont ischio-trochantérien. Sur la figure 3 de la Planche XXVII, la soudure osseuse est ischio-fémorale surtout ; un épais mur osseux unit le col fémoral, le petit trochanter et le fémur à l'ischion.

Les mêmes unions osseuses exubérantes fémoro-ischiatiques et illiaques se retrouvent sur les blessés réséqués. Celle représentée par la figure 4, Planche XXVII est surtout iliaque. Celle de la fig. 5 est ischiatique et glénoïdienne comme celle de la fig. 6.

*
* *

Cette longue étude montre quel intérêt s'attachait à saisir les ressemblances comme les dissemblances qui, au point de vue de leurs déplacements, séparent les lésions des os diaphysaires par coup de feu de celles de la pratique commune. Je n'ai pas ici à faire ressortir ce que la recherche de la catégorisation à laquelle la fracture appartient donne de précisions pour le traitement consécutif, celui des séquelles. Je le ferai bientôt. J'espère alors donner une preuve de plus de l'utilité des trois catégorisations si simples de ces fractures que j'ai fournies et que des observateurs insuffisamment renseignés mêlent à plaisir sous des noms différents sans pouvoir tirer de leurs nouvelles classifications les aperçus pratiques qui ressortent des premières.

La radiographie nous a permis de pousser à fond l'étude des fractures par coup de feu au cours de cette longue guerre. Elle n'a pas dévoilé tous ses secrets. Trop exclusivement réservée pour la recherche des corps étrangers, elle n'a pas encore été assez utilisée pour les fractures, pour le contrôle des déplacements à corriger, pour la connaissance des processus, pour celle des séquelles. Il y a lieu de lui demander davantage ; mais, comme ses traductions ne sont pas toujours d'une évidence telle qu'elles puissent se passer d'interprétations il faut que le radiologiste, avant tout, connaisse mieux les caractères typiques des lésions osseuses pour servir de guide autorisé au chirurgien. Ce n'est pas tout de mettre à même de voir, il faut forcer à bien voir.

En résumé :

1° Si les fractures par coup de feu présentent des déplacements fragmentaires typiques identiques à ceux des fractures communes, elles ont aussi leurs déplacements propres ;

2° La donnée dominante, quant aux déplacements, est la moindre fréquence de ceux-ci dans les fractures par coup de feu, non seulement parce que souvent elles sont sans solution de continuité osseuse, mais parce que l'existence de grandes esquilles faisant office d'attelles s'oppose aux déviations fragmentaires ou les limite ;

3° L'action toute localisée, instantanée des projectiles, contribue encore à ce résultat alors que les causes vulnérantes communes s'exerçant sur de plus larges surfaces, moins rapidement et agissant souvent par pressions axiles, favorisent, au contraire, les déviations ;

4° La conséquence la plus importante qui ressort de ces faits, c'est que l'immobilisation pure et simple doit rester la méhode générale du traitement des fractures par coup de feu ;

5° Un des exemples les plus frappants des dissemblances qui séparent les fractures par coup de feu des fractures communes quant aux déplacements fragmentaires, est fourni par les fractures du cou-de-pied et du poignet.

6° Soumises à l'action directe du projectile, les esquilles libres ou adhérentes subissent des déplacements dont l'étude est trop négligée de praticiens qui, pour les fractures par armes à feu, prennent comme guides de leur conduite les principes de leur pratique journalière ;

7.° Le chirurgien conservateur ne doit pas se contenter d'immobiliser les fractures esquilleuses, il doit agir sur les esquilles mêmes, les modeler, les diriger en vue d'obtenir des cals d'étendue aussi restreinte que possible ;

8° La guerre actuelle n'a apporté aucun changement capital aux types tels que je les ai décrits d'après des expérimentations cadavériques. Les fractures dites à une grande esquille sont le plus souvent des fractures par gouttières ou des perforations latérales avec fragmentation, pulvérisation de l'esquille la moins épaisse.

Le fait d'observation le plus intéressant est que cette guerre a multiplié à l'extrême limite les perforations comminutives et très comminutives, à foyer partiellement nettoyé, du fait des courtes distances qui séparent les combattants. Elle a provoqué aussi un nombre important de fractures relativement simples dues à des éclats de projectiles creux ou à des schrapnels ;

9° Alors que la chirurgie actuelle bénéficie d'un moyen des plus précieux de contrôle des déplacements, lequel lui est fourni par la radiographie, des déplacements d'une correction possible sont trop abandonnés au grand détriment des blessés ;

10° Des déplacements excentriques de grandes esquilles qui ont pour effet de donner naissance à des cals très volumineux, cylindroïdes, donnent lieu à des erreurs d'interprétation. Ils sont pris pour des gonflements osseux ostéomyélitiques surtout si la fracture se complique de séquelles osseuses ;

11° De toutes les fractures, ce sont celles du fémur, qui sont accompagnées des plus gros déplacements. La plupart des praticiens est, pour elles, trop exclusivement préoccupé de les traiter par l'extension.

Alors même que celle-ci assurerait une bonne correction suivant la longueur, elle n'a pas d'action suivant l'épaisseur ; elle n'en a aucune sur les grandes esquilles qui sont des *attelles immédiates* toutes prêtes et dont le chirurgien aurait à tirer parti.

12° Les radiographies démontrent avec une rare évidence qu'une attelle latérale, constituée par une grande esquille, bien placée et bien contenue, suffit souvent à prévenir ou à combattre un gros déplacement. Ce fait doit inspirer la conduite du chirurgien ;

13° Les conditions de la guerre actuelle sont très spéciales ; ces conditions ne seront peut-être pas indéfinies et

immuables. Avec des tirs moins rapprochés et un usage plus
fréquent des balles, l'état comminutif des fractures subirait
des changements importants ;

14° Les pseudarthroses sont trop fréquentes. Très souvent
elles sont manifestement liées à des ablations intempestives
d'esquilles adhérentes ;

15° La conservation reste, aujourd'hui comme autrefois,
la règle générale du traitement des fractures par coup de feu.

SUR QUELQUES VARIÉTÉS DE FRACTURES EXCEPTIONNELLES ET DE CALS

DES FRACTURES DOUBLES ET TRIPLES

Les fractures *doubles* avaient été signalées avant cette
guerre, à titre de rareté. Il n'avait pas été question de fractures *triples* sur le même os.

On rattachait ces fractures doubles à une cause acciden-
telle (chute, etc.), dont l'effet se surajoutait à celui du traumatisme direct.

J'ai, sur les nombreuses radiographies que j'ai examinées,
trouvé un petit nombre de ces fractures auxquelles il y a
lieu, d'ores et déjà, je crois, de consacrer un chapitre à part.

D'après mes observations, on les constaterait surtout sur
les os de l'avant-bras, puis sur l'humérus, le tibia. M. Leriche
a eu à traiter une fracture double du fémur (1). C'est en
général sur le tiers moyen de l'os que sont dessinés les deux
traits de ces fractures.

Elles ont des origines et des aspects divers qu'il y a lieu
de distinguer :

1° Certaines ne sont que des séparations complètes, à
leurs points extrêmes, de fractures à grandes esquilles.

J'avais déjà signalé le fait à la suite de mes expérimentations cadavériques.

Dans une fracture à deux grandes esquilles par contact,
ces deux esquilles peuvent rester soudées dans leur conti-

Traitement des fractures. par **R. Leriche**. t. **II**. Fractures diaphysaires, Collection Horizon, Paris Masson et Cie 1917, p. 224.

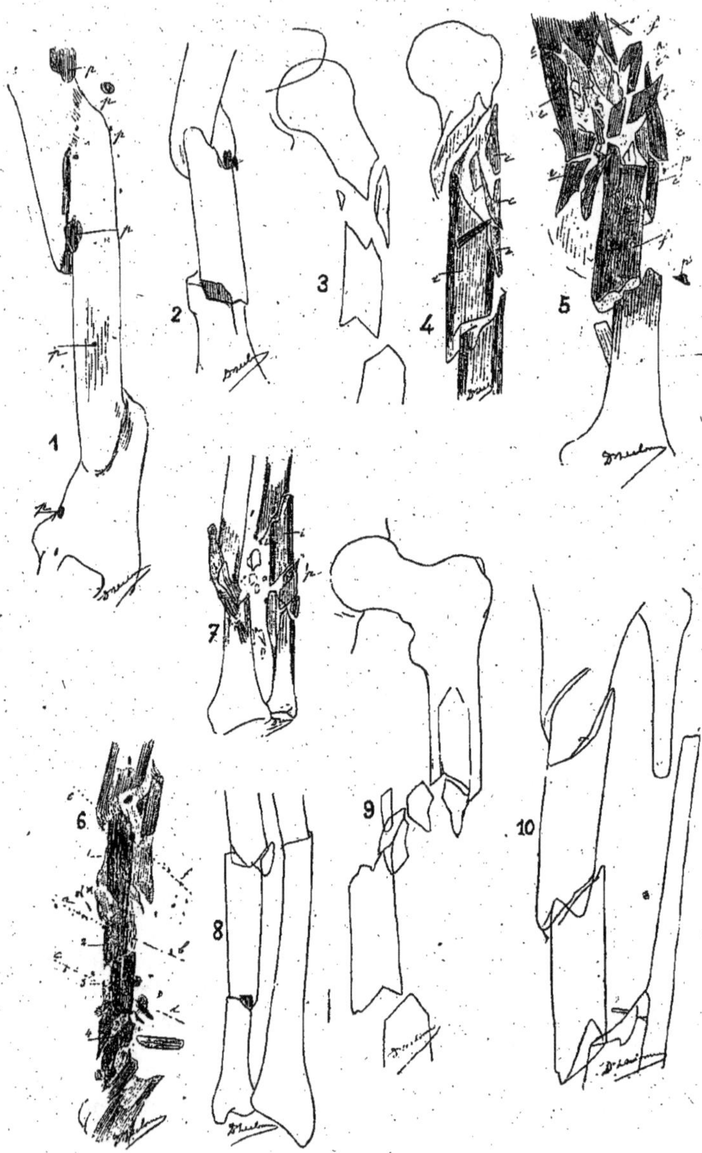

Planche XXVIII. Fractures multiples

Fig. 1 : *Fracture double de l'humérus* (d'après une radiographie du Centre radiologique de Vichy). *p v p p* fragments de projectile.

Fig. 2 : *Fracture double de l'humérus* (d'après une radiographie du Centre radiologique du Grand Palais.

Fig. 3 : *Fracture double de l'humérus* (d'après une figure de M. Leriche). L'une des fractures est esquilleuse, l'autre simple.

Fig. 4 : *Fracture double de l'humérus*, esquilles *e c e* de la fracture supérieure ; *i* fragment intermédiaire.

Fig. 5 : *Fracture double de l'humérus par contact.* L'une est simple, l'autre des plus comminutives. Le biseau régalien du fragment supérieur est caractéristique du *contact.* L'une des esquilles latérales *e, e, e,* très subdivisée est à peine déviée ; les subdivisions *e', e' e', e'* de l'autre esquille sont en place ; segmentations *e'', e''* déviées ; *e'''* biseau du fragment inférieur libéré ; *f* fragment supérieur ; *f* fragment intermédiaire ; *p, p'* projectiles.

Fig. 6 : *Fracture quadruple de l'humérus des plus comminutives.* *1, 2, 3, 4* les fragments ou groupes de fragments ; *ab, cd, ef* les trois lignes principales de direction des fragments métalliques.

Fig. 7 : *Fracture double du cubitus. i* fragment intermédiaire ; *p* projectile.

Fig. 8 : *Fracture double du radius* de cause indéterminée (Centre radiologique du Val de Grâce).

Fig. 9 : *Fracture double du corps du fémur* (d'après une figure de M. Leriche). Etat comminutif de la fracture supérieure.

Fig. 10 : *Fracture triple du tibia.* Cause imprécisée (Pièce provenant du Centre radiologique de Vichy. Collection Belot. Musée du Val de Grâce).

---

nuité par leurs adhérences périostiques ; elles constituent une portion du cylindre osseux intermédiaire entre les fragments supérieur et inférieur au niveau desquels la séparation a été, au contraire, complète.

Le trait de fracture dans ce cas est en partie transversal, en partie en forme de soin *saillant* plus ou moins allongé sur les fragments et le fragment intermédiaire qui reçoit ces coins présente à la radiographie un double coin *rentrant*, ayant exactement l'étendue des coins saillants fragmentaires. La constatation de ce double coin rentrant et celle des pointes qui en représentent les limites, lesquelles sont celles des deux grandes esquilles, est caractéristique de cette variété. Mais celle-ci ne saurait présenter toujours la même apparence. J'ai vu, en effet, sur un radius, les extrémités fragmentaires et celles du fragment intermédiaire, présenter une direction franchement transversale.

Quoi qu'il en soit, dans ces cas, les traits séparatifs sont simples.

On retrouve le *double coin rentrant* sur la figure de fracture double du fémur que nous a donnée M. Leriche et aussi sur celle de l'humérus due au même auteur, en sorte que je pense que dans ces deux cas, le fragment intermédiaire devait être divisé par une ligne fissuraire axile (voy. fig. 6 et 3, Pl. X).

2° D'autres fois, il s'agit, en réalité, d'une fracture double résultant d'un même choc, le plus souvent d'un contact. La partie intermédiaire, frappée plus ou moins près de son milieu, a résisté et à transmis à distance la pression qu'elle a subie. La fracture s'est produite alors dans des points moins solides. Le trait de fracture est simple.

3° Sur les segments de membres à deux os, une esquille détachée du premier os frappé et divergente peut, sur le deuxième os, déterminer une fracture distante de celle qu'a déterminée sur ce deuxième os, le projectile en continuant sa course régulière.

J'ai figuré au chapitre sur les déplacements osseux, une fracture double du radius qui paraissait bien relever de ce mécanisme (voy. pl. III, fig. 4).

Là le trait de fracture est encore simple. .

4° La fracture double ou triple du même os est le fait de l'action de plusieurs projectiles.

Ce mécanisme devient le plus fréquent, avec l'emploi de plus en plus usuel de la mitrailleuse qui multiplie les chocs sans intervalles notables, et cela, sur des trajectoires identiques, mais surtout depuis l'emploi d'explosifs à main qui, littéralement, essaiment le membre fracturé de minuscules fragments métalliques. Dans ce dernier cas, on constate à la radiographie la présence de ces fragments au siège même ou tout près des foyers multiples de fracture du même os.

Sur l'humérus que je représente ici, d'après une radiographie, on retrouve sur chaque segment des portions de projectiles subdivisés. (Voy. fig. 1, Pl. XXVIII.)

Ces dernières fractures, à l'inverse des précédentes, sont simples ou comminutives.

Sur le même os, on peut observer les deux variétés de fractures simple et comminutive. C'est ce que montre la figure 4, Planche XXVIII, prise d'après une radiographie. La fracture supérieure est très comminutive ; le fragment intermédiaire ne semble pas avoir été longitudinalement divisé et le trait qui le sépare du fragment inférieur est simple, presque transversal. Sur l'humérus représenté par M. Leriche, la fracture supérieure était à deux esquilles inégales, le trait inférieur était simple, en coin.

Il en était encore de même sur la fracture double du fémur dont le même auteur a, par plusieurs radiographies, traduit l'évolution. La fracture supérieure présentait des grosses esquilles d'une fracture par contact et la fracture inférieure était cunéenne.

Il y a lieu de distinguer ces fractures de celles qui résultent de chocs communs ; la complication de la plaie, la forme parfois caractéristique de la fracture, enfin la présence des projectiles, sont les signatures certaines quand ces signes sont remis. J'ai vu plusieurs exemples de fractures doubles dont on pouvait douter du mécanisme, parce qu'elles ne portaient pas la trace de ces corps étrangers, que la fracture n'était pas caractéristique et qu'on manquait de renseignements sur l'existence de plaies. Les pièces des figures 5 et 7 sous ce rapport laissent des doutes.

La collection du Dr Belot, déposée au Musée du Val-de-Grâce montre une fracture *triple* du tibia. Les traits de fracture présentent les caractères habituels de la fracture double, c'est-à-dire qu'ils sont simples. Mais le plus bel exemple de ces fractures que j'aie vu, m'a été fourni par la radiographie que j'ai reproduite par la figure 8 de la Planche   . Cette radiographie provient du Centre du Val-de-Grâce. Le corps de l'humérus a été divisé dans la plus grande partie de son étendue en *quatre séries* de fragments par une gerbe de minuscules projectiles dont la majeure partie a suivi les directions *a b, c d*. On peut dire que chaque segment a été frappé par l'un de ces projectiles. Malgré la comminution effrayante que présentait cet humérus, les fragments n'étaient pas déplacés. Seul le fragment inférieur, cédant à la traction des fibres du brachial antérieur s'était porté en avant ,subissant le déplacement habituel des fractures du quart inférieur de l'humérus.

C'est là un cas extrême car la caractéristique de ces fractures doubles et triples, c'est la simplicité absolue ou relative des fragments. D'après les cas que j'ai pu examiner, les déplacements ne sont pas considérables, en tous cas ils sont facilement réduits. J'estime aussi qu'ils ne sont pas notables dès le début, car la force vive des projectiles qui produisent ces fractures est faible, et ne peut guère contribuer à produire de déformations

La contention est facile et les corps étrangers métalliques qui sont au contact direct des foyers, souvent bien tolérés, ne nuisent pas alors à la consolidation.

Lorsque le fragment intermédiaire est court et que l'infection de la plaie a été particulièrement aiguë ou prolongée, il peut se faire qu'il se nécrose. Le greffon qu'il représentait entre les deux extrémités fragmentaires n'a pu trouver les conditions voulues pour sa reprise. Sur une radiographie de fracture humérale que j'ai représentée au chapitre II (fig. 5, pl. XXXI), le fragment intermédiaire s'était nécrosé. Cette éventualité doit être rare.

DES FRACTURES MULTIPLES DU MÊME MEMBRE

Les mêmes causes qui produisent les fractures multiplies sur le même os (balles de mitrailleuses, nombreux éclats du même projectile explosif) déterminent assez souvent des fractures de plusieurs des os du membre supérieur ou du membre inférieur.

M. Leriche qui a ouvert des chapitres à ces fractures (1), nous dit qu'il a soigné souvent des fractures de l'humérus, — du radius, du cubitus et des métacarpiens sur le même blessé. Il ne les croit pas rares sur le membre inférieur. J'ai observé quelques cas de ces fractures multiples dans les formations sanitaires.

Chacune des fractures apporte là la caractéristique de ses types. Elles peuvent être simples ou comminutives. Produites le plus souvent par des fragments métalliques d'explosif, elles sont ordinairement compliquées par la présence de ces nombreux fragments qui se sont arrêtés dans les divers segments du membre fracturé, soit au contact même des divisions osseuses, soit à distance, dans les parties molles.

La multiplicité des lésions, voire leur comminution, ne saurait constituer une indication d'intervention radicale et, comme le fait fort justement remarquer M. Leriche, quand les muscles, vaisseaux et nerfs ne sont pas détruits dans une mesure qui rend impossible toute utilisation fonctionnelle ultérieure, on ne doit pas amputer pour des fractures intéressant simultanément plusieurs os du même membre.

Par contre, je ne saurais partager l'avis de cet auteur quand il estime que la désinfection primitive des fractures par esquillectomie sous-périostée précoce, n'a pas d'indication plus vitale que celle fournie par les cas si nombreux actuellement de fractures multiples par éclats d'obus.

Le traitement de la fracture par contact, type de l'humérus à deux grandes esquilles, l'une même incomplètement divisée qu'il a figurée, relevait, à mon sens, de la conserva-

---

(1) R. Leriche. — Traitement des fractures, t. II, o. c., p. 190 et 269.

tion puré, de même que la fracture radiale. Les rapports des esquilles humérales avec leurs fragments avaient, sur la fracture récente, prévenu tout déplacement ; au contraire, l'ablation des deux esquilles a entraîné une inflexion marquée qui n'a pu être corrigée à la main.

A mon sens, le traitement opératoire de chacune des fractures ne comporte pas d'indications spéciales.

Plus que dans toutes les autres fractures, les gouttières métalliques à valves sont ici précieuses. M. Leriche en reconnaît les avantages pour l'immobilisation d'attente. Il préfère les appareils à suspension et à extension pour le traitement continu. L'immobilisation seule suffit quand il n'y a pas de déplacement notable ou que celui-ci a pu être corrigé.

DES FRACTURES AXILES OU EN ENFILADE

Rares autrefois ,ces fractures d'enfilade, c'est-à-dire produites par des coup de feu très obliques, presque parallèles à l'axe de l'os, n'ont pas été très exceptionnelles au cours de cette guerre.

Elles ne diffèrent pas quant à l'ensemble de la disposition de leurs lignes fissuraires des fractures directes des divers groupes.

Les déplacements sont en général limités, parce que les grandes esquilles latérales bien maintenues en place servent d'attelles.

La réparation est aussi sûre que celle des fractures directes produites par des projectiles agissant perpendiculairement à l'axe de l'os.

DES CALS BULLEUX

Sur le nombre imposant de radiographies que j'ai lues, je n'ai rencontré que très exceptionnellement des cals *soufflés, bulleux*. Je les ai vus une fois sur l'extrémité supérieure du radius, une fois sur le poignet ; j'en ai donné la radiographie dans mon Mémoire sur la décalcification une fois sur le métatarse, une fois sur la tête fémorale, et c'est tout.

J'ai vu une radiographie de l'extrémité supérieure du fémur avec une production osseuse énorme qui avait envahi les os du bassin ; une extrémité fémorale inférieure transformée en coque considérable ; un humérus présentant vers son tiers supérieur un développement excessif ; ces lésions m'ont paru relever plutôt de tumeurs chrondromoteuses ou sarcomateuses que des cals bulleux.

En somme ,d'après mon expérience le *cal bulleux* est exceptionnel.

Si les cals pathologiques sont rares, les cals *exubérants* ne le sont point, mais dans ces cals dits exubérants, une grande part doit être faite aux cals dans la constitution desquels entrent de grandes esquilles déplacées. C'est sur le fémur et sur le tibia qu'on remarque surtout les cals dits difformes. Les cas *synostosiants* sont fréquents à l'avant-bras où ils sont particulièrement gênants et la pratique vicieuse qui consiste à maintenir le membre en demi pronation au lieu de le placer en supination en favorise l'apparition.

CHAPITRE II

SUR LES OPÉRATIONS COMPLÉMENTAIRES

DANS LES

FRACTURES PAR COUP DE FEU COMPLIQUÉES DE FISTULES

Si certaines fractures par coup de feu, surtout celles produites par les balles guérissent simplement, grâce à l'immobilisation et à des pansements appropriés, un trop grand nombre de fractures infectées, surtout de celles dues à des éclats de projectiles creux, donnent lieu à des suppurations plus ou moins prolongées, se compliquent d'ostéites et de nécroses et réclament des opérations complémentaires.

Dans presque toutes les formations de l'arrière, on trouve des blessés qui ont subi des opérations de « grattage, de curettage, d'évidement ». Dans certaines qui réunissent surtout les suppurés chroniques, ces opérations dont on a fait et dont on continue à faire abus, se renouvellent sur les mêmes séries de blessés trois, quatre, cinq, six fois et plus, lassant et chirurgiens et patients. Combien de ces derniers, au souvenir de leurs longues attentes, de séjours hospitaliers indéfiniment prolongés, des émotions chloroformiques et opératoires, des espérances de guérison tant de fois promises et sans cesse déçues, finissent par se refuser à toute nouvelle intervention et leurs chirurgiens décontenancés ne trouvent plus les convictions nécessaires pour leur faire accepter de nouvelles tentatives. Fréquentes, trop fréquentes sont ces histoires, mais on doit reconnaître que la nature du processus séquelleux n'en est pas le plus souvent responsable et que si ces actes opératoires sont multipliés sans succès, la chose ne tient que trop souvent à *l'absence d'un plan bien précisé à l'avance et basé sur un diagnostic ferme* du siège et de la nature des lésions. Sur ce point, ma conviction est faite.

Ni l'héliothérapie excitatrice (Jaubert, Leriche), ni l'ouverture large des foyers et leur exposition à la lumière, à la chaleur, ni l'action des eaux minérales, celle de certains to-

piques, tels que le sérum de Leclainche et Vallée (Bassuet),
n'ont pu là supplanter l'acte chirurgical. L'ablation, la suppression complète du foyer fragmentaire et esquilleux, pré-
conisés dans le but de prévenir l'apparition de ces préoccupantes séquelles, n'ont pu se généraliser malgré des efforts
persévérants, surtout ceux des jeunes chirurgiens de l'Ecole
lyonnaise. Ils ne mettent pas, en effet, sûrement à l'abri
des nécroses et ils exposent à la pseudarthrose et aux gros
raccourcissements, car ce n'est pas impunément qu'on enlève de grandes étendues d'os à des blessés qui n'ont pas
tous vingt ans.

Prévenir ces séquelles par d'autres procédés est un devoir pour tous ; mais entre la conception du but et l'exécution, on conçoit qu'il puisse y avoir quelque distance quand
on sait les difficultés que présente la cure d'une fracture par
coup de feu même pour un chirurgien de carrière. Il faut
donc s'attendre à rencontrer de longtemps de ces séquelles ;
l'essentiel est d'en réduire le nombre et surtout de les traiter avec plus de méthode quand on les constate.

Les suppurations persistantes des foyers de fractures peuvent être liées au séjour de fragments de vêtements infectants. Le fait est connu, il est rare. Parfois, la suppuration
s'éternise dans une coque osseuse à parois distantes ; c'est
encore rare. D'ordinaire, elle est due au séjour d'un corps
étranger inorganique, de fragments de projectile et plus encore
à la présence de corps étrangers organiques, d'esquilles
libres, oubliées, d'esquilles primitivement adhérentes puis
libérées, enfin de portions osseuses nécrosées, libres ou en
voie d'élimination.

Ce sont ces dernières qui m'arrêteront surtout et parce
qu'elles sont la cause de beaucoup la plus habituelle de la
persistance des fistules et parce que j'ai à faire à leur sujet
des remarques personnelles. Ce n'est pas que je n'aie eu
l'occasion de m'y arrêter déjà (1), mais outre que le sujet
vaut la peine qu'on le reprenne, surtout à l'heure présente,
il y a intérêt à ce que je développe ce que l'expérience de cette
guerre, la vue de nombreux blessés, celle d'un nombre considérable de radiographies m'ont appris sur cette question
mal connue.

Avec les souvenirs que leur a laissés l'ostéomyélite des

---

(1) ED. DELORME. — Traité de Chirurgie de guerre, t. II.

adolescents, spontanée ou traumatique, avec l'idée que certains se sont fait de son extrême fréquence dans les fractures par coup de feu de la guerre actuelle, trop d'opérateurs s'attendent à trouver uniformément, au *centre* des foyers de nos fractures, des fragments osseux libres.

Ils recherchent avant tout ces nécroses centrales qui, dans leur esprit, sont les analogues des grelots nécrotiques de l'ostéomyélite, encapsulés dans leurs grosses et épaisses coques enveloppantes ; que s'ils ne les rencontrent pas, ils curettent le foyer et si la suppuration persiste, devant l'inutilité de nouvelles recherches, ils se rabattent encore et toujours sur le « curettage ».

La préoccupation de la nécrose centrale est si constante et j'ajouterai si *exclusive*, que l'acte opératoire préconisé n'est basé que sur elle. Qu'on lise n'importe quelle description, on la trouvera calquée sur celle-ci : on accédera au foyer par la voie la plus directe, par celle que la constitution anatomique de la région incite à employer parce qu'elle est d'accès plus facile et qu'elle est plus ménagère des dégâts. C'est ainsi qu'à la cuisse on pratiquera l'incision d'accès sur la face externe, parce que le fémur est là plus superficiel, que la couche musculaire à traverser est moins épaisse, que les vaisseaux et les nerfs sont distants. L'os mis à nu, on effondrera sa paroi et on atteindra le foyer.

Si l'os a une face superficielle, telle la face interne du tibia, c'est sur elle que portera l'incision, c'est à ses dépens que se fera l'incision d'accès.

En dépit des infections malheureusement encore trop fréquentes des foyers de fractures, il faut admettre que l'ostéomyélite grave, étendue, se rapprochant par sa marche et ses reliquats de l'ostéomyélite des adolescents, est très rare. Sur le nombre considérable de fracturés que j'ai vus, et la plupart provenait de nos premières luttes, sur le nombre plus grand encore de radiographies que j'ai examinées, je *compte* les cas d'ostéomyélite diffuse grave que j'ai relevés. Ils sont exceptionnels. *Les cals volumineux, cylindroïdes des fractures par contact sont pris communément pour des reliquats ostéomyélitiques, surtout quand ils se compliquent de fistules.* Mais outre que la marche de la fracture a été bien différente de celle de l'ostéomyélite, la netteté des *pointes des grandes esquilles, la similitude de la teinte des fragments et de ces esquilles* sur les épreuves radiographiques et la *régularité de la surface extérieure des esquilles* ne permettent pas la confusion.

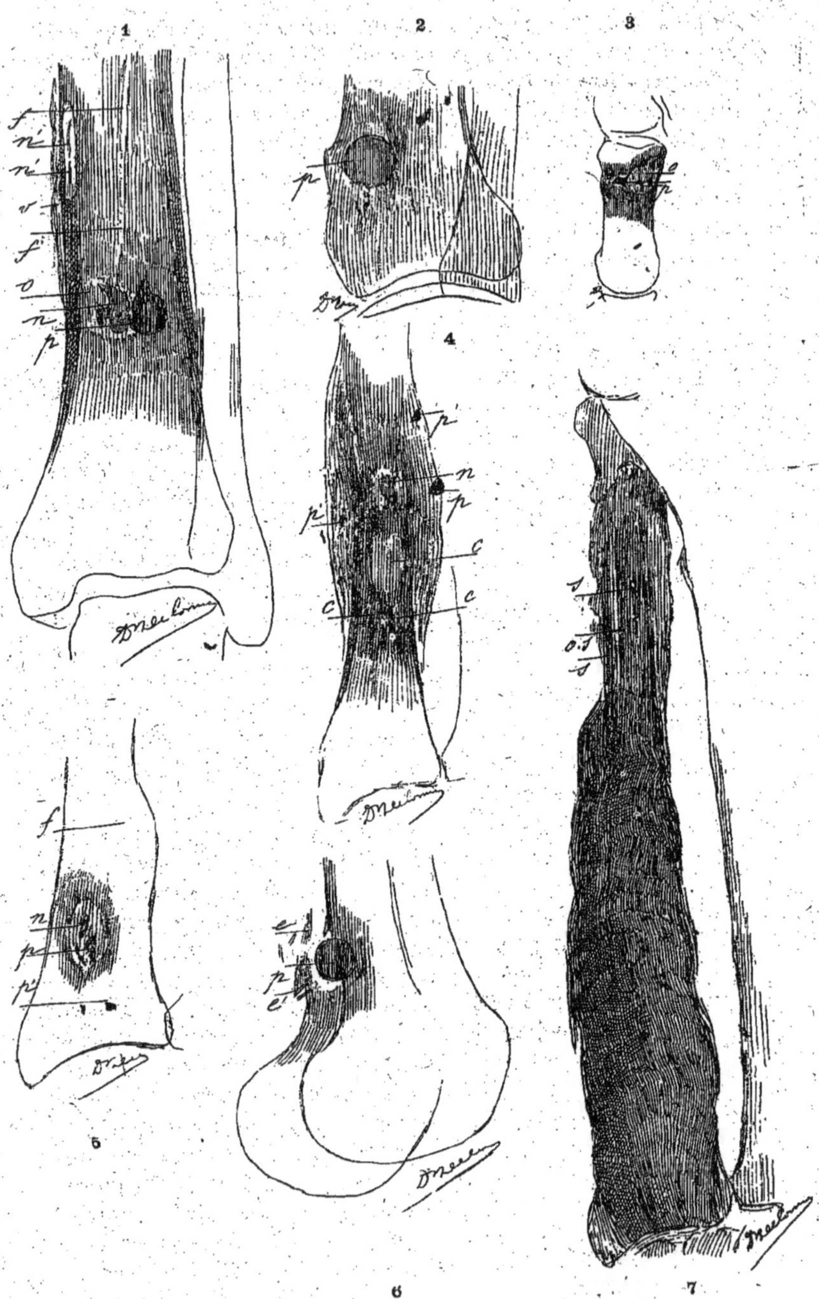

1
2
3
4
5
6
7

PLANCHE XXIX. — NÉCROSE DE CONTACT, TOLÉRANCE ET INTOLÉRANCE DE CORPS ÉTRANGERS MÉTALLIQUES, OSTÉOMYÉLITE DIFFUSE (Radiographies).

Fig. 1. *Contact* du tibia ; *p* projectile aplati au contact (balle de schrapnel) ; *n* nécrose lamellaire au contact ; *f, f* fissure non oblitérée, *o* ostéite séparative ; *n' n'* nécroses lamellaires à distance probablement sur une ligne de fissure dont les végétations périostiques *p* font soupçonner la longueur.

Fig. 2. Balle de schrapnel dans l'extrémité inférieure du tibia *p* projectile toléré. Particules de plomb à distance.

Fig. 3. Parcelles de projectiles dans l'extrémité postérieure du premier métatarsien *p* ; *o* ostéite raréfiante.

Fig. 4. Nécroses du radius à la suite d'une fracture par contact sans déplacement, *n* nécrose lamellaire du contact, *p* projectile, *c, c, c*, transparences de l'os correspondant à des nécroses lamellaires ou à des abcès intra-osseux.

Fig. 5. *Fracture par contact* du radius sans déplacement *f* ligne fissurique, *n* nécrose du contact, *p* parcelles de projectiles au contact ; *p'* autres parcelles.

Fig. 6. Balle de schrapnel qui s'est creusée une gouttière à la face postérieure du fémur. Projectile toléré *p* ; *e, e'* petites esquilles.

Fig. 7. Aspect radiographique d'une ostéomyélite diffuse, probablement à la suite d'une contusion osseuse, *s, s* séquestres, *os* ostéite séparative. Cette pièce, par ses teintes, peut servir de comparaison avec maintes des pièces précédentes. (Radiographie du Centre de Marseille.)

Il est très facile sur une plaque radiographique comme sur une photographie de reconnaître une ostéomyélite étendue. Elle s'accuse sur la photographie par une noirceur compacte, on ne distingue plus sur l'os le canal médullaire (Pl. XXIX, fig. 7). Sur la plaque, la noirceur compacte fait place à une blancheur éclatante. Les cals cylindroïdes présentent de toutes autres apparences radiographiques, puisque la tonalité des grandes esquilles qui, par leur écartement donnent lieu à l'augmentation circonférencielle considérable mais *saine* de l'os, est *celle des fragments*, c'est-à-dire une tonalité plus ou moins normale (Pl. VII, page 32, fig. 7, 8, et Pl. XX, page 86, fig. 5, 6).

L'ostéomyélite grave, étendue est rare, exceptionnelle, je le répète ; les faits me l'on affirmé. Et l'on en saisit bien la raison : la plupart de nos fractures sont largement ouvertes ; si le canal médullaire est accessible à l'infection, il présente, par contre, des ouvertures de pénétration faites par le projectile, sortes de trépanations traumatiques qui assureront le déversement purulent, préviendront l'embouteillage, permettront la désinfection. Les lésions fermées, les *contusions*, les *fissurations linéaires*, les *fractures incomplètes par contact* offriront des conditions plus favorables à son développement. L'envahissement microbien, possible, n'est point là troublé et dans un canal médullaire sans accès suffisant à l'extérieur, le pus peut se collecter et l'infection s'activer ; même dans ces cas, l'ostéomyélite est rare.

Je ne nie pas que certains fragments terminaux ne puissent présenter les altérations ultimes qu'on observe sur les os des moignons d'amputés qui ont suppuré et qu'on rapporte à l'ostéomyélite, que certaines fractures en soient frappées, mais je crois que la plupart des séparations nécrotiques fragmentaires et esquilleuses de nos fractures, se réclament d'un processus moins infectieux. La phase éliminatrice peut être commune, sans doute, le dernier terme identique, mais c'est tout. L'os est directement attrit sur certains points ; ici, il est séparé de son périoste ; la couche ostéogénique de ce dernier, si elle n'était pas désagrégée par le traumatisme même, le serait vite par la suppuration. Cet os attrit, ébranlé au niveau de ses fissures, dénudé, mis au contact du pus, a sa vitalité compromise en des points déterminés. Ce n'est pas aveuglément, sur toute son épaisseur, sur une grande partie de son étendue qu'il va se « sphacéler », comme il le ferait si ce sphacèle relevait d'une altération de sa moelle. Non, ce sera exclusivement sur ces parties attrites, ébranlées et dénudées, que la mortification osseuse s'observera. Cette mortification sera plutôt périphérique que centrale et le périoste ne réagira pas souvent avec cette régularité et cette exubérance qu'il montre en cas d'ostéomyélite. Cet os à vitalité localement compromise, *s'épurera ensuite des déchets de ses extrémités fragmentaires, des surfaces lamelleuses de ses esquilles, comme la plaie contuse se sépare de ses parties mortifiées ou non viables* et la seule particularité qui distinguera le tissu osseux du tissu mou sera la lenteur forcée des éliminations du premier. La séparation n'est pas fatale ; elle est subordonnée à l'intensité des attritions, des dénudations, des destructions de la couche ostéogénique, voire de la moelle, ainsi s'expliquera qu'elle puisse manquer alors même que le foyer aura suppuré. Le processus n'est donc plus exclusivement dominé par une invasion microbienne d'action destructive, à champ incertain, c'est un *processus de séparation, de réparation, des parties violentées par le traumatisme.* Ce n'est pas pour m'arrêter à une théorie que je développe ici ma pensée, c'est parce que j'estime que cette interprétation constitue un argument de plus pour ceux qui s'opposent à ces excisions primitives très pronées, lesquelles se réclament d'une action préventive contre l'ostéomyélite ; c'est aussi parce que cette explication conserve toute sa signification à un sphacèle osseux typique, de siège divers, réclamant un autre traitement que celui de l'ostéomyélite chronique.

Avec la conception du foyer central, on s'arrête à une voie unique, régionale, d'accès. Quelle que soit cette dernière, on est sûr, sans doute, en suivant n'importe quel rayon, d'arriver au point central, mais on risque de n'y rien trouver si la portion osseuse nécrosée est périphérique. Avec l'explication précédente, d'un fait réel, indiscutable, l'attention n'est plus seulement fixée sur un point, mais sur *tous* les points osseux dénudés, à vitalité compromise, qu'ils soient rapprochés ou distants et l'acte opératoire qui les rendra accessibles ne sera plus systématique, mais adapté au cas d'espèce.

Je crois donc pouvoir dire :

1° *Le processus nécrotique des traumatismes osseux par les armes de guerre, en particulier celui des fractures, est, avant tout, influencé par la lésion, on pourrait dire subordonné à la lésion primitive ;*

2° *La nécrose, le plus souvent, se constate sur le trajet des lignes fissuriques, des lignes de séparation des esquilles et des fragments, ainsi que sur l'extrémité des fragments.*

Dans les premiers cas, on a surtout des *nécroses excentriques*, dans le dernier des *nécroses centrales ;*

3° Dans les probabilités d'apparition du processus nécrotique, la *dénudation primitive de l'os joue un rôle prépondérant*, celui d'une cause prédisposante de premier ordre.

Je ne saurais trop insister sur l'influence de ce décollement et j'y reviens encore pour compléter mon idée.

Le périoste séparé de l'os au niveau des fissures, soulevé primitivement à leur niveau par du sang bientôt infecté, perdra là ses propriétés ostéogénitiques ; il sera incapable de nourrir l'os dénudé sous-jacent et la moelle elle-même attrite aux abords de la fissure comme l'os lui-même ne pourra lui venir en aide, concourir à la réparation du dégât, au rétablissement de la vitalité de l'os compromis. Cet os a donc grande chance de mourir. Le périoste pourra végéter aux limites de son soulèvement, parfois très abondamment, fournissant une véritable muraille verticale ; au niveau de la portion osseuse dénudée, il restera inactif.

De ce qui précède, il résulte que le chirurgien a tout intérêt à chercher à reconstituer la lésion primitive, puisque cette synthèse l'amène à déterminer l'emplacement des lignes fissuriques.

A l'encontre de la contusion simple qui donnera une nécrose localisée au point de contact, ou pourra, dans certains cas, exposer à une ostéomyélite diffuse, comme celle de la fig. 7, Pl. XXIX, la *fracture longitudinale*, la *fracture par contact*, *à grandes esquilles*, la *gouttière avec grandes fissures*, la *perforation à grandes esquilles*, forceront l'opérateur à porter son attention : 1° sur le trajet des longues fissures *obliques* qui sillonnent les *faces de l'os* ; 2° sur le trajet des grandes fissures *symétriques* des contacts et des perforations, de ces fissures qui divisent longitudinalement la *paroi osseuse symétrique* de celle qui a été contuse ou perforée et cela en suivant le plan de frappe ; 3° sur le trajet de la fissure longitudinale des gouttières, qui fêle la paroi osseuse *perpendiculairement* au trajet suivi par le projectile. Et qu'on ne dise pas que ces recherches sont délicates ; elles sont éminemment simples. Bien entendu, elles réclament pour la lecture d'une épreuve radiographique la connaissance préalable de l'alphabet fracturaire. Il ne faut qu'un instant pour l'apprendre. Je viens de l'énoncer en quelques mots et ces quelques mots suffisent, encore faut-il consentir à les apprendre et à se débarrasser de la banale et trop commode dénomination de fracture comminutive qui dispense de tout effort, mais d'où rien ne ressort de précis et de scientifique, aussi bien pour la recherche primitive des esquilles libres, pour la bonne contention de la fracture que pour les règles d'intervention ultérieure dans les foyers séquelleux. Je voudrais pouvoir ici communiquer ma conviction.

Qu'on examine la figure 6, Pl. XX, p. 36, représentant une fracture par contact. N'est-il pas aisé de la reconnaître à la pointe *acérée* de ses deux fragments. La poursuite des fissures obliques qui, sur la face de frappe, séparent les deux fragments d'avec les deux esquilles latérales subdivisées, ne devait-elle pas conduire naturellement, sur la face osseuse symétrique de la paroi frappée, à la grande fissure qui avait dû là fournir la ligne de nécrose la plus étendue ?

Un opérateur qui possède les notions primordiales sur les types de fractures par coup de feu, en voyant sur une radiographie, au point de frappe du projectile, deux fragments acérés et deux esquilles latérales, sentira l'absolue nécessité de posséder la radiographie de la face symétrique du contact. Ce sera une obsession pour lui de la posséder : il sait que sans cette épreuve, il ne pourra être fixé sur l'étendue de lésions séquelleuses importantes. Avec une seule épreuve, il pourrait ne se rendre compte que de la moitié de l'étendue du mal ; avec deux épreuves et surtout avec quatre épreuves, une par face, sa religion est, par contre, pleinement éclairée. Rien ne lui échappera. Celui qui ne possède pas ces notions primordiales, n'aura pas ces exigences. Une seule épreuve lui suffira, celle du plan de frappe. Si son acte opératoire est basé sur elle, celui-ci sera forcément incomplet. Il pratiquera une seule incision ; le chirurgien averti ne pourra s'en contenter ; il en fera deux. Et que chacun, là, rappelle ses souvenirs ou fasse sur place des constatations. Quel est le radiologue qui multiplie ses épreuves ? Je n'en ai pas vu pour ma part, même dans les plus grands centres radiologiques. Quel est le chirurgien de carrière qui les lui demande ? Il n'en est point. L'absence de ces épreuves en témoigne.

Cette constatation est capitale. C'est parce que pour le diagnostic de ces séquelles, on n'a pas acquis des renseignements assez complets, assez précis, que les opérations incomplètes sont habituelles. Le blessé a été si infecté, me disait-on, quand je cherchais à m'éclairer sur les raisons de tant d'opérations imparfaites et sur leurs résultats décevants. Par devers moi, j'invoquais toute autre raison.

La fig. 3, Pl. XXVIII, p. 167, représente une *gouttière* du péroné à deux esquilles. L'une de ces esquilles, l'interne *e* est subdivisée, par des traits obliques *f''*, *f''*, mais si la moitié supérieure de cette esquille est bien délimitée, la moitié inférieure ne l'est qu'incomplètement ; la fissure s'arrête en route, à en juger du moins d'après la radiographie. L'esquille externe *e'*, par contre, est complètement délimitée ; ses fissures obliques sont bien nettes. La radiograpihe a bien accusé la perte de substance. Ce n'est pas celle d'une perforation incomplète. Le projectile serait resté dans le canal médullaire ; ce n'est pas celle d'une perforation totale ou de part en part, car à travers la perte de substance, on devrait voir la deuxième paroi perforée. Cette perte de substance est bien, celle d'une échancrure, d'une gouttière à deux esquilles latérales. La nécrose est là évidente : *ses lignes suivent les lignes de séparation de l'esquille externe n, n', n''*. Il y aura donc là une opération à faire. La radiographie fixe les limites nécessaires de l'incision et son siège. Mais, d'ores et déjà, on peut dire que l'opération eut été incomplète, parce que ni le radiologue ni le chirurgien ne pouvaient pleinement se rendre compte avec une seule épreuve du type de la lésion, du caractère des dégâts. En effet, dans une gouttière typique à deux esquilles latérales, les fissures séparatives des esquilles et des fragments aboutissent à une *grande fissure opposée,* à une fissure qui sillonne *perpendiculairement au trajet parcouru par le projectile, la face opposée à l'échancrure.* Cette fissure opposée, dans le cas présent, devait s'étendre du niveau de la pointe supérieure de l'esquille externe à la pointe inférieure de la même esquille. L'aspect seul de la face radiographiée aurait dû, à défaut de connaissances du type, inciter à multiplier les épreuves, car il évident que les lignes nécrotiques ne s'arrêtaient pas nettement aux limites de l'image et qu'elles se continuaient. Le renseignement complémentaire, indispensable a manqué. On n'était pas pénétré de son utilité parce qu'on ne savait pas la donnée primordiale : à savoir que les *fissures obliques d'une gouttière à deux grandes esquilles aboutissent à une fissure opposée.*

Je me contenterai, pour l'heure, de ces exemples, car à propos du diagnostic des séquelles, j'aurai à revenir sur ce sujet.

Il est évident que c'est sur les fractures sans déplacement notable ou sans déplacement que la reconstitution du type est le plus facile et que c'est pour elles que les radiographies nous donnent les renseignements les plus complets. Mais il faut dire aussi que ce sont peut-être celles qui — si j'en juge par ce que m'a appris ma documentation — exposent le plus aux productions nécrotiques les plus étendues.

Dès le début de cette guerre, j'ai fait la remarque que ce n'étaient pas, contrairement à ce qu'on aurait pu attendre, les fractures par perforation les plus comminutives, qui donnaient naissance aux nécroses les plus fréquentes, les plus multipliées, les plus grandes.

Du Diagnostic de la Lésion et de son Siège

1° **Fistule.** — *Caractères du pus.* — Une fistule persistante est le plus souvent un indice de la présence d'un corps étranger intoléré, d'une séparation nécrosique.

Le pus qu'elle fournit est séreux et ordinairement fétide, d'odeur spéciale. Depuis le début de cette guerre, combien de fois, dans les formations sanitaires, n'en ai-je pas demandé l'analyse bactériologique sans l'obtenir ? Cette recherche aurait pourtant son intérêt ; elle donnerait plus de précision à un signe qui n'est point négligeable.

Fistule et *odeur spéciale* du pus sont d'importants indices. Ce ne sont pas des éléments de certitude.

2° Recherche des points douloureux. — Phénomène réactionnel, inflammatoire, l'ostéite chronique séparative s'accuse rarement par des douleurs spontanées. Par contre, elle révèle ses localisations par des douleurs d'intensité diverse provoquées par la pression.

Il y a longtemps que j'ai signalé ce signe qui n'est guère recherché, et cela bien à tort, car s'il ne donne pas des précisions absolues, il incite à les demander à d'autres modes d'exploration. Il peut mettre sur la voie de dégâts distants du siège des fistules que l'exploration directe pouvait méconnaître et que le radiographe ne serait pas tenté de rechercher.

Au cours de mes visites, dans des formations de l'arrière, riches en suppurés chroniques, j'ai souvent indiqué aux médecins et aux chirurgiens traitants le parti qu'on pouvait tirer de la recherche des points douloureux par la pression. *Centimètre par centimètre, je presssais sur toute la circonférence du membre fracturé* — après avoir éprouvé la sensibilité cutanée pour éviter toute cause d'erreur — *jusqu'aux limites supposées du cal ;* je marquais sur la peau les points sensibles et, en m'aidant, quand je le pouvais, des pointes dés esquilles pour reconstituer le type de la fracture, je cherchais si ces points sensibles correspondaient aux lignes de fissures, aux lignes séparatives des fragments et des esquilles, c'est-à-dire au siège habituel des ostéites séparatives.

J'ai souvent obtenu de mes recherches des notions non négligeables, et parfois des précisions.

3° Exploration directe. — Avant la radiographie, l'exploration directe était le seul procédé d'investigation employé. Le stylet, la sonde cannelée introduits dans la fistule ou dans les fistules, dilatées au besoin et au préalable par l'éponge préparée ou la laminaire, — aujourd'hui à tort abandonnés — étaient conduits sur l'os malade et on reconnaissait la nécrose à la sonorité, au bruit quasi métallique du contact. Avec un peu d'habitude on distinguait ce son clair de celui, voilé, fourni par le plomb, ou de celui plus éclatant, fourni par le fer. Le son perçu n'était pas le seul indice obtenu, il s'y joignait souvent la constatation d'une *mobilité*, en sorte qu'on était doublement fixé et sur la présence d'un fragment osseux à extraire et sur l'opportunité du moment

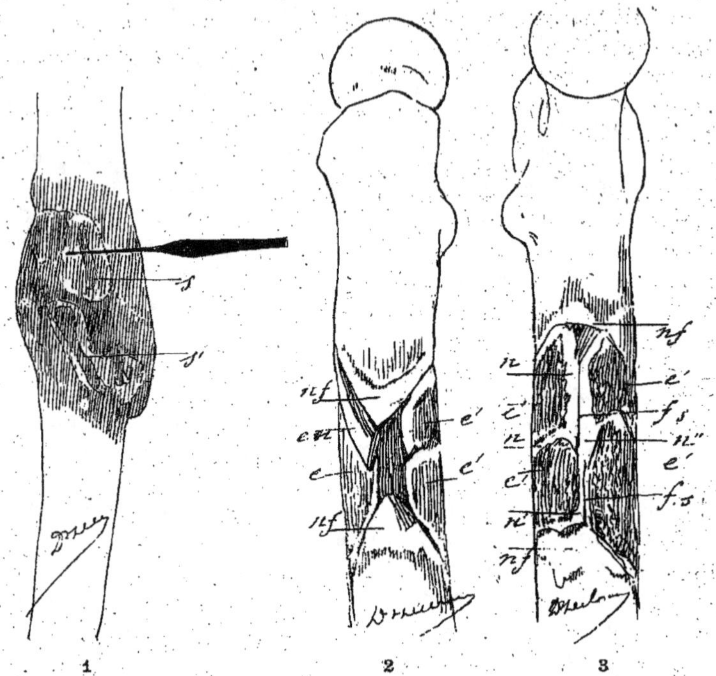

Planche XXX. — Nécroses centrales et borduraires

Fig. 1. Séquelles nécrotiques distantes de l'humérus ; *s, s'* un stylet est engagé dans la cavité de l'une d'elles (Rad. Centre de Marseille.

Fig. 2. Fracture par *contact* du fémur avec deux esquilles latérales subdivisées, l'une *e, en*, l'autre *e' e'*. Une ou plusieurs esquilles enlevées remplissaient l'ouverture, l'hiatus central, l'encoche du fragment inférieur, entre autres, l'indique.

On remarquera la forme des séquelles *nf, nf* des fragments supérieur et inférieur et les rapports des séquelles des esquilles avec les bords de ces esquilles. Le périoste est végétant en dehors des bordures.

Fig. 3. Face symétrique. *f s, f s fissure symétrique* sur les bords de laquelle se trouvent des séquelles linéaires *n, n' n'' ; nf, nf*, séquelles fragmentaires.

Figures tirées de mon Traité de Chirurgie de guerre, T. II.

de l'extraction. Avec un fragment mobile, on croyait avoir des raisons de compter sur une intervention complète.

Au cas où l'on pouvait hésiter entre un corps étranger intra-osseux métallique et un sequestre, l'électricité avec l'appareil de Trouvé ou ses analogues et d'autres moyens, venaient en aide au chirurgien, mais l'hésitation persistait quand on avait à distinguer un contact d'os dénudé d'un contact d'os nécrosé.

Ce procédé d'exploration est toujours employé ; il est toujours recommandable, car outre qu'il est simple, il offre des avantages précieux, celui d'être *localisateur*, d'être un guide direct, aussi celui de renseigner l'opérateur sur le degré de mobilité, c'est-à-dire de séparation de l'os nécrosé. Sous ce dernier rapport, il l'emporte souvent sur la radiographie.

Mais s'il peut être fort utile, il peut aussi être infidèle quand la fistule est sinueuse, rétrécie, lorsque son trajet ne conduit pas directement sur l'os malade ou sur les sièges les positions multiples d'os malades. La radiographie ci-contre (fig. 1, Pl. XXX), est bien démonstrative à cet égard. Elle montre plusieurs cavités distantes les unes des autres. Le stylet a pénétré dans l'une d'elles. Il n'aurait pu atteindre les autres en suivant le trajet. Les anciens, dans ces cas, dilataient la fistule, au besoin avaient recours à des incisions exploratrices distantes ou à son débridement.

Aujourd'hui, la radiographie vient en aide à l'exploration directe ; elle en confirme les résultats et les complète.

4° **Explorations radiologiques.** — C'est le mode d'investigation idéal ; il rend journellement d'inestimables services et ceux-ci seraient plus grands encore si on s'attachait à en tirer tout le parti qu'il réserve. Ici, il est nécessaire que je complète bien ma pensée.

1° Et d'abord, le chirurgien doit exiger du radiographe, son collaborateur si précieux, des renseignements COMPLETS, OU AUSSI COMPLETS QUE POSSIBLE, car son souci doit être d'éviter des opérations imparfaites, exposant aux retouches, lassantes pour l'opéré. Or, comme on ne reconnaît pas d'ordinaire sur les épreuves une nécrose avec la facilité presque uniforme qu'on a à reconnaître un fragment métallique, l'investigation, l'interprétation seront souvent lentes, multipliées, discutées, contrôlées au besoin par de nouvelles prises. Le radiologue aura à ce point de vue à compléter une instruction qui souvent lui manque, et pour lui servir de guide ou contrôler ses avis, le chirurgien lui-même aura à poursuivre une initiation qui est souvent imparfaite. Que peut-on demander comme précision à des observateurs qui, souvent, ignorent les dispositifs typiques des fractures par coup de feu indispensables à posséder quand on recherche les lignes nécrotiques ?

2° La radioscopie est expéditive sans doute, mais quand la lésion n'est pas massive et très accusée, ce mode d'exploration est trop incertain pour renseigner. Il doit céder le pas à la radiographie plus précise, plus susceptible d'étude approfondie. Et même pour cette dernière, la lecture de l'épreuve doit, en général, être faite sur le *cliché même* et non sur la photographie. J'ai vu, en effet, bien des négatifs remarquables de netteté qui n'avaient donné que des photographies sur lesquelles il eut été impossible de reconnaître la lésion.

Ainsi, en principe, *la radioscopie doit céder le pas à la radiographie, et c'est* SUR LA PLAQUE NÉGATIVE MÊME *que la première lecture doit se faire par le radiographe et le chirurgien réunis et également avertis.*

3° Les fragments nécrotiques ne se présentent pas uniformément dans les fractures par coup de feu séquelleuses comme des grelots libres au centre d'une cavité. Même dans les fractures par perforation totale, ou dans les fractures par contact de types à grandes esquilles latéralement déplacées, offrant des aspects qui se rapprochent de ceux que présente l'ostéomyélite chronique, la présence d'un grelot central est loin d'être constante et, constaterait-on celui-ci, qu'il ne dispenserait pas de rechercher à distance d'autres points nécrosés. Ce n'est *pas sur l'une des faces seules de l'os fracturé, sur celle qui correspond au plan de frappe qu'il faut se contenter de poursuivre par la radiographie les séquelles nécrotiques, c'est* SUR TOUTES LES FACES DE L'OS.

Or, et j'ai fait cette constatation d'une façon pour ainsi dire constante : les épreuves photographiques ou les plaques négatives tirées d'un même blessé, sont *ordinairement uniques,* exceptionnellement l'opérateur a en main deux épreuves. Pas plus lui que le radiologue n'étaient pénétrés de la nécessité d'en posséder davantage, alors que l'un et l'autre auraient dû avoir *toutes* les épreuves nécessaires pour leur permettre de se rendre compte de l'état de *toute la circonférence* d'un os *cylindrique* ou des *trois faces* d'un os *prismatique.*

Je suis pleinement convaincu que si le traitement consécutif des fractures séquelleuses languit, s'il est si souvent imparfait, c'est qu'on ne demande pas à la radiographie tout le concours qu'elle doit fournir ou qu'on le néglige.

Examine-t-on un nombre un peu considérable de radiographies, on est surpris de la proportion énorme de celles qui montrent des portions osseuses à enlever? Or, étant donnée la date très éloignée à laquelle, dans certains centres de l'arrière, dans des centres de rééducation, par exemple, ces radiographies ont été prises, on ne peut que déplorer qu'un si long temps se soit écoulé en pure perte avant qu'une intervention opportune et libératrice ait été décidée.

Déjà, on ne conçoit pas aujourd'hui, que la radiographie a affirmé sa valeur, qu'une fracture ne soit pas étudiée à plusieurs reprises au cours de la durée d'une consolidation, aux fins de déceler les obstacles qui pourraient s'opposer à une réparation osseuse spontanée régulière. On conçoit moins encore que dès que l'évolution se prolonge, que des fistules se sont établies, on ne s'assure pas des raisons de ce retard, de la persistance de ces fistules liées si communément à la présence de fragments osseux intolérés à tel point que : persistance d'une fistule et fragments nécrotiques, sont deux termes qui ne peuvent guère se dissocier.

Pour résumer ma pensée, je dirai :

1° D'une façon générale, la marche d'une fracture par coup de feu est à contrôler radiologiquement en cours de traitement, non seulement pour s'assurer d'une contention régulière (10e, 15e jour suivant les os), mais pour rechercher les obstacles (esquilles libres oubliées, esquilles primitivement adhérentes intolérées, nécroses), qui pourraient en retarder, en compromettre l'évolution ;

2° La marche d'une fracture fistuleuse est à contrôler radiologiquement, à intervalles assez rapprochés et successifs, jusqu'à ce qu'on se soit assuré qu'en aucun point du foyer ou de l'os ne se trouvent des séquelles libres ou en voie de détachement.

Les réactions réparatrices chez nos blessés sont, en général, très actives. C'est un fait bien connu, mais ces réactions ont néanmoins des limites. Ce n'est pas impunément qu'on laisse indéfiniment dans un foyer fracturaire des éléments perturbateurs. En présence d'obstacles mécaniques et dans un foyer d'infection entretenu, les extrémités fragmentaires sont envahies par l'*ostéite condensante*, *véritable cicatrice osseuse, sans valeur réparatrice* ; d'un autre côté, la présence des esquilles nécrosées incite le périoste à fournir, à organiser des coques denses, éloignées du centre. Les parois de ces coques organisées ne sont plus susceptibles de regression ; elles maintiennent des cavités à parois fongueuses qu'on curettera sans cesse, en vain, qui imposent des excisions et qui pour le moins gêneront le jeu des muscles et compromettront la perméabilité des vaisseaux.

Tout cela peut être évité par une intervention faite à temps, juste à temps et cette intervention, c'est la radiologie qui, dans la majorité des cas, permet et de l'entreprendre et de la conduire à bien.

Encore faut-il bien savoir ce qu'on doit réclamer de cette dernière.

Je ne sache pas que qui que ce soit ait appelé l'attention sur la nécessité de ces explorations multipliées, *totales*, que je reconnais, au contraire, si utiles. Il serait bien désirable qu'à l'avenir on s'en pénêtre et qu'à cet égard chirurgiens et radiologues changent de façon de faire et précisent leurs instructions.

3° La séparation nécrotique, lente à s'effectuer totalement, n'est point assurée *uniformément sur tous les points* au niveau desquels elle aura à se produire. Elle pourra être là complète, alors qu'elle sera très incomplète, qu'elle commencera seulement à s'affirmer sur d'autres points. Il en découle la donnée que *dans le temps, il faudra multiplier les séries des épreuves, y revenir systématiquement*, exigeant les mêmes ressources d'information. S'il est inadmissible que l'opérateur, trop pressé d'aboutir, intervienne alors que la séparation n'est pas complète ou presque complète, lorsque la limite entre l'os mortifié et l'os viable n'est pas établie, il est autant inconcevable qu'il laisse un foyer osseux continuer à suppurer alors que la séquelle osseuse, complètement libérée, était d'extraction élémentaire et que son ablation pouvait du jour au lendemain tarir la sécrétion purulente. Or, comme je l'ai remarqué, il n'est guère de formations dans lesquelles on ne montre nombre de radiographies ou de photographies de séquelles libérées et non extraites.

Les radiographies d'un fracturé séquelleux à suppuration non tarie sont donc à reprendre à intervalles et à multiplier avec le même soin qu'au début du traitement. Ces reprises pourront être plus ou moins rapprochées dans les cas douteux.

En somme, dans ces processus osseux consécutifs, à marche forcément lente, à aspects parfois quelque peu imprécis, la radiographie ne doit pas être hâtive, sommaire, incomplète, mais patiente, très attentive ; elle a là à multiplier ses ressources et ses enseignements.

Ses enseignements ? Ceci m'amène à parler du *siège* et de l'*aspect des séquelles nécrotiques* dans les lésions osseuses par *coup de feu*, auxquels je n'ai fait jusqu'ici que de courtes allusions. Et ici, j'aurai lieu de m'arrêter à des remarques très personnelles.

Siège et aspect des séquelles nécrotiques. — Il y a lieu de les étudier dans les *contusions* osseuses, les *fissures longitudinales*, les *fractures simples* transversales ou obliques *par contact*, les *fractures à grandes esquilles par contact*, les *fractures par perforation* et par *gouttières*.

Et je crois qu'indépendamment des indications très précises en même temps que très pratiques qui découleront de mon exposé, ressortira avec la dernière évidence l'utilité de ma classification des fractures par coup de feu. Si je ne les avais pas distinguées comme je l'ai fait, ces fractures, jamais je n'aurais eu, à la première lecture de radiologies, vues antérieurement par tant d'autres et non ou mal interprétées, la signification exacte des lésions. Maintes fois, ça a été un sujet d'étonnement pour des radiologues ou des chirurgiens, et, pour moi, une véritable satisfaction que de donner aux uns et aux autres, par une démonstration radiologique, une clef qui leur manquait. Qu'on lise ce qui, de part et d'autre, a été écrit à ce sujet depuis le commencement de cette guerre, et l'on verra combien la documentation fournie est mal coordonnée, incertaine, variable suivant les visions, inspirée à défaut de données propres, par des souvenirs de cas sans analogie avec les nôtres. De mon étude, ressortira une notion claire dont il appartiendra d'ailleurs à chacun de vérifier l'exactitude, s'il veut bien y mettre la patience voulue et se dépouiller de tout parti pris.

a) **Séquelles des contusions.** — Les séquelles des points *contus se présentent sous forme de lamelles superficielles* limitées, arrondies ou plus ou moins irrégulièrement rectangulaires, souvent opacifiées par des parcelles métalliques.

La fig. 1, Pl. XXIX, p. 124, montre une de ces lamelles sur un tibia contus par une balle de schrapnel. L'attention a été là trop tardivement attirée sur cette séquelle concomitante du séjour de la balle dans un foyer à suppuration persistante.

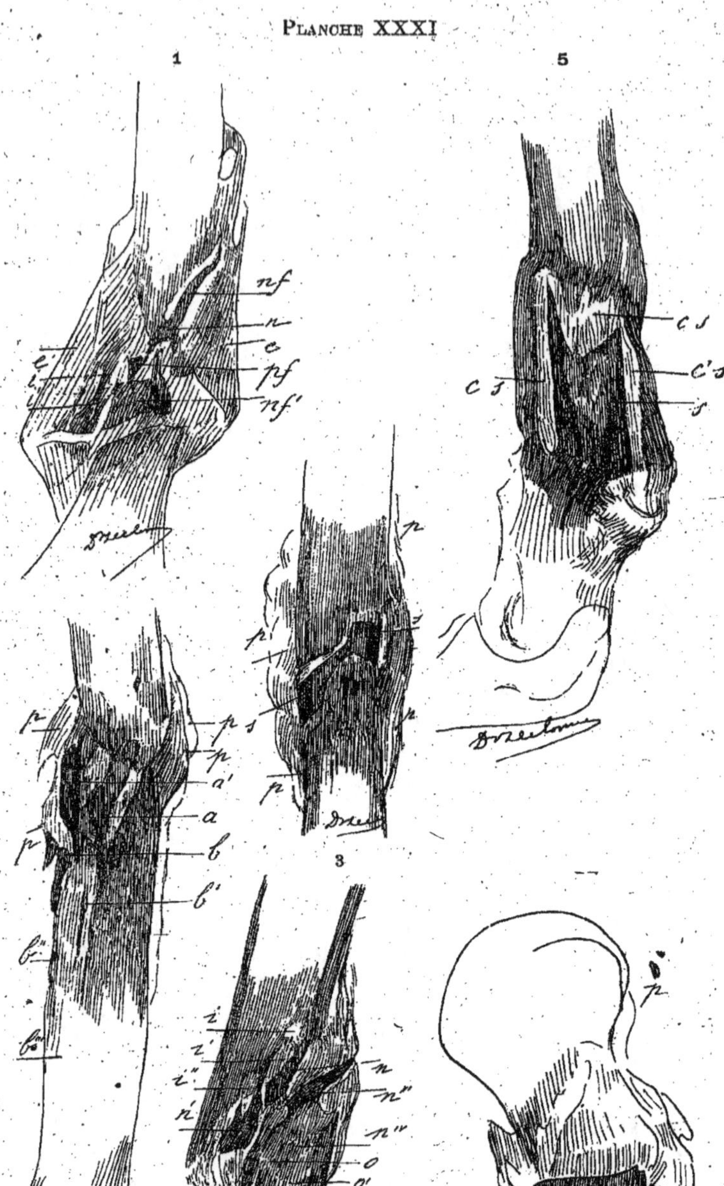

Planche XXXI. — Nécroses fragmentaires (Radiographies).

Fig. 1. Fracture de l'humérus au quart inférieur à deux esquilles latérales *e e'* ; *n, nf* nécrose de l'*extrémité* du fragment supérieur *n* et de son *bord* gauche *nf* ; *pf pointe* séparée et libre du fragment supérieur ; *nf'* nécrose libre du fragment inférieur ; *i, i'* nécroses fournies par l'esquille *e'*.

Fig. 2. Fracture du corps de l'humérus à la réunion du tiers supérieur et du tiers moyen. Nécrose fragmentaire et fissuraire, *a*, nécrose fournie par le fragment inférieur, *a'* esquille intolérée ; *b* nécrose périphérique ; *b'*, *b''*, *b'''* nécroses fissuraires périphériques, *p, p, p, p* productions périostiques.

Fig. 3. Fracture de l'humérus, transversale à la partie moyenne, *s, s* séquestre annulaire. *On remarquera sur ses deux parties latérales l'accentuation de la teinte due à la vision des bords de son cylindre pris de champ*, *p. p, p, p gaîne* périostique.

Fig. 4. Fracture de l'humérus à sa partie moyenne, séparations nécrotiques *n,n'* fournies par le fragment supérieur, *i, i', i''* échancrures du bord de ce fragment produites par l'ostéite éliminatrice ; *n'''* séparation nécrotique du bord du fragment inférieur ; *o, o'* ligne d'ostéite séparative d'un volumineux segment nécrosé dont fait partie le fragment n^{IV}.

Fig. 5. Fracture de l'humérus. *s* nécrose d'une étendue cylindrique notable de la diaphyse vraisemblablement à la suite d'une fracture double. *c, s, c' s'* cavité séquestrale. A remarquer la teinte régulière plus foncée sur les bords. (Radiog.)

Fig. 6. Fracture de l'humérus au tiers supérieur. Contention par une *bague métallique a*. Sa forme, la régularité de ses bords supérieur et inférieur, sa tonalité plus élevée que celle d'un séquestre, l'absence de tranches épaisses à ses extrémités la fait aisément reconnaître.

Dans les contusions osseuses, la nécrose n'est pas toujours aussi simple, aussi limitée. Elles donnent parfois lieu à des ostéomyélites étendues, massives, totales, se présentant avec les caractères radiologiques de l'ostéomyélite diffuse commune, avec ses masses cylindroïdes énormes, aux *bords irréguliers*, bien différents des *bords réguliers des grandes esquilles*, avec, sur la plaque, une teinte blanche éclatante et sur la photographie une noirceur accusée et concomitamment avec les apparences dues aux séquestres, périphériques ou centraux. (Voy. fig. 7, Planche XXIX.)

b) **Séquelles des fissures isolées.** — Les nécroses des *fractures longitudinales ou obliques sont linéaires* ; elles sont fournies par les bords de la fissure. Elles se présentent là avec les caractères que je décrirai dans les fractures à grandes esquilles (lamelles continues ou discontinues, limitées ou étendues en longueur, étalées en surface ou perpendiculaires, etc.). Ces nécroses sont tout exceptionnelles étant donné que les fissures isolées sont déjà très rares.

c) **Séquelles des fractures par contact, transversales ou obliques.** — Avec les *fractures transversales par contact*, qui, comme je l'ai noté dans le chapitre sur les Déplacements dans les fractures, sont relativement fréquentes et aussi à la suite de certaines opérations d'esquillectomie totale, de résection diaphysaire, on observe une forme spéciale de nécrose fragmentaire.

La portion d'os nécrosée représente un *anneau* partiel ou complet à bord tranchant correspondant au trait de fracture, à bord irrégulier, déchiqueté correspondant à la ligne séparative d'avec le fragment supérieur ou inférieur.

Ces séquelles nécrotiques sont ordinairement épaisses ; elles comprennent toute l'épaisseur de la paroi osseuse. Nous ne sommes pas fixés sur la rapidité ou la lenteur de la séparation. Celles-ci sont d'ailleurs variables. Parfois j'ai constaté une libération assez rapide.

La figure 4 de la Planche XXXII en représente un remarquable exemple. Sur cette figure, on distingue nettement un anneau complet fourni par le fragment inférieur d'une fracture du fémur.

L'anneau est également complet sur la figure 3 de la Planche XXXI.

Comme certaines de nos fractures sont soumises à une contention par des anneaux métalliques (fig. 6, même Planche), avant de s'arrêter au diagnostic de nécrose annulaire, on aura soin d'en bien apprécier les aspects. Les bords de l'anneau métallique sont plus précis, plus uniformes, la teinte est plus opaque. Certains détails de sa construction sont caractéristiques, enfin ils ne présentent pas à leurs extrémités circonférencielles la double marque de l'épaisseur du cylindre osseux que montre bien la figure 3.

La fig. 4, Pl. XIL, p. 176, montre encore sur un cubitus une nécrose fragmentaire annulaire, ici incomplète et fragmentée fournie par le fragment inférieur et sur la figure 2 de la Pl. XXXVIII, p. 166, relative à une fracture transversale à une esquille, les deux fragments inférieur et supérieur montrent par l'aspect de l'ostéite séparative dont ils portent les traces qu'ils ont donné naissance à des nécroses annulaires partielles combinées à des nécroses borduraires.

Les fractures *obliques par contact* donnent elles aussi des nécroses fragmentaires non moins caractéristiques.

Chez elles se retrouve la tendance qu'ont les extrémités fragmentaires des fractures transversales à fournir des nécroses terminales qui traduisent la forme de la fracture.

Les figures 1, 2, 3, 4, de la Planche XXXII, que j'ai choisies parmi d'autres tout aussi démonstratives, font bien ressortir que si dans ces fractures on peut retrouver des *nécroses annulaires totales*, telles que l'offre la figure 2 où l'anneau a été fourni par le fragment supérieur : le plus souvent, la nécrose principale est *partielle* et donnée par la *pointe* du fragment le plus oblique et le plus dévié. Les fig. 1, 3, en fournissent de beaux exemples.

D'après les examens radiographiques que j'ai faits, c'est surtout sur le fémur qu'on observe ces grosses nécroses de *pointes*.

On les remarque de préférence sur le fragment supérieur. Elles sont en rapport avec de gros déplacements dans le sens de la longueur, avec de gros raccourcissements.

On les constate surtout dans les cas de fractures très obliques. On conçoit qu'il en soit ainsi : c'est dans ces fractures obliques du fémur que les déplacements suivant la longueur sont les plus considérables. Ces déplacements entraînent, surtout sur le fragment supérieur, une dénudation osseuse importante. Les déviations dans le sens de l'épaisseur n'ont pas, quant à la dénudation fragmentaire, la même conséquence.

Les fractures des autres diaphyses ne s'accompagnant pas d'aussi grands déplacements que celles du fémur, leurs fractures ne donnent pas lieu aussi facilement à des nécroses de la pointe la plus déviée de leurs fragments. Je ne les ai rencontrées que deux fois dans une fracture du corps de l'humérus vers la partie moyenne.

Sur la figure 1 de la Pl. XXXII, la nécrose terminale *pointaire* du fragment supérieur a une forme se rapprochant de celle de la corne du pied d'un cheval, mais on distinguait très nettement sur la radiographie que cette figure a très fidèlement traduite, que la nécrose s'était prolongée de la pointe sur le reste *des deux bords* du fragment osseux dont le biseau remontait très haut. A l'heure où la radiographie figurée ici a été prise, de nombreuses parcelles nécrosées avaient déjà été éliminées ou extraites, de sorte que la double ligne était, par places, interrompue, mais elle était si bien jalonnée et ce qui restait de parcelles nécrosées s'était si régulièrement maintenu à proximité de la bordure osseuse, qu'on ne pouvait douter que les unes et les autres n'aient été fournies par ce fragment supérieur.

Sur la figure 3, qui reproduit la radiographie d'un blessé soigné à l'Hôpital Bégin, par le professeur Pinard, la né-

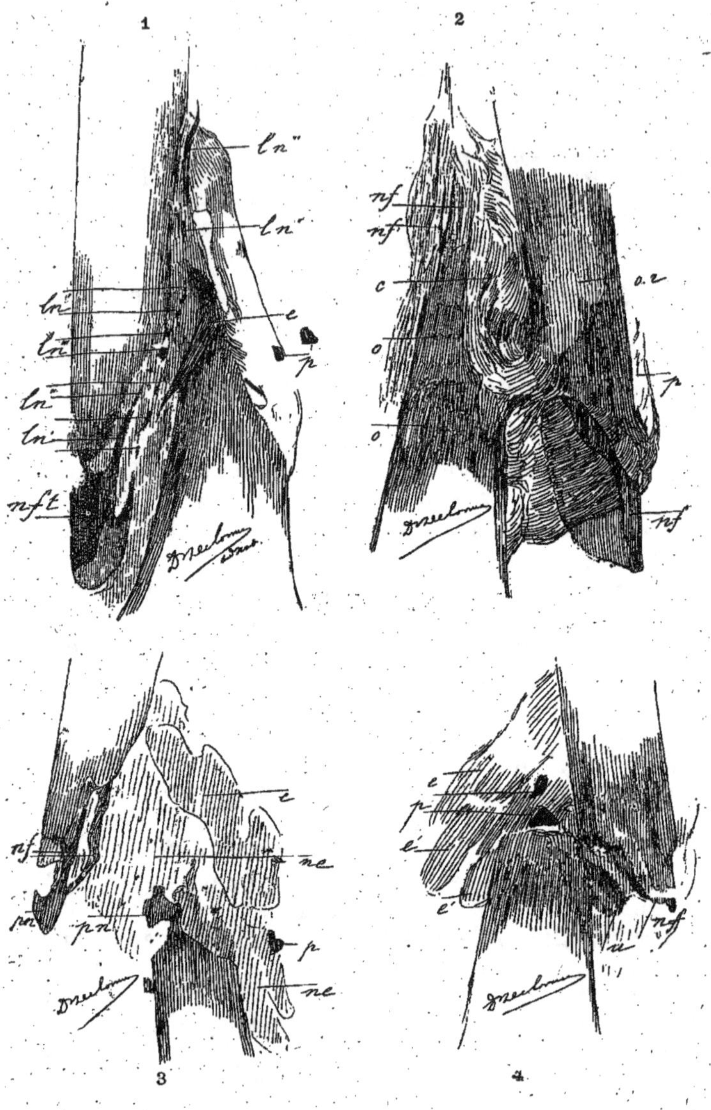

PLANCHE XXXII. — NÉCROSES FRAGMENTAIRES TERMINALES ET BORDURAIRES
(Radiographies.)

Fig. 1, 2, 4. Fractures du fémur à la réunion du tiers moyen et du tiers inférieur ; fig. 3, fracture du tiers moyen.

Fig. 2. *nf* nécrose terminale en forme de couronne. Le fragment in- *ln* IV, double ligne de nécrose fragmentée ; en haut *ln* V, *ln* VI, continuation linéaire, discontinue ; *e* esquille libre ; *p* fragments de projectiles.
Un pont osseux excentrique réunit les fragments femoraux.

Fif. 2. *nf* nécrose terminale en forme de couronne. Le fragment inférieur présente à sa pointe des traces linéaires de nécrose *n,f, nf'*. Ce fragment est atteint d'ostéite raréfiante *o, o; o, r*, ostéite raréfiante du fragment supérieur *p* ; *c* cal diffus.

Fig. 3. Nécrose terminale *n* et borduraire *nf* du fragment supérieur du fémur; *p n'* préparation d'une nécrose libre terminale du fragment inférieur, *n e, n, e* et *e nappe* d'esquilles adhérentes constituant un cal distant.

Fig. 4. *nf* nécrose terminale et borduraire du fragment supérieur ; *e e'. e'* nappe d'esquilles constituant le cal, *p* projectiles, *u* couronne nécrotique provenant du fragment inférieur.

---

crose de la pointe du fragment supérieur présente encore le même caractère, mais elle se prolonge moins loin. Rien ne dit qu'à un moment donné, la similitude n'était pas plus complète. Cette radiographie a été prise 10 mois après le traumatisme, mais d'autres épreuves montraient déjà la séparation bien avant.

Sur la figure 4, la ligne de nécrose ne comprend sur le fragment supérieur que la moitié du cylindre osseux et encore celle-ci tient-elle à la colonne diaphysaire, en arrière. Les figures 2, 4, de la Pl. XXXI fournissent encore de beaux exemples de nécroses terminales partielles.

Je noterai que sur le fémur de la figure 2, Pl. XXXII, le fragment inférieur, dans une grande partie de son étendue, présentait une modification de sa teinte et à sa partie supérieure des irrégularités qui témoignaient de son atteinte par l'ostéite et la nécrose. A des formes très nettes et simples peuvent donc s'adjoindre des formes plus complexes.

Sur ces photographies radiographiques, la teinte de la nécrose était d'ordinaire de la tonalité des parties du corps diaphysaire sain et comme mes figures très fidèles le montrent bien, la ligne de séparation s'affirmait très nettement sur chacune d'elles par une atténuation de tonalité.

Je crois qu'il ne viendrait à l'idée de personne, en présence de pareils documents, de douter et de la valeur des signes fournis par la radiologie et de l'opportunité des interventions qu'elle précise.

Les traits transversaux ou obliques, s'ils sont caractéristiques d'un grand groupe de nos fractures, peuvent se retrouver dans d'autres. Il est, comme l'expérimentation me l'avait déjà montré et comme l'observation au cours de cette guerre l'a confirmé, des fractures à grandes esquilles, surtout sur des os compacts comme le radius, le cubitus, le péroné dans lesquelles les portions axiles des fissures sont moins dissociées que leurs extrémités terminales, obliques ou transversales. Ces dernières peuvent fournir des nécroses se rapprochant de la forme annulaire complète ou incomplète. Certaines fractures à grandes esquilles peuvent même, sur la face opposée à la surface frappée, aux limites extrêmes de la fracture, donner des nécroses plus ou moins analogues, mais ces exceptions n'infirment pas la règle. Les nécroses annulaires partielles ou totales, transversales ou obliques sont caractéristiques le plus souvent de fractures transversales ou obliques pures.

d) **Nécroses des fractures par contact à grandes esquilles.** — Ces fractures *peuvent* donner lieu :

1° A des *nécroses de contact ;*

2° A des *nécroses fragmentaires ;*

3° A des *nécroses fissuraires ;*

4° A des *nécroses totales.*

On sait que c'est dans les fractures par contact à grandes esquilles (fractures en X ou en ailes de papillon), qui souvent ne sont pas compliquées de déplacements ou sont sans grands déplacements, que les traits fissuriques sont le plus étendus. Elles sont loin d'être rares ces fractures, ainsi que l'examen des blessés et surtout les radiographies me l'ont montré. J'ai même été surpris de leur fréquence relative, car presque depuis le début de la guerre actuelle, les tirs des combattants s'effectuent à des distances très rapprochées, or, j'ai établi, grâce à l'expérimentation, qu'à moins de résulter de contacts tangentiels, ces fractures ne sont produites par les contacts directs des balles que lorsque celles-ci sont animées d'une assez faible vitesse, c'est-à-dire tirées à grande distance. Mais les balles rondes des schrapnels, les éclats de projectiles creux, à vitesses souvent réduites, et moins pénétrants que les balles parce que leurs surfaces d'impact sont plus larges, ont le plus souvent, pour les produire, remplacé ces dernières.

Je rappellerai que dans ces fractures typiques, en particulier dans celles du fémur qui en accusent les caractères avec le plus de netteté — et parce que la diaphyse est uniforme et parce qu'elle a subi les effets du choc sur une plus grande étendue, — je rappellerai que du point de contact du projectile partent deux grandes fissures obliques qui, au loin, sillonnent, divisent la face osseuse frappée, contournent ses bords et vont se réunir par leurs extrémités supérieures et inférieures à une grande fissure longitudinale que j'ai appelée la fissure symétrique.

Ces fissures au loin rayonnantes et la grande fissure symétrique à laquelle elles aboutissent, sillonnent, en somme, obliquement, puis transversalement, enfin longitudinalement, le corps d'un fémur dans l'étendue de dix à vingt centimètres de long.

Les traits fissuriques délimitants sont, bien entendu, quant à leur longueur, proportionnels à l'étendue de chaque diaphyse. Courts de quelques centimètres sur un métacarpien, sur un métatarsien, ils peuvent déjà diviser un tiers ou la moitié de la longueur d'un radius, d'un cubitus, d'un péroné, d'un humérus. Sur un tibia, la fissuration peut atteindre plus de la moitié de la longueur de l'os, surtout lorsque le contact du projectile s'est effectué sur le tiers supérieur.

Je viens de rappeler les dispositions les plus typiques, les plus complètes de la fracture par contact à grandes esquilles, mais souvent les traits fissuriques sont incomplets soit qu'un trait oblique manque, comme dans la fracture en V à une esquille (fig. 4, Pl. XXXIV, p. 151), soit qu'un trait transversal se substitue, sur une moitié de l'épaisseur de l'os, aux deux traits fissuriques obliques qui devaient diviser cette moitié. C'est la fracture à une esquille avec trait transversal subdivisant le reste de l'os. (Voy. fig. 2, Pl. XXXVIII, p. 166.)

Aux types de plus en plus simplifiés s'opposent des types comminutifs produits toujours par les mêmes contacts, mais par les chocs de projectiles animés de vitesses moins réduites. Dans ces cas, les deux esquilles principales ou l'une d'elles est subdivisée par des traits, en général, plus ou moins parallèles aux premiers et par des traits secondaires transversaux ou obliques. Les lignes de fissuration parallèles, comme je l'ai indiqué dans mon « Traité de Chirurgie de guerre », qui résumait mes nombreuses expériences, peuvent être doubles ou triples.

La similitude des dispositifs de ces fractures telle que l'expérimentation les avait fait ressortir et celle des fractures observées sur les blessés, a été une fois de plus confirmée au cours de cette guerre par les pièces anatomiques recueillies au front et par d'innombrables radiographies des plus démonstratives.

Parmi ces pièces anatomiques, mention spéciale doit être faite de celles que le Musée du Val-de-Grâce doit à M. le Médecin-Major Martin. Dans ses conférences aux armées, M. le Médecin-Major Billet nous dit qu'en les opposant, devant ses auditeurs, aux figures tirées de mon « Traité de Chirurgie de guerre »; ressortait la similitude absolue, l'invariabilité des types que m'avait fournis l'expérimentation et ceux que donnaient les tirs sur les champs de bataille (1).

Etablir que ces fractures ne sont pas rares et que leurs classifications typiques sont toujours opportunes, ne sera pas jugé précaution inutile pour qui sait que pour des raisons diverses qui n'ont rien de scientifique, l'utilité de leur distinction a pu être mise en doute. Le faire, c'est nier l'évidence même et gratuitement et bien inconsidérément se priver d'une précieuse directive.

Sur les blessés comme sur les radiographies, la saillie excentrique et longue des grandes esquilles, saillie tantôt excessive, tantôt modérée, les repères fournis par les pointes extrêmes de ces esquilles, et qui réjointées par des lignes servent à retrouver les traits fissuriques, les extrémités le plus souvent intactes, aigues, non échancrées des fragments, accusées par la radiographie, l'aspect des fissures tantôt partiellement béantes, tantôt partiellement réunies, la déformation du projectile souvent peu distant (balle aplatie), font reconnaître aisément ces fractures.

1° *Nécroses au point contact.* — *a)* Tantôt celle-ci se présente sous l'aspect d'une mortification osseuse superficielle, très localisée, lamelleuse, irrégulière, avec un contour qui se sépare nettement d'une zone plus claire d'ostéite raréfiante éliminatrice. Cette nécrose du *contact*, répond à la jonction des lignes de fissures.

b) La nécrose peut être plus profonde, intéresser la totalité de l'épaisseur de l'os au point contus et épouser toute l'étendue du projectile.

La radiographie d'une fracture du fémur (fig. 1, Pl. XXXIV, p. 151), montre la place occupée par une de ces né-

____

(1) MIGNON, H. BILLET et MARTIN. *La pratique chirurgicale dans la zone de l'avant.* Paris, Baillière et C¹ᵉ 1917.

croses de contact de la totalité de l'épaisseur de l'os. La perte de substance qu'elle a laissée a les dimensions du projectile. L'ostéite raréflante dont les bords de cette perte de substance porte l'empreinte ne laisse pas de doute qu'il s'agit là non d'une perforation mais d'une nécrose.

c) Enfin parfois le projectile, au lieu de se borner à contusionner l'os au point frappé, brise l'extrémité de l'un des fragments produisant une esquille libre. Cette esquille intolérée dans le canal médullaire donnera les apparences radiologiques d'une nécrose et se comportera comme elle.

2° *Nécroses fragmentaires.* Les fragments supérieur et inférieur de la fracture, peuvent présenter des *nécroses terminales* de leurs pointes, et simultanément des *nécroses borduraires.* La nécrose se rapproche de celle de l'extrémité terminale d'une fracture oblique. Sur la face contuse, la séquelle conserve la forme triangulaire du fragment ; sur la face opposée, une forme plutôt annulaire.

Plus qu'une description, la vue des fig. 2, 3, Pl. XXX, p. 132, donnera idée de ces aspects.

Ces figures montrent que sur la face frappée, le fragment nécrosé a une forme triangulaire et qu'en arrière, il tend à prendre une forme annulaire. Cette forme devait être plus nette encore sur les côtés de la fracture.

La nécrose sera superficielle, lamellaire ou comprendra la totalité de l'épaisseur de l'os ; elle intéressera la totalité de l'extrémité fragmentaire ou certaines de ses parties ; la pointe seule pourra parfois se détacher et fournir un minuscule fragment osseux (fig. 1, *p f*, Pl. XXXI, p. 139).

3° *Des nécroses fissuraires.* Méconnues, négligées au point qu'il n'en est jamais question dans les écrits consacrés aux séquelles des fractures par coup de feu, ces nécroses fissuraires sont cependant des plus curieuses, des plus importantes à connaître. Elles sont *caractéristiques des fractures à grandes esquilles,* non qu'elles soient constantes dans ces fractures, en tant qu'apparition, mais parce que constant est leur *siège.*

Les séquelles nécrotiques qui ne proviennent pas du point osseux frappé, d'une extrémité fragmentaire sont, dans les fractures par contact, des séquelles *fissuraires.* On n'en trouve pas d'autres.

Elles peuvent occuper toute la longueur ou, au contraire, des points *circonscrits et distants, sur les lignes fissuraires.*

Dans la fracture par contact type, elles longeront les fis-

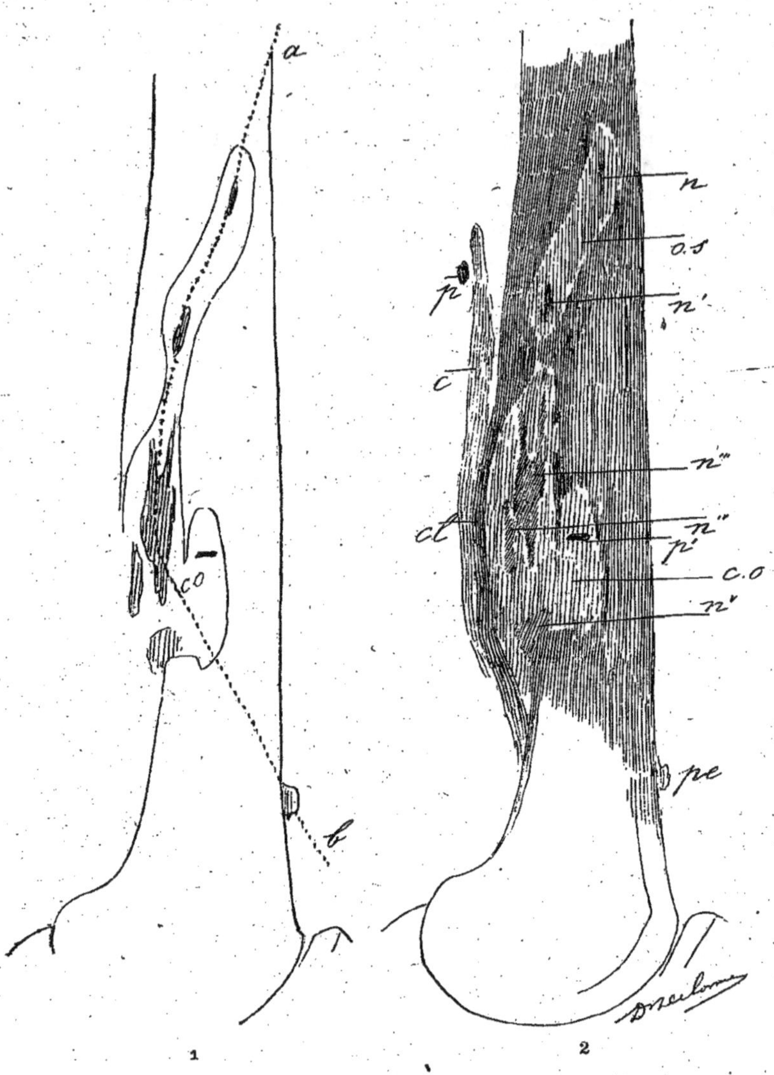

a
co
b
p
c
cl
n
o.s
n'
n''
n''
p'
c.o
n'
pe
1
2

Fig. 1. Schéma explicatif de la radiographie remarquable reproduite par la figure 2, *a*, *b* grande fissure d'une fracture du fémur *par contact. C'est sur son trajet que les nécroses lamellaires se sont détachées. Co contact.*

Fig. 2. *n n'* nécroses lamellaires peu étendues, *o s* taches blanches d'ostéite raréfiante ; n^{III}, n^{IV}, n^{V} nécroses lamellaires étendues ; *c o* cavité séquestrale ou tache blanche d'ostéite raréfiante, *c* coque périostique la plus distante, *c l* coque localisante, *p e* production périostique analogue à celles qu'on remarque fréquemment sur le trajet des fissures.

En bas, la fissure n'était pas apparente sur la radiographie, ce qui n'a rien d'exceptionnel, mais la production périostique *p e* en affirmait la présence.

---

sures obliques, la fissure symétrique, occuperont l'un des côtés ou les deux côtés de ces fissures ; au point de rejointement des esquilles et des fragments, on les retrouvera simultanément sur les bords des fragments comme sur ceux des esquilles (fig. 2, 3, Pl. XXX, p. 133). Elles se présentent surtout sous deux aspects :

1° Celui de *lames superficielles* avec bord tranchant correspondant à la fissure et bord irrégulier, déchiqueté par l'ostéite éliminatrice, du côté opposé, lames de quelques millimètres de 2, 3, 5, 8, d'épaisseur, d'un centimètre de large, rarement plus. Ces lames sont fournies *par la partie la plus superficielle de l'os dénudée du périoste.*

2° Celui de *tranches linéaires*, verticales, de 2 à 3 millimètres de large, non plus étalées en surface, mais perpendiculaires à cette surface ; elles sont fournies par la totalité de l'épaisseur du bord ou des bords de l'os, par une *tranche* de ces bords sur le trajet de la fissure.

Lames et tranches, si elles sont continues, reproduisent la forme linéaire, courbe, lancéolée des fissures.

Quand la fracture est comminutive, les lignes nécrotiques peuvent se retrouver sur les lignes fissuriques secondaires de subdivision des esquilles. S'il se détache spontanément quelques fragments au cours des pansements, on les examinera avec soin. Si ces fragments se terminent par une cassure nette, c'est qu'ils se sont séparés par effraction d'une lame nécrosée, restée en place et dont on aura à provoquer l'issue.

Puisque ces nécroses suivent le trajet des lignes de fissures, ne fournissent-elles pas un argument irréfutable pour prouver l'utilité qu'il y a à bien connaître les dispositions générales de ces fractures et la nécessité de les rechercher.

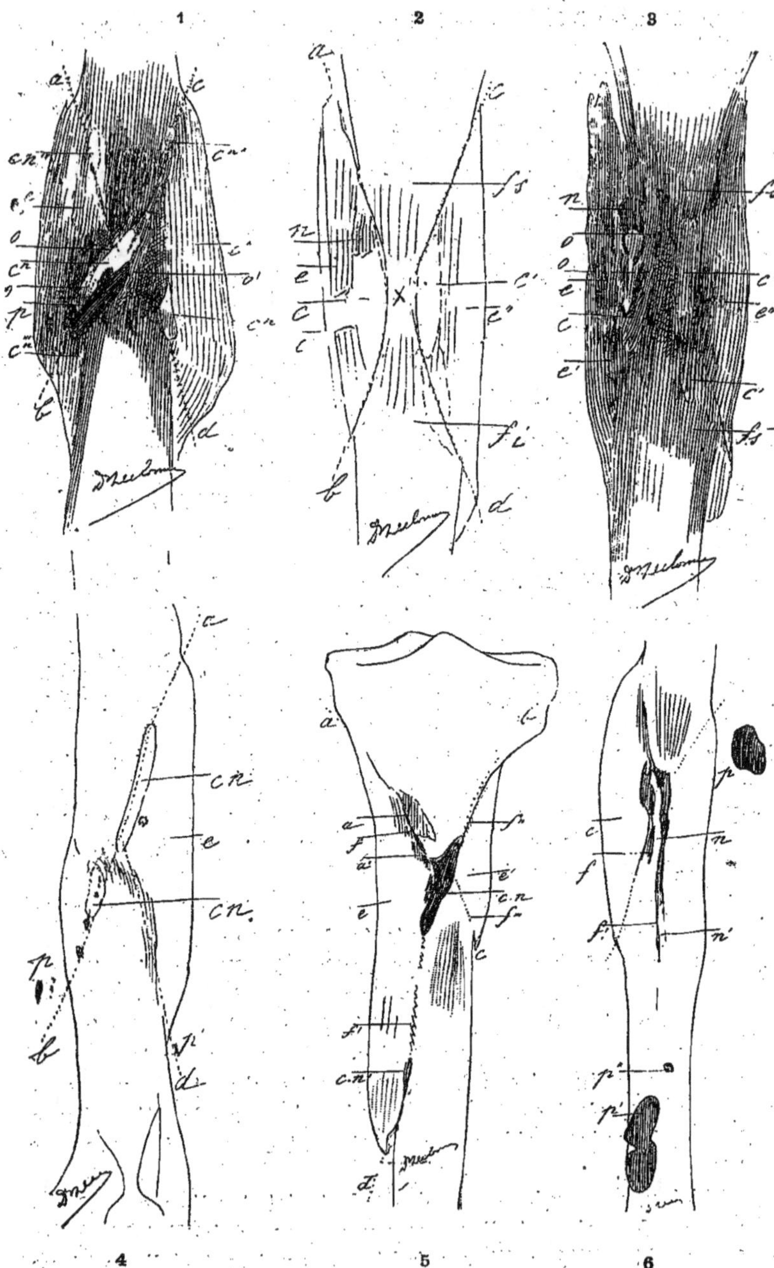

PLANCHE XXXIV. — NÉCROSES FISSURAIRES ET DE CONTACT
(Radiographies.).

Fig. 1. Remarquable exemple d'une fracture du fémur par contact
à sa partie moyenne. La balle *p* est restée au point de contact,
produisant une nécrose en *c n* qui a été enlevée, *e*, l'esquille gauche, *e'* l'esquille droite ; *a b* lignes qui établissent les limites de la
première ; *c, d* celles qui démarquent la seconde, *o, o'* traces de
l'ostéite séparatrice en bordure de la plaque nécrotique.
Cn^{I}, *cn*^{II}, *cn*^{III}, *cn*^{IV} Cavités séquestrales déshabitées sur le trajet des
lignes séparatives des grandes esquilles et des fragments.
Fig. 2. Reconstitution schématique de la fracture 3 *e, e'* ; *e''* les deux
esquilles latérales, *f s, f i* les deux fragments, *ab cd* les lignes fissuraires, *c, c'* les cavités nécrotiques, *n* la nécrose à enlever.
Fig. 3. Fracture du corps du tibia à deux grandes esquilles, l'une
e, e' subdivisée, l'autre complète *e''* ; *n* nécrose libre formée par
le bord du fragment supérieur. La cavité *c*, dont le séquestre *n*
n'occupe qu'une faible étendue et qui, sur ses bords, porte les
traces de l'ostéite séparatrice, a dû être antérieurement habitée
par d'autres séquestres de l'esquille *e, e'* ou du fragment inférieur ; *c' c'* cavité séquestrale très étendue, déshabitée, ayant
contenu des nécroses fournies par l'esquille *e''*.
Fig. 4. Fracture en V de l'humérus à une esquille *e* ; *a, b, d* tracé
des fissures, *c n, c n'* cavités nécrotiques déshabitées sur leur
trajet ; *p, p'* projectiles.
Fig. 5. *Fracture du tibia* à deux esquilles inégales (contact) *a d,*
b c, lignes complétant le trajet des fissures *f, f', f'', f'''* ; *e* la plus
grande esquille ; *e'* la plus petite ; *c n* cavité nécrotique déshabitée correspondant au contact et au bord de la grande esquille *e;*
a, a' traces d'ostéite éliminatrice de séquestres superficiels sur
les deux bords de la fissure *f* ; *c n'* petite cavitée déshabitée.
Fig. 6. Fracture de l'humérus incomplète, *e* une esquille incomplète,
nécroses *n, n'* sur les deux bords fissuraires *f, f'* ; *p, p, p''* projectiles.

Je vais en fournir de nouvelles démonstrations en même
temps que je fixerai bien dans l'esprit les caractères de cette
variété de séquelles. L'exemple suivant est typique : la
Pl. XXXIII, p. 148, est la reproduction d'une radiographie
admirable que j'ai découverte dans une formation sanitaire
au cours d'une inspection et qui n'avait pas été « lue ». Je
défie qui que ce soit de la bien comprendre s'il ne fait pas
appel aux directives qui me guident pour son interprétation
et j'espère, par contre, que tous ceux qui s'en seront, comme
moi, servi, en apprécieront pour l'avenir l'utilité.

Sur la figure qui très minutieusement et très exactement
représente les caractères de la radio, sur cette figure, ce qui
frappe, ce sont des plaques transparentes et des séquestres.
La radio pas plus que ma figure n'ont traduit de fissures.
La chose ne doit pas surprendre. On sait, en effet, que quand
celles-ci ne sont pas béantes, elles ne s'accusent pas sur
l'épreuve. Or, manifestement, il s'agit ici d'une *fracture par
contact incomplète*, sans *solution de continuité de l'os*. Ceci

dit : pourquoi *les nécroses* occupent-elles leurs places ? A déterminer ces dernières sans guide commencerait l'embarras.

Sur la figure 2, on lira, après l'avoir confrontée avec la figure 1 schématique, que le point de contact *co* a fourni la grande lamelle *n'''*, superficielle, étant donnée sa teinte qui est celle d'une nécrose mince. Là, se trouve encore un fragment de projectile *p'*. *Il signe le contact.* Du trajet *co, a,* d'une félure, se détachent deux petites lamelles nécrotiques superficielles entourées d'une zone d'ostéite raréflante, trop large et trop longue pour elles. Là se trouvaient sans doute antérieurement des lames qui ont disparu. Sur le reste de la ligne fissuraire probable *co. b,* arrêtée en bas par une prolifération périostique, comme les félures en montrent parfois, on ne constate rien. Qu'eussent donné, comme renseignements des radios prises dans d'autres plans ? Combien on regrette de ne pouvoir le savoir.

Reportons-nous à la fig. 1 de la Pl. XXXVIII, p. 166. C'est encore une *fracture par contact incomplète* qu'elle représente. Uns discontinuité dans le bord du péroné à la limite supérieure de la lésion indique qu'il s'agissait bien d'une fracture. Là encore, la fissure n'était pas apparente, parce qu'elle était insuffisamment béante. Elle s'est perdue dans l'extrémité inférieure du péroné. Au point de contact *c,* on voit une lamelle nécrotique arrondie *n',* puis une ligne nécrotique interrompue *n n''* donnant une tache allongée sombre que fait ressortir la décoloration voisine longitudinale *l l'* et doublement parallèle de l'os atteint d'ostéite raréflante. On remarquera que cette séparation s'est faite sans réaction périostique et sans le moindre gonflement osseux.

La Pl. XXXIV, p. 150, multiplie les enseignements en les montrant concordants. Sur la figure 1, prise sur une radio de fracture du fémur, déjà représentée dans mon Mémoire sur les déplacements mais à une autre phase, des vestiges de cavités séquelleuses deshabitées se trouvent sur les lignes fissuraires *ad, bc.* Il s'agissait d'une fracture par contact type à deux esquilles. Une éclaircie de l'esquille droite pourrait encore faire penser à une séquelle éliminée sur le bord d'une subdivision fissuraire.

La fracture par contact du tibia à deux esquilles inégales que reproduit la figure 5 (même Planche), d'après un cliché, accuse nettement une élimination séquestrale et des traces d'ostéite éliminatrice sur le trajet de lignes fissuriques esquillo-fragmentaires *a c, b d.*

La figure 3 expliquée par la reconstitution schématique 2 montre encore une grosse séquelle nécrosée non extraite *n* sur le trajet de la ligne fissurique esquillo-fragmentaire *ab*. On constate une longue bordure d'ostéite éliminatrice dans des points qui correspondaient à des séquestres disparus. Sur la ligne esquillo-fragmentaire *cd*, on retrouve une cavité séquestrale *c* également deshabitée.

La figure 6 est aussi démonstrative. C'est le calque d'une plaque radiographique. Il s'agit d'une fracture par contact de l'humérus. Une tranche nécrotique longue *n n'* se détache d'un bord de fissure.

Sur la fracture humérale en V à une esquille reconstituée (fig. 4), on distingue une longue cavité séquestrale sur la ligne fissuraire qui a séparé le fragment supérieur et la grande esquille (*c n*).

J'ai dans mon chapitre sur les déplacements dans les fractures, reproduit des radiographies aussi typiques que les précédentes et qui m'avaient été fournies par les fractures de l'humérus et du fémur (Pl. VII, p. 32, fig. 6, 7, 8 et Pl. XX, p. 86, fig. 5, 6).

Ces éliminations ne sont point tapageuses ; elles ne provoquent pas d'ordinaire de réaction périostique ; le travail se fait surtout *aux dépens de l'os même, qui se sépare de son tissu non viable, avec le moins de frais possible* et on ne trouve pas trace nette d'ostéomyélite. Les canaux médullaires et les esquilles principales ont la tonalité des fragments. La marche a dû être quelque peu torpide : ce n'était point une raison pour ne pas en hâter l'issue.

La remarquable pièce anatomique que j'ai reproduite dans la Pl. XXXV m'arrêtera un peu longuement en raison des enseignements qu'elle comporte. Elle a été déposée au Musée du Val-de-Grâce par M. le Médecin-Major H. Martin et est relative à une fracture du fémur non comminutive par contact et sans déplacement.

Qu'on étudie, avant de regarder chacune des figures 1 et 2, la figure 3 qui les reconstitue. Le contact a eu lieu en *c*. Une petite esquille s'est détachée là ou a été perdue. La partie supérieure de l'esquille subdivisée *e e* a été schématiquement remise en place. De la face frappée partent des fissures obliques limitant une esquille subdivisée *ee*, elles aboutissent par leurs extrémités à la *fissure symétrique f s ponctuée* qui sillonne la face symétrique du contact.

L'autre moitié de l'épaisseur de la diaphyse est sillonnée au-dessous du point de contact par une grande fissure obli-

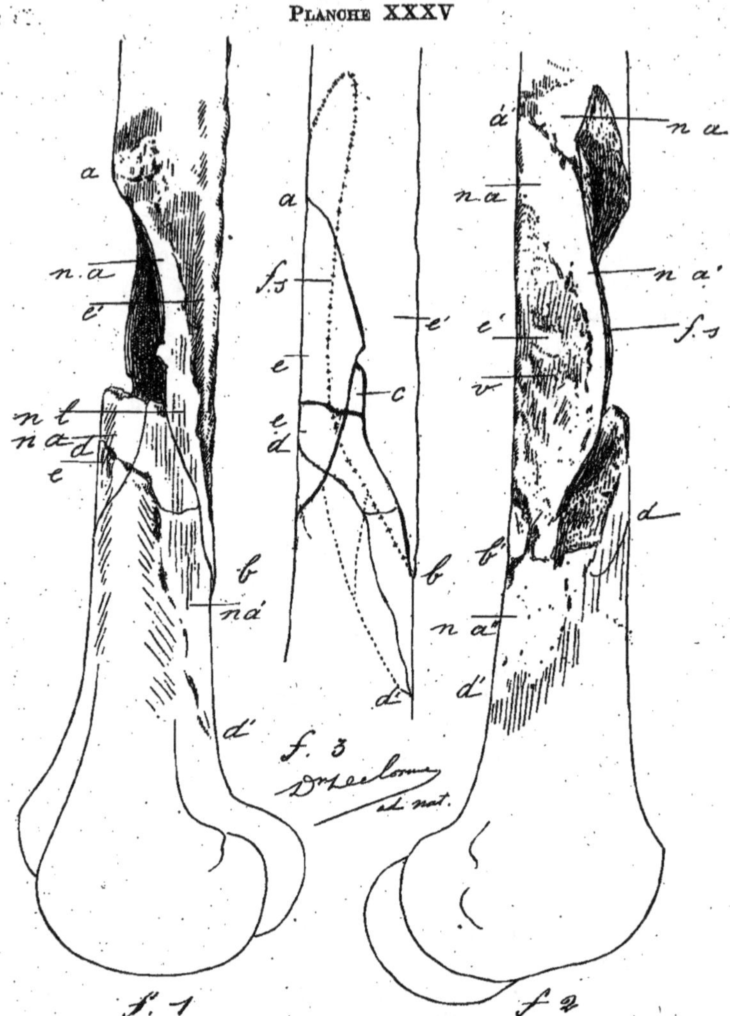

Fig. 1, 2, Fracture *par contact* du corps du fémur. Fig. 3, Reconstitution schématique de la fracture.

Pièce *anatomique* du médecin major Martin (Musée du Val de Grâce).

Fig. 1. *n a* nécrose non libérée et *n l* nécrose déjà détachée sur l'un des bords de la fissure limitante *a b* ; *n a*, *n a'* nécrose non détachée sur l'autre bord de la même fissure, *d d'* limite extérieure de la portion osseuse malade.

Fig. 2. *n a*, *n a'* nécrose non libérée lamellaire sur la ligne *a' b'* de la fissure symétrique courbe *f s* ; *n a'' n a'''* nécroses non libérées lamellaires, toujours en bordure de fissures.

Fig. 3. *c* contact, *e, e,* l'une des esquilles subdivisée, *e'* l'autre esquille incomplète en haut, *a b* ligne fissurique principale, *f s* fissure symétrique, *d, d'* limite de nécroses.

que *c. b*, rejoignant, elle aussi, la fissure symétrique. La grande fissure oblique supérieure manque, sans cela la fracture eût été d'un type parfait. Qu'importe.

Sur cette superbe pièce, on remarquera, et c'est en cela qu'elle est surtout démonstrative : que sur *tout le long* de la fissure *oblique* limitante *a b* (fig. 1), que sur *tout le long* de la fissure *symétrique f s* (fig. 2), que sur les *deux* bords de ces fissures *na, na', na''*, se dessinent de longues bandes de nécroses d'inégales dimensions dans le sens transversal : là, larges de quelques millimètres seulement, là larges, au contraire de plus d'un centimètre. La teinte blanche ou plus pâle de l'os, le tracé d'ostéite éliminatrice peu végétante sur le bord non fissuraire étaient caractéristiques.

Sur certains points, en *nl*, par exemple (fig. 1), et jusqu'au point *b*, la lame nécrotique était détachée, mais sur la plupart des autres points, bien que sur eux comme en *nl, b*, les apparences soient identiques (aspect porcelainique, sillon éliminateur superficiel), la nécrose n'était pas détachée. Elle restait *adhérente*. Sur la tranche de la fissure symétrique, j'ai, par endroits, recherché en vain les limites de la lame, elles manquaient.

S'agissait-il là d'un travail commencé, inachevé de nécrose qui ,avec le temps, se serait terminé par une séparation complète, une élimination de toutes les parties blanches ? Je ne le pense pas. Je crois, au contraire, que la délimitation n'était pas sans rémission. Toute la partie blanche représentait un os souffrant, *menacé* de nécrose, mais non sûrement condamné. *L'adhérence profonde, des réunions partielles* effectuées sur d'assez grandes étendues par des promontoires osseux et non périostés faisaient entrevoir, espérer des récupérations plus ou moins étendues et en *n a''*, par exemple, sur la figure 2, l'os dans sa partie très blanche se taraudait de distance en distance et allait subir une résorption dont il n'était pas possible de préciser les limites.

Si de ces constatations on peut déduire qu'à moins d'indications tirées d'un état général grave, il y a lieu, dans ces cas, d'attendre que la nature ait fait son œuvre double de reconstitution et d'élimination, cette pièce n'en est pas moins remarquable en ce qu'elle précise toute l'étendue primitive des menaces de nécrose, les éliminations distantes et surtout d'une façon éclatante, les rapports étroits de la nécrose avec les bords fissuraires.

Les fig. 1 et 2 de la Pl. XXXVI confirment encore la donnée générale. Ici, la nécrose se présente plutôt sous forme

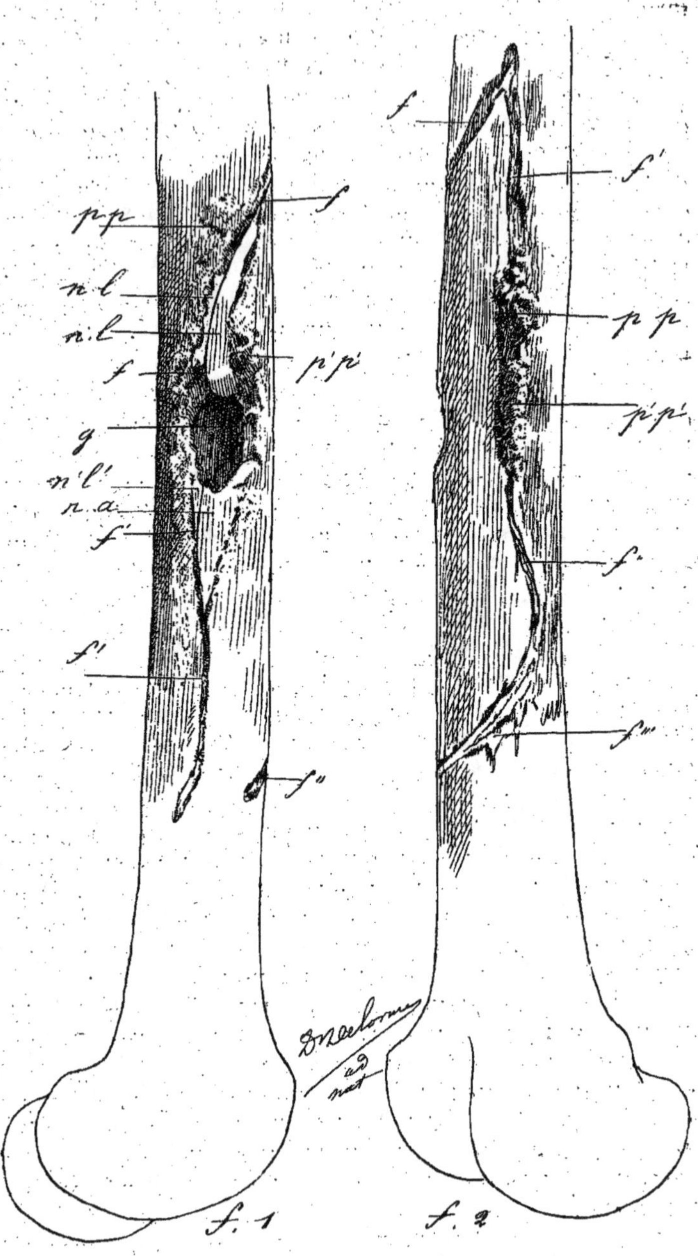
f. 1
f. 2

PLANCHE XXXVI. — NÉCROSES ORIFICIELLE ET FISSURAIRES
(Pièce anatomique)

Fig. 1 et 2. *Fracture incomplète par contact du fémur*. La perforation *g* est chirurgicale.

Fig. 1. *f*, *f'* fissure spiroïde. On remarquera la richesse des productions périostiques *p p*, *p' p'* qui en ont envahi les bords ou qui la comblent.

Au dessus de la perte de substance, nécroses remarquables par leur longueur et leurs rapports avec la fissure *f* dont elles suivent exactement chacun des deux bords. Ces nécroses *n l* sont libres.

Au dessous, perte de substance, nécrose orificielle triangulaire divisée en deux parties, l'une *n' l'*, qui borde à droite, la fissure est libre ; l'autre *n*, *a* n'est pas détachée.

Fig. 2. *f*, *f'*, *f''*, *f'''* grande fissure symétrique en partie béante, en partie comblée par des productions périostiques exubérantes *p p*, *p' p'*.

Sur cette fissure ne se dessinent que deux des points très limités des nécroses, encore sont-elles non détachées. En tous cas, elles sont linéaires.

Pièce anatomique déposée au Musée du Val de Grâce par le médecin major Martin et reproduite dans la *Pratique chirurgicale dans la zone de l'avant*, de MM. A. Mignon, H. Billet, M. Martin, p. 125 mais non expliquée.

---

de tranches épaisses. Ces figures reproduisent à moitié grandeur une pièce anatomo-pathologique qui a été déposée au Musée du Val-de-Grâce par le Médecin-Major H. Martin. Une seule grande esquille a été délimitée. Sur la face frappée, deux nécroses complètement libérées *nl*, *nl* longues, comprenant toute l'épaisseur de la paroi osseuse à leur niveau, se montrent sur les deux bords de la fissure *f*, *f*. (fig. 1). Des végétations périostiques abondantes *pp*, *p'p'* les entourent. Au-dessous de la perte de substance osseuse, *faite par le chirurgien*, sur le trajet de la fissure *f'*, *f'* (fig. 1), on trouve encore des nécroses l'une libérée petite *n' l'*, l'autre large et triangulaire encore adhérente *n a*. Le reste de la fissure se comble excepté en bas.

Sur la face symétrique, le long de la fissure symétrique *f'*, *f''*, *f'''*, les mortifications osseuses sont bien plus limitées. Cependant on les retrouve encore sous forme de *tranches partielles* entre *f* et *f'*. En *f'''*, la nécrose est plus superficielle.

La pièce a été recueillie le 40e jour de la blessure. Des accidents infectieux nécessitèrent de la part de M. le Médecin-Major H. Billet, l'ouverture à la gouge du canal médullaire en *g*, le 12e jour. Il s'en écoula, dit-il, un pus abondant. L'infection s'étant propagée dans toute la cuisse, on pratiqua l'amputation dans la région trochantérienne. A l'autopsie du membre, on trouva un vaste abcès dans la face postérieure de la cuisse s'étendant jusqu'au creux poplité (1).

J'ai vu au Musée du Val-de-Grâce, une pièce de fracture de l'humérus par contact des plus typiques que je m'apprêtais à dessiner et que je n'ai pu retrouver. Des nécroses *borduraires*, perpendiculaires, représentant toute l'épaisseur de l'os, plus étendues en profondeur qu'en surface, s'étaient détachées régulièrement des bords des esquilles.

Une pièce humérale intéressante déposée au même Musée par le Médecin-Major H. Martin montre encore des lésions similaires.

Le Médecin-Major H. Martin vient enfin de recueillir une pièce fémorale également typique. Mis par moi très au courant des particularités si intéressantes et si précieuses que ces « documents » anatomo-pathologiques présentent, il s'évertue à retenir ces pièces et, à l'avant, les sauve d'une destruction quasi-générale.

A l'arrière, alors que la chose serait bien plus facile qu'à l'avant et que la récolte s'y annonce plus riche, on devrait bien agir de même et c'est ce qu'on ne fait pas. Pendant les dix-huit mois qu'ont durés mes inspections, je n'ai pas vu une seule pièce anatomo-pathologique osseuse importante et Dieu sait si on aurait pu en recueillir par centaines. C'est une mine inépuisable d'enseignements perdue. Puissent de semblables errements ne pas se continuer. Mes descriptions et les déductions que j'en tire inciteront, j'ose l'espérer, à les faire cesser. C'est pour nous tous un devoir vis-à-vis de la science française, d'éclairer pleinement ces questions d'un intérêt pratique journalier : de la constitution et du siège des séquelles osseux et des interventions qu'elles réclament.

Les fig. 2 et 3, Pl. XXX, extraites de mon « Traité de Chirurgie de guerre » montrent encore, d'une façon générale, les rapports constants des nécroses lamellaires étendues avec les fissures et cela à la fois pour les fissures principales limitantes des grandes esquilles et des fragments mais aussi pour les fissures secondes qui subdivisent ces grandes esquilles.

Au point de vue de la rapidité des séparations, par con-

---

(1) Cette pièce, avec la précédente, a été photographiée dans l'ouvrage de MM. MIGNON, H. BILLET et M. MARTIN : *La pratique chirurgicale dans la zone de l'avant*, o. c., 125. Malgré le soin apporté à sa reproduction, celle-ci n'a pu rendre les détails que la figure ci-contre a rendus sans les forcer.

séquent des dates de l'intervention libératrice, il y a vraisemblablement à distinguer ici, comme sur les fragments, les
nécroses lamellaires superficielles des nécroses totales de
l'épaisseur du cylindre ou des esquilles.

La fig. 5 de la Pl. XXXIX, p. 171 représente un très curieux unique exemple de nécroses minuscules, *insensibles*,
des bords esquilleux. J'en parle à titre de simple curiosité,
car de si minuscules débris s'éliminent d'eux-mêmes.

Les bords des esquilles de cette fracture régulière du
cubitus par contact, avec déplacement latéral léger des esquilles, sont tatoués de parcelles osseuses minuscules qu'on
pourrait prendre au premier abord pour des poussières métalliques. Mais, comme il n'en existait pas sur la surface
extérieure de ces esquilles, comme on ne les trouvait essai-
mées que sur la bordure esquillo-fragmentaire, que ces particules avaient la tonalité du tissu osseux, que l'une d'elles
était encore adhérente à l'os, la confusion n'était pas possible.

Un très grand nombre de radiographies montre dans les
foyers de fractures de minuscules parcelles d'élimination insensible. Elles n'ont ni la multiplicité ni l'aspect des précédentes.

Ce cas fait voir jusqu'à quel degré la radiographie précise
les apparences nécrotiques puisqu'elle traduit celles qui sont
aussi ténues que possible.

4° Quelques exemples m'ont été fournis de *nécroses
totales* d'un foyer de fracture par contact à esquilles.

Au Musée du Val-de-Grâce, M. le professeur Jacob a
déposé une pièce relative à une nécrose sinon totale au moins
presque totale d'une fracture par contact du fémur. Les
fragments nécrosés avaient subi de profondes érosions.

La figure 5 de la Pl. XXXI représente une nécrose
étendue du cylindre d'un humérus. Elle provenait d'une fracture par contact. A sa partie supérieure, il semble bien
qu'elle présente les pointes de deux esquilles latérales. Les
fissures sont invisibles, la chose n'a rien d'étonnant. On
distingue nettement à la périphérie l'épaisseur des tranches
des bordures de l'os.

J'ai dit au début de ce chapitre, à propos des nécroses
fissuraires, qu'elles n'étaient point constantes. Je ne voudrais
pas que l'ensemble des témoignages que je viens de fournir
de leur présence, ensemble qu'il m'eût été bien facile d'accroître encore, pût faire supposer que si elles ne sont pas
constantes absolument, elles sont bien près de l'être. Je ne

saurais dire, et je crois qu'il serait impossible et d'ailleurs sans utilité, de rechercher avec quelle fréquence elles se présentent, mais si j'en juge par ce que m'a révélé un ensemble imposant de radiographies, dans la majorité des cas, même dans les fractures primitivement infectées, les lignes fissuriques se soudent soit par un tissu osseux très compact, d'ostéite réparatrice qui les comble régulièrement ou par un tissu moins compact, percé de pertuis de distance en distance. D'autres fois, mais la chose est plus rare, la fissure est partiellement ou totalement recouverte de productions végétantes, irrégulières, périostiques. Enfin, toute réparation peut manquer ; les bords de la fissure restent nets ou s'arrondissent et la fissure persiste laissant sur la plaque radiographique une longue ligne sombre et, sur la photographie, une ligne claire.

De tout ce que je viens de dire sur le siège des nécroses lamellaires fissuraires, il ressort bien que ce n'est point uniformément et dans un foyer central d'ancienne fracture qu'il faut toujours, systématiquement, les rechercher, que la pratique de la séquestrotomie inspirée du grelot ostéomyélitique central ne peut qu'exposer à des mécomptes. *Il faut les chercher et les atteindre là où elles sont et leur siège est divers.*

Les nécroses fissuraires fragmentaires ou esquilleuses de ces fractures par contact donnent sur la plaque des apparences blanches d'autant plus éclatantes qu'elles sont plus épaisses et sur la photographie une ombre d'autant plus foncée qu'elles sont également plus épaisses. Quand on les compare à l'os sain, elles n'accusent, en général, pas de différences bien sensibles de teinte de sorte que ce ne sont pas ces différences peu accusées qui fournissent le *signe distinctif* propre à les faire reconnaître. Ce *signe est surtout donné par la ligne d'ostéite séparative.*

Celle-ci, quand elle est bien marquée, qu'elle a atteint la phase franchement éliminatrice, tranche à la fois sur l'os viable qui la fournit et sur l'os nécrosé. D'un blanc grisâtre, voire noire sur la *plaque*, très distincte, par le fait, de la nécrose qui est blanche ; grisâtre, floue, parfois blanche sur la *photographie*, alors que la nécrose est plus ou moins noire, cette ostéite indique à la fois la nature de l'altération osseuse, son siège, son étendue, en même temps qu'elle nous fixe sur la phase de la séparation et sur le degré atteint par cette dernière. C'est le *contraste de ces deux portions osseuses* atteintes par un processus différent, l'un momifiant, l'autre destructif de la substance calcaire, qui sert de base au diagnostic du chirurgien.

La tonalité de la nécrose est le plus souvent, comme je viens de le dire, celle des portions saines voisines et j'en ai inféré que c'était dans le contraste des deux zones, la zone de nécrose et la zone d'ostéite raréfiante qu'il fallait chercher un signe distinctif. Mais il est des cas dans lesquels la tonalité de la nécrose, en blanc sur la plaque, en gris noirâtre sur la photographie, est *plus accusée* que celle des portions osseuses voisines, c'est quand l'os est décalcifié, or, la chose n'est pas rare. L'os nécrosé qui, lui, n'a pas subi de décalcification, conserve sa teinte tandis que l'os voisin a la sienne atténuée. Inversement, les portions nécrosées peuvent paraître moins blanches sur la plaque ou d'un gris noirâtre moins accentué, c'est quand les extrémités fragmentaires ont été atteintes à un haut degré par l'ostéomyélite ou l'ostéite condensante. Sans exagérer les difficultés de la lecture des plaques ou des photographies, il faut reconnaître que cette lecture est quelque peu délicate et se réclame d'un œil exercé et très attentif pour être rigoureusement interprétée.

Ce n'est pas tout et sans trop m'attarder à des remarques desquelles on pourrait peut-être inférer que la radiographie ne saurait apporter au chirurgien un enseignement de premier ordre et que rien ne remplace, je me contenterai d'observer enfin que la lecture des radiographies est encore délicate et réclame beaucoup d'attention quand elle est fournie par une paroi osseuse naturellement très mince, comme l'est celle des régions para-articulaires, bulbaires. Il en est ainsi, par exemple, pour les nécroses de la face postérieure du tibia dans son quart supérieur. Là, la couche d'enveloppe osseuse est mince, le séquestre peu épais, la ligne décalcifiante elle-même peu tranchée parce que sans profondeur. C'est le cas alors de se rappeler que là les lignes de fissures sont lancéolaires ou très courbes, comme je l'ai indiqué. Il faudra avant tout les rechercher. La même remarque s'applique à la partie postérieure de la région bulbaire du fémur et à celle de la tête humérale.

Lorsque la fracture est sans déplacement notable, les rapports des lignes nécrotiques avec les lignes fissuraires sont faciles à établir et à repérer. Quand la fracture est comminutive avec déplacement, le repérage est plus difficile ; on n'est plus guidé par la disposition synthétique de la fracture. La radiologie agit seule, mais elle suffira sans doute à condition de multiplier les épreuves, d'interroger toute l'étendue circonférencielle de l'os à une distance suffisante du foyer.

e) **Nécroses des fractures par perforation.** — Il est nécessaire de rappeler ici que les fractures par perforation comportent, comme je l'ai établi, deux groupes : 1° les *fractures par perforation incomplète* ou *d'une seule paroi* dans lesquelles le projectile s'est logé dans le canal médullaire, n'ayant pas eu la force de fracturer et de traverser la deuxième paroi, et 2° les *fractures par perforation complète* ou de part en part, lesquelles comportent des variétés.

1° Les *fractures par* PERFORATION D'UNE SEULE PAROI relèvent, comme je l'ai montré expérimentalement, des types simples de fractures par contact dont je viens de parler. Ce sont des fractures à grandes esquilles nettement, totalement déliminées ou incomplètes, si des traits fissuriques viennent à manquer et les fragments de la diaphyse, généralement, n'ont point subi de déplacement.

Les considérations dans lesquelles je suis entré au sujet des fractures par contact s'appliquent donc à ce groupe de fractures par perforation pour ce qui est des *séquelles fissuraires*.

Par contre, j'ai à appeler l'attention sur deux points : les *nécroses de l'orifice d'entrée*, les *nécroses d'une sortie ébauchée*.

Qu'on se reporte à la Pl. XXXVII, qui reproduit une très belle pièce anatomo-pathologique, déposée au Musée du Val-de-Grâce par M .le Médecin-Major H. Martin. Elle dessine nettement les fissures obliques, radiées, régulières, qui sillonnent la paroi interne perforée de l'os et les montre en grande partie oblitérées. Sur la face externe, elle en présente d'autres également grandes, les supérieures oblitérées en partie par des végétations périostiques, les inférieures non oblitérées. Sur la face postérieure, des fissures ont délimité un volet esquilleux *e e'*. Il est habituel dans les fractures du tibia que ses trois faces soient ainsi sillonnées (1).

Mais, plus intéressants pour nous sont l'orifice d'entrée et le volet esquilleux *e e'*.

Cet orifice d'entrée a été en partie dénudé de son périoste.

---

(1) C'est la raison de la fréquence des suppurations des loges antéro externes et postérieures, c'est-à-dire des accidents panphlegmoneux qui donnent à ces fractures un si haut degré de gravité quand elles ne sont pas traitées à temps très chirurgicalement.

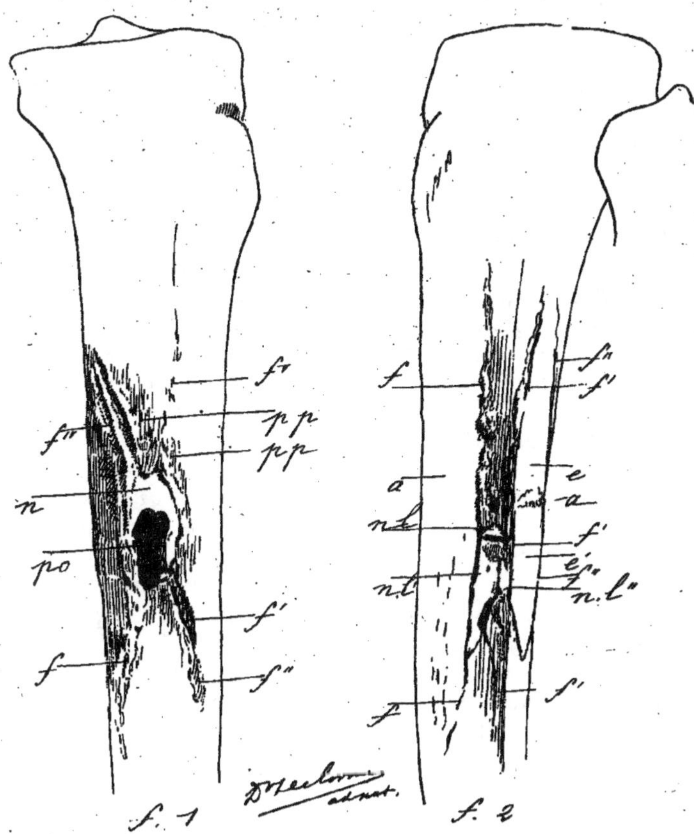

Planche XXXVII. — Nécrose orificielle (Pièce anatomique.)

Fig. 1. Fracture par *perforation incomplète du tibia, p o* la perforation sur la face interne *f, f' f''* les fissures inférieures comblées ; *f*ᴵⱽ, *f*ⱽ les fissures supérieures également comblées ; *n* nécrose au niveau de l'orifice de la perforation.

Fig. 2. Vue des faces externe et postérieure du même os. Délimitation de deux esquilles en volet *e, e'* réunies en *a* ; sur la face postérieure ; *f' f', f'' f''* ses deux lignes de fissures; *f f* lignes de fissures de la grande esquille incomplète antérieure *a* ; *n l, n l,* nécroses libres de la face externe.

Pièce anatomique du médecin major Martin (Musée du Val de Grâce.)

Il y a longtemps qu'avec M. le Professeur Chavasse, nous avons remarqué que dans les perforations diaphysaires, des parcelles nombreuses, minuscules, des couches superficielles de l'os frappé, véritable semis de vermicules, s'accumulaient au niveau de cet orifice sous le périoste *décollé*. Ce décollement, cette attrition, peuvent être suivis d'une *nécrose orificielle*. C'était le cas ici (*n*, fig. 1). Cette nécrose est totale ou partielle. Ici, elle est *semi-annulaire*.

D'un autre côté, dans ce cas, le projectile avait tenté de sortir en délimitant le volet *e*, *e'* sur la face postérieure puis en fracturant en *nl*, *nl'*, *nl''*, la face externe de l'os. Ce volet, qui n'est point constant, peut fournir des lignes nécrotiques, ou des esquilles secondaires libérées.

La nécrose a porté ici sur la fragmentation la plus courte et la plus séparée d'adhérences périostiques *nl*, *nl'*, *nl''*.

Ainsi dans les *perforations d'une seule paroi*, l'attention se portera : 1° *sur les fissures*, 2° *sur l'orifice d'entrée*, 3° *sur le volet de sortie* pour y rechercher : *a* les *séquelles fissuraires*, *b* une *séquelle orificielle*, *c* des *séquelles fournies par des esquilles primitivement adhérentes du volet ;* toutes séquelles possibles, conditionnelles, mais non certaines.

Il ne faut pas oublier enfin que dans ces cas, des portions osseuses provenant de l'orifice d'entrée sont tombées dans le canal médullaire. On devra en faire l'extraction en même temps qu'on tentera celle du projectile, mais il sera indiqué de chercher à les situer au préalable, si possible, par la radiographie.

2° *Les fractures par* PERFORATION COMPLÈTE ou de *part en part, constituent le groupe principal des fractures par coup de feu des diaphyses.* Elles relèvent, comme je l'ai établi expérimentalement, des fractures par contact. Pour ce qui est de la disposition de la *segmentation par des lignes fissuriques, elles se confondent avec les fractures par contact.* Ce qui les distingue de ces dernières, c'est l'adjonction d'un orifice d'entrée et de sortie, c'est la libération modérée ou excessive, d'esquilles libres, restées *sédentaires*, c'est-à-dire proches de l'orifice de sortie osseux ou *transportées* plus ou moins loin dans le canal de sortie ou dans les chairs à distance de celui-ci. C'est aussi la fréquence plus grande des déplacements fragmentaires devenus plus libres du fait d'une comminution habituellement plus grande.

La guerre actuelle, avec ses tirs à courte distance, a multiplié les types les plus comminutifs, les plus déformés de ces fractures, en sorte qu'on pourrait considérer comme théorique de désigner des fractures dans lesquelles, à première vue, on ne reconnaît que deux fragments et des esquilles, sous le vocable de *perforations*, alors que le terme de fracture esquilleuse semble suffire. Si l'on reconstitue de pareilles fractures, on constate qu'elles ont été produites par des projectiles qui *ont réellement traversé* la diaphyse plus ou moins près du centre, qui ont échancré l'extrémité de ses deux fragments, qui ont échancré la nappe de ses esquilles latérales. En leur conservant la désignation qu'elles méritent, on se rend bien compte des différences qui, pratiquement, existent entre les nappes esquilleuses latérales d'esquilles adhérentes que le projectile n'a fait qu'écarter et les esquilles libres de la gerbe de sortie et pour faciliter les recherches ultérieures des séquelles, on a un guide, une clef qui manquent, si on ne reste pas attaché à semblable désignation.

De ces fractures, il en est pratiquement et en vue du sujet que je traite, plusieurs variétés :

1° Ce sont celles dans lesquelles *il n'y a pas de déplacement* ;

2° *Celles avec déplacements* ;

3° *Celles dans lesquelles le projectile a traversé l'os en plein centre*, donnant lieu à deux *esquilles* ou deux *nappes d'esquilles latérales* ;

4° *Celles dans lesquelles le projectile a traversé l'os plus près de sa périphérie*. L'une des esquilles latérales, la plus courte, qui a subi au plus haut degré l'action directe du traumatisme, est alors très subdivisée, l'autre a pu mieux résister ; elle n'a pas été fragmentée ou l'est moins et elle reste plus facilement en place.

Mais ce qui les rattache au type, c'est la double échancrure des extrémités des fragments, échancrure à l'emporte-pièce conservant l'empreinte profonde d'une portion étendue de la circonférence de la balle. C'en est la signature.

5° Celles à *foyers nettoyés*.

1° *Il n'y a pas eu de déplacement ou le déplacement est peu notable*. La chose n'est pas rare même sur des diaphyses de dimensions restreintes. Une balle peut perforer une phalange, un métacarpien, un radius, sans produire de déplacement notable. A *fortiori* pourra-t-elle traverser, perforer un humérus, un fémur, un tibia.

Ces fractures étant des fractures par contact avec deux perforations surajoutées l'une à l'entrée, l'autre à la sortie, le chirurgien et le radiologiste lorsqu'ils auront à rechercher

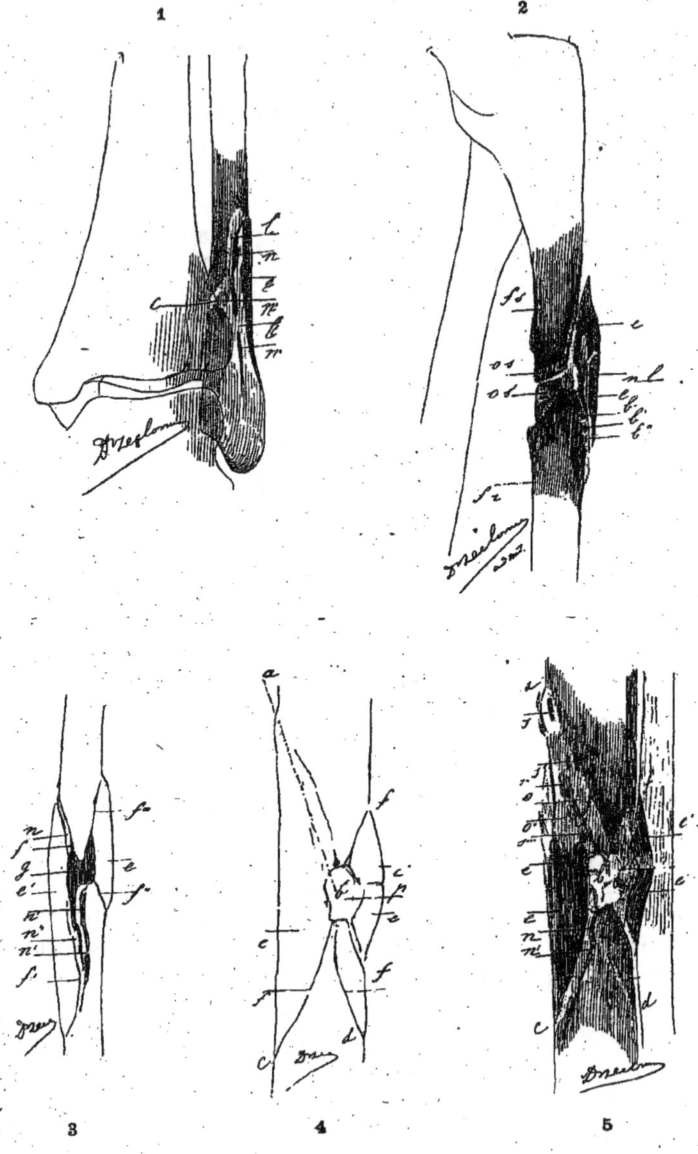

PLANCHE XXXVIII. — NÉCROSES FISSURAIRES LAMELLAIRES ET LINÉAIRES
(Radiographies.)

Fig. 1, 2, 3, 4. Remarquables exemples de nécroses fissuraires, lamellaires et linéaires.

Fig. 1. Fracture par contact du péroné sans déplacement ; *c* contact ; *n*, *n''* nécroses linéaires sur le trajet de fêlures que n'accuse pas la radiographie ; *n'* nécrose lamellaire au contact ; *l*, *l'* les apparences de l'ostéite séparative *plus transparente*. La partie inférieure de l'os est ostéoporosée.

Fig. 2. Fracture par *contact* du cubitus *transversale à une esquille* sans déplacement ; *f s*, *f i* fragments séparés par un trait transversal ; *e*, *e* l'esquille postérieure subdivisée partiellement en regard du trait transversal fragmentaire ; *o s*, *o s'* vestiges d'ostéite raréfiante séparative (transparence), sur les deux fragments. Là, la portion d'os nécrosée a été éliminée. Une bordure d'ostéite séparative correspond également aux bords de l'esquille. En *b*, *b'*, *b* on remarque des bourgeons osseux ; *n l* ligne de nécrose borduraire linéaire, libre presque totalement, encore adhérente en haut, fournie par l'esquille.

Fig. 3. Fracture du péroné par gouttière à deux esquilles latérales sans déplacement; *e*, *e'* les esquilles ; *f*, *f'*, *f''*, *f'''* quatre fissures obliques. Une inférieure manque. Les nécroses linéaires *n*, *n'*, *n''* suivent exactement les fissures.

Fig. 4 et 5. Fracture du tibia par *perforation* ; *a*, *b*, *c* fissures limitant l'esquille *e* ; *f*, *d*, fissures limitant l'esquille sudivisée *e'*, *e'* ; *s*, *s*, *s'* séquestres minuscules sur la fissure *a b* ; *o*, *o* ostéite séparative ; *n*, *n'* nécrose sur le trajet de la fissure *b*, *c*. Reconstitution schématique de la fracture par la figure 5. *b* perforation.

---

des séquelles osseuses, se garderont du premier mouvement qui les incite à concentrer exclusivement toute leur attention sur le centre de la fracture et sur le siège ancien des perforations, centre désigné du séjour de certains séquestres, non parce que là l'ostéomyélite les a détachés comme dans les cas de chirurgie commune, mais parce que là les projectiles ont fait un trou, qu'en obturant leur cavité médullaire par l'ostéite, les fragments ont fermé la cavité en haut et en bas et que, d'autre part, les parois latérales d'esquilles adhérentes ont complété la coque. Tombera ce qui pourra dans cette coque, mais tout n'y tombera pas, il ne faut pas s'y attendre ; par conséquent, il faudra chercher le reste ailleurs, là où il est.

On s'évertuera donc, en faisant attention aux saillies terminales, parfois très marquées des grandes esquilles, saillies qui sont les *repères terminaux des lignes fissuriques* ; on s'évertuera, dis-je, en recherchant avec soin et directement les fissures, à reconstituer le type de fracture, comme j'ai demandé de le faire pour les fractures par contact. Et alors, avec l'aide de la radiographie, avec ce *calque*, ce guide tout trouvé, on poursuivra les *nécroses fissuraires* des bordures esquillo-fragmentaires.

Si l'on se reporte aux fig. 4 et 5 de la Pl. XXXVIII, on voit que sur un tibia perforé, c'est sur le trajet très net des deux grandes fissures *a b* et *b c* que sont disséminées les séquelles nécrotiques. De coque séquestrale à proprement parler, il n'est point là question et la nécrose *s*, proche de la limite de la fissure *a b*, aurait bien pu échapper à l'examen si on n'avait pas suivi le mode que je préconise. Sur la ligne *a b*, il est manifeste que c'est surtout aux dépens du bord supérieur de l'esquille *e e* que s'est faite la séparation des *lamelles* nécrotiques. L'ostéite éliminatrice *o o'* les fait bien ressortir.

Sur la fissure *b c*, on découvre non des *lamelles*, mais une *tranche borduraire* de nécrose *n, n'*, fournie soit par l'esquille de droite, soit par le fragment inférieur, enfin, sur la fissure *f b*, plus près du point *b* (perforation) que du point *f*, de petites éliminations sont en préparation.

Mais ces quatre fissures obliques *a b, b c, f b, b d*, n'étaient pas les seules ; sur la face opposée à la perforation, il y en avait au moins une autre, celle aux dépens de laquelle ont été taillées les esquilles qu'on voit à travers l'orifice de la perforation *e*, peut-être plusieurs autres ; il y avait encore d'autres fissures car il est de règle que sur un tibia fracturé, les trois faces de l'os aient subi l'effet du traumatisme. La radiographie ici a été unique. Elle n'a pu tout rendre, tout expliquer. Oserai-je espérer que mes remarques, à l'avenir, inciteront à la recherche d'indications plus complètes.

Il me paraît inutile de multiplier ces exemples.

2° Après avoir suivi les fissures, parce que ce sont elles qui donnent les séquelles les plus distantes, par le fait les plus susceptibles de passer inaperçues, on recherchera les *nécroses borduraires de l'orifice d'entrée*. Sur plusieurs radiographies, j'ai vu des fragments nécrosés, en *arc de cercle allongé* qui ne pouvaient provenir que des bords de cet orifice (fig. 3, Pl. XXXIX), et, d'un autre côté, sur plusieurs autres, j'ai retrouvé sur les bords de ce même orifice des *atténuations de teinte en arc de cercle* qui indiquaient qu'à ce niveau les fragments ou les fragments et les esquilles avaient là subi une perte de substance. Diminués d'épaisseur, les uns et les autres ne donnaient plus sur les bords les apparences d'un os sain (fig. 2, 5, Pl. XL, p. 178).

3° Sur leurs *lignes de subdivision*, des esquilles *latérales* peuvent fournir des *lames* ou *tranches* séquestrales, continues ou interrompues, d'étendue notable ou minuscules. Dans quelle mesure ? J'ai manqué de documents pour les rechercher. Encore ici, je répèterai : on ne prend qu'une radiographie suivant le plan qui correspond au trajet du projectile et on ne s'attache qu'à faire ressortir l'orifice d'entrée. Ce n'est que par des épreuves perpendiculaires ou obliques ou par des pièces d'anatomie pathologique, que nous pourrons être renseignés.

Si la nécrose des esquilles peut être *partielle* et borduraire, elle peut être aussi *totale* (fig. 2, Pl. XL, p. 176). Enfin, parmi les nécroses partielles, il en est une qui mérite mention spéciale.

Les fig. 1, 2, 3, 4 de la Pl. XXXIX, montrent un singulier ensemble de cette variété curieuse, jusqu'ici passée inaperçue et qui est fournie par les pointes des esquilles.

Elles se présentent sous l'aspect d'un *fer à cheval* dont les extrémités seraient effilées ou d'un *croissant* très fermé. Isolées comme dans la figure 4, où elles m'ont frappé pour la première fois, ces nécroses se distinguent au premier coup d'œil des autres fragments nécrotiques.

Elles sont ordinairement multiples. Leur nombre dépasse celui d'extrémités fragmentaires acérées qui pourraient évidemment les fournir parfois, ce qui indique qu'il faut chercher ailleurs leur provenance. C'est ainsi que sur la figure 1, on en compte quatre, trois sur la figure 3, trois sur la figure 2, alors que la radiographie montrait intacte la pointe acérée du fragment inférieur. Elles sont liées aussi bien à la nécrose des extrémités des *esquilles* qu'à celle des extrémités fragmentaires, peut être aussi à une forme spéciale, érosive des nécroses. J'en ai représenté des spécimens caractéristiques. Il m'eût été possible d'en trouver d'autres.

Leur tonalité est celle d'un os sain, parfois elle est atténuée. Jamais l'action immédiate d'un projectile ne produit des séparations osseuses de cette forme.

Sur les figures ci-contre, elles répondaient au centre du foyer fracturaire, je ne dis pas du cloaque ostéomyélitique.

Que deviennent les *esquilles adhérentes* si violentées, souvent volets ballants qui, avec les esquilles libres, plus directement touchées encore, de la dernière paroi traversée, ont constitué l'orifice de sortie osseux ? Ces esquilles faiblement adhérentes et ébranlées présentent-elles une aptitude absolue à la réparation, sont-elles, au contraire, destinées à dispa-

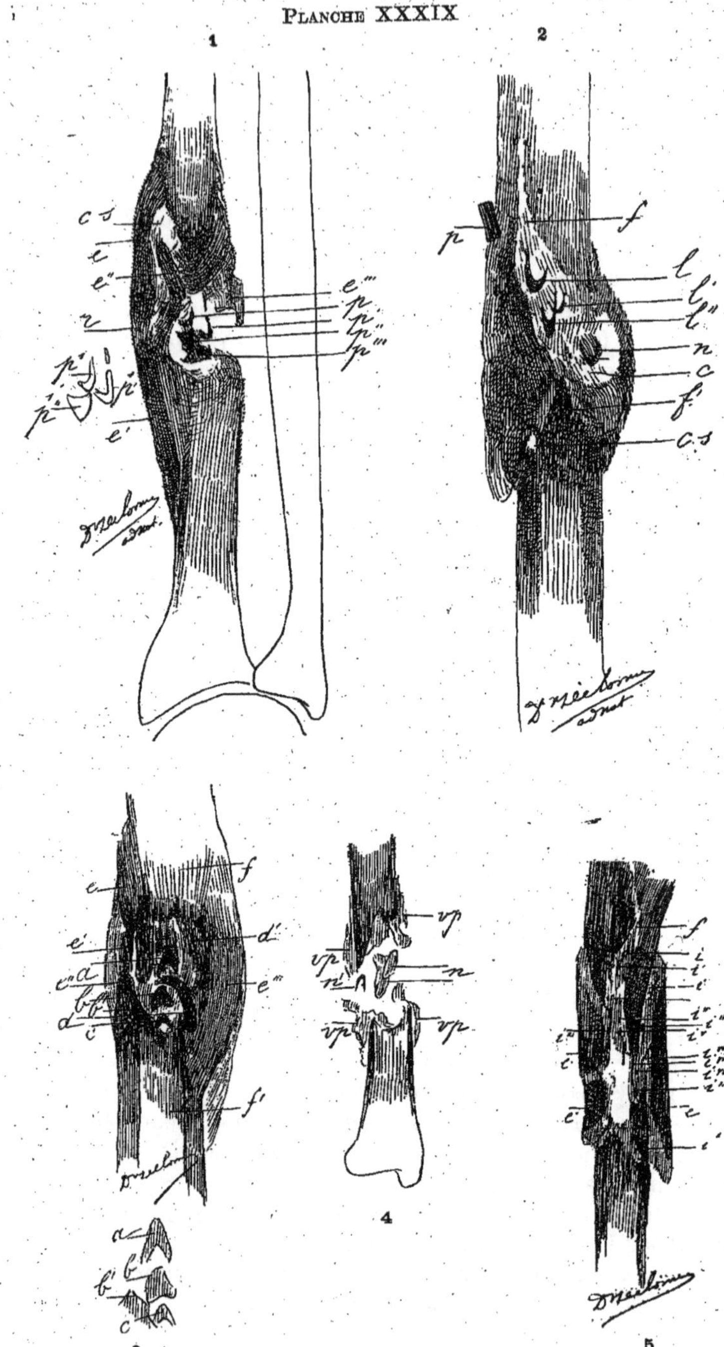

PLANCHE **XXXIX**. — NÉCROSES TERMINALES DES ESQUILLES
POUSSIÈRE NÉCROTIQUE (Radiographies.)

Les figures de 1 à 4 sont de curieux et remarquables exemples d'une
forme singulière *lancéolée* de petits fragments nécrotiques provenant vraisemblablement de la pointe aiguë d'esquilles ou de celle
des fragments.

Fig. 1. Fracture du radius par perforation. L'une des esquilles latérales a été enlevée, il n'en reste que la partie *e'''* ; l'autre esquille *e, e'*, a servi à réunir les fragments ; *e''* esquille libre ou
nécrose fragmentaire.

Dans la cavité séquestrale centrale *p, p', p'', p'''* petits fragments
lancéolés agrandis en *p', p'', p'''*.

Fig. 2. Fracture de l'humérus ; *f, f'* fissures limitantes de l'esquille
de gauche confondue dans de gros amas périostiques. La cavité
séquestrale centrale *c* se prolonge le long de ces fissures ; *c s* une
petite cavité sur la fissure *f'* ; *l, l', l''* fragments lancéolés, nécrosés et libres ; *n* nécrose globuleuse libre, *p* projectile.

Fig. 3. Fracture de l'humérus à cavité séquestrale centrale ; *e, e', e''*
l'une des esquilles latérales; *e'''* l'autre esquille; *f, f'* les fragments
supérieur et inférieur ; *nécroses lancéolées, a, b, c*. La nécrose *b*
semble provenir de la partie *b'* du fragment inférieur ; la nécrose
en croissant *d* du bord *d'* de l'esquille *e'''*.

Fig. 4. *Fracture du radius v p* productions périostiques et vestiges
d'esquilles latérales ; *n* deux plaques nécrotiques, *n'* une nécrose
lancéolée.

Fig. 5. Singulière pièce de fracture du radius par perforation ;
e l'une des esquilles latérales ; *e', e'* l'autre esquille subdivisée.
Les bords *des esquilles sont parsemés de petites parcelles osseuses*
(i à i^x') de séparation insensible. Elles étaient moins teintées que
des parcelles métalliques, qui, d'ailleurs, n'eussent pas eu cette
régularité.

---

raître en partie ou en totalité, à se mortifier ? Encore ici
rien ne peut être affirmé. La documentation manque.

Du cas de perforation le plus simple que je viens d'envisager, je saute au cas extrême, à celui dans lequel l'état comminutif est très accusé et le déplacement latéral et axile très
notables ; les cas moyens se rangeront d'eux-mêmes entre
les deux extrêmes.

2° *Fractures par perforation totale très comminutives*
avec gros déplacement. — Si l'on fait abstraction des esquilles libres que les deux grandes esquilles latérales très subdivisées ou que l'une d'elles ont pu fournir dans les cas de
perforations très comminutives, le jeu des *portions restées*
adhérentes au périoste représente tantôt *deux nappes* osseuses, *deux parois* plus ou moins mobilisables, tantôt *une pa-*
roi. Un périoste d'intégrité variable dans sa longueur, resté
uni aux fragments aux extrémités de la nappe ou des deux
nappes, représente le lien d'union commun de tous ces
morceaux d'os. On peut se figurer ce périoste comme une

toile solide, malgré sa faible épaisseur, sur laquelle un damier osseux serait resté collé avec des intervalles de séparation pour les deux ou trois grandes subdivisions longitudinales de chaque grande esquille et leurs segmentations secondaires obliques ou transversales.

Cette représentation n'a rien de schématique ; sur le cadavre on la voit la nappe, sur le vivant, on la sent au doigt ; bien plus, grâce à la radiographie, on la perçoit nettement et on peut l'étudier à sa guise surtout quand il n'y en a qu'une, car alors l'autre ne la masque pas. ne la confusionne pas.

La radiographie nous fait suivre ces nappes dans les positions diverses qu'elles peuvent occuper. Les fragments sont-ils maintenus dans une bonne position, sans raccourcissement notable ? La nappe ou les deux nappes restent en position axile, parallèles aux fragments, surtout si on a exercé sur elles une légère compression médiale. Les fragments ou l'un d'eux ont-ils, au contraire, subi un grand déplacement non réduit, mal contenu, le raccourcissement est-il prononcé et le fait ne se reproduit que trop souvent pour les fractures du fémur en particulier, la nappe prend une *direction générale oblique, voire transversale.*

Qu'on se reporte aux figures 3 et 4 de la Pl. XXXII de fractures par perforation transformées et l'on constatera sur chacune d'elles une nappe esquilleuse bien étalée, irrégulièrement rectangulaire et, à direction oblique, s'étendant de l'un à l'autre fragment. Dans le chapitre sur les déplacements dans les fractures, j'en ai reproduit une autre d'après des radiographies (fig. 3, Pl. XXI). Elles se retrouvent communément sur les foyers des fractures très comminutives du fémur qui n'ont pas été « nettoyés ».

Plus la nappe se rapproche de l'horizontale, plus on est autorisé à admettre que la toile périostique s'est séparée des fragments ou de l'un d'eux. Ces grosses, ces excessives déviations qui coïncident avec des déplacements fragmentaires maximum, compromettent évidemment la vitalité osseuse, mais il est permis de supposer que l'effet pernicieux s'en fera plus sentir sur les fragments que sur la nappe esquilleuse même, car, somme toute, c'est sur ces fragments et aux dépens d'eux que se fait le décollement périostique ; ce sont eux qui seront le plus privés des apports nutritifs, tandis que la toile périostique conservant ses vaisseaux périphériques, peut entretenir la nutrition de la nappe esquilleuse. Cette conception s'accorde, cette explication s'adapte à la constatation faite et bien des fois renouvelée, à savoir que ces foyers de fractures très comminutives, pour la consolidation desquelles on pouvait théoriquement avoir le plus d'appréhension, pour l'utilité de la conservation des esquilles desquelles on pouvait émettre le plus de doutes, sont de celles qui se guérissent aisément. Elles fournissent de luxuriants apports périostiques ; la radiographie décèle ceux-ci par les flous distants des épreuves. Il semblerait que les passages si larges et si nombreux que les segmentations multipliées ont ménagés entre la couche ostéogénique du périoste et le foyer fracturaire, aient permis la multiplication de l'apport puissant, incessant des éléments réparateurs de cette couche. Le périoste ensemence la paroi interne de la nappe osseuse.

Il paraît admissible cependant de s'arrêter à l'idée que certaines de ces segmentations esquilleuses, plus dégagées que les autres, plus maltraitées par la suppuration, puissent être vouées à la nécrose. Mais, sur quels éléments la mortification porterait-elle de préférence ; est-elle totale sur eux, c'est-à-dire faciliterait-elle une libération, une chute spontanée dans le foyer ou, au contraire, serait-elle partielle et de libération moins facile et plus lente ? Enfin, comment reconnaître le processsus ? Ce sont là autant de points que j'ai cherché à élucider. J'y avais réfléchi avant cette guerre et, au cours de mes inspections, j'ai tenté de les éclaircir par la vue des radiographies, mais là comme pour tant d'autres questions, je me suis butté encore à l'insuffisance de la documentation. Les radiographies sont uniques ; rarissimes sont les épreuves successives faites à intervalles pour le même foyer, en sorte qu'on ne peut tirer de ce mode d'investigation si précieux, unique dans la circonstance, parce que nul autre ne peut le remplacer, tout le parti pratique qu'il réserve sans doute.

Il y a encore là une lacune à combler, des points d'interrogation à maintenir, et j'attire sur eux tout particulièrement l'attention de mes confrères français. En tous cas, d'ores et déjà, un fait est acquis, c'est la rareté des éliminations massives des parois si segmentées représentées par des grandes esquilles très subdivisées.

Que dans certains foyers trop tourmentés en cours de transports et surtout en cours de traitement, quand les appareils sont insuffisamment contentifs, que, dans les mêmes foyers comme dans d'autres, des drainages persistants, de dimensions excessives, des désinfections mal dirigées, l'introduction journalière de mèches, qui des mains du chirurgien passent à celles d'un personnel subalterne ignorant, mèches qui s'opposent mécaniquement à la consolidation ; que la, persistance abusive de nécroses libres dans un foyer entretienne une suppuration nuisible à l'ensemble et puisse parfois faire douter de l'utilité d'une conservation, la chose se conçoit, mais ces éventualités, ces erreurs ne sauraient faire oublier la donnée générale, la tendance évidente à une réparation complète et satisfaisante et autoriser la pratique de la résection totale, même dans ces cas extrêmes. Ce à quoi elles semblent le plus exposées, ces fractures, c'est à une nécrose partielle des extrémités fragmentaires, c'est-à-dire à celle dont la séparation et l'élimination sont les plus régulières et les plus simples.

3° La plupart des considérations qui précèdent s'adressent aux perforations centrales. Il me reste à parler des perforations latérales.

4° Dans les *perforations plutôt latérales que centrales*, la plus grande partie de l'esquille la plus courte a été libérée dès le traumatisme. Le chirurgien n'a donc guère à se préoccuper que de cette partie de cette esquille, qui reste fixée aux fragments supérieur et inférieur et à laquelle on a donné le nom d'esquille *adhérente fixe* par opposition avec les portions attenantes seulement au périoste dénommées *esquilles adhérentes mobiles*. Ces portions osseuses fixes peuvent subir une nécrose totale. La fig. 1, Pl. XL, peut servir à la démonstration, bien qu'il s'agisse d'une autre variété de fracture. Plus souvent les bords seuls de ces esquilles adhérentes donnent des lamelles nécrotiques, tout comme ceux de la grande esquille latérale la moins atteinte. Le cas rentre dans ceux des fractures par perforation simple.

5° Enfin, il est des formes plus extrêmes encore que celles de ces fractures très comminutives à nappes esquilleuses très fragmentées. Ce sont celles qui ont trait aux *foyers nettoyés* des tirs explosifs. La plupart des esquilles ont fait partie d'une gerbe dont les éléments ont été propulsés hors du membre ou ont été chassés dans les parties molles. Il reste surtout dans le foyer deux extrémités fragmentaires échancrées et contuses qui pourront donner lieu à des *nécroses terminales* plus ou moins annulaires dont il ne serait pas possible à l'avance de supputer l'étendue et dont l'excision des fragments à titre préventif ne saurait d'ailleurs sûrement prévenir l'apparition.

d) **Nécroses des fractures par gouttière.** — Je crois devoir rappeler en quelques mots les caractères primitifs de ces lésions ; c'est :

1° *L'érosion* simple d'une crête, d'un bord osseux saillant, telle celle du bord antérieur du tibia ;

2° La même *érosion* avec *fissures longitudinales*, perpendiculaires au trajet du projectile, sur la face de l'os *opposée* à ce trajet (*fissure opposée*).

3° *L'échancrure* avec constitution complète ou incomplète *d'une grande esquille* et les *deux* vestiges adhérents d'une petite.

4° *L'échancrure* avec constitution complète ou incomplète de *deux grandes esquilles* et les *deux* vestiges adhérents d'une petite.

N'ayant subi qu'un contact passager, sur une très faible partie de sa circonférence, l'os échancré, creusé en gouttière ne présente habituellement, dans les deux derniers cas, que des fractures simples, analogues aux fractures par contact également simples et les données relatives à ces dernières leur sont applicables.

1° Les *échancrures* pourront fournir des *nécroses en arcs de cercles partiels*.

2° Pour *l'échancrure* avec fissure longitudinale, à ces nécroses courbes pourront s'ajouter des *nécroses lamellaires longitudinales* analogues à celles d'une fissure symétrique de fracture par contact.

Cette lésion d'apparence si simple quand on s'en tient à la constatation de l'échancrure, impose donc l'examen radiographique attentif de la *face de l'os opposée* pour les os cylindriques et des *trois faces* pour les os prismatiques (tibia, cubitus, radius).

3°, 4° Pour les deux dernières variétés : échancrure avec constitution d'une ou de deux grandes esquilles ordinairement adhérentes, on poursuivra la recherche des *nécroses de l'échancrure* et des *lamelles nécrotiques* le long des *fissures obliques* complètes ou incomplètes qui vont aboutir à la *fissure opposée*.

C'est encore un examen total et lointain de tout le cylindre, de tout le prisme osseux qu'il faut faire.

Quant à cette petite esquille taillée aux dépens de l'une des grandes, et dont, après destruction de son milieu, les *deux extrémités* sont *restées adhérentes* à la grande esquille qui leur a donné naissance, ces portions osseuses taillées en

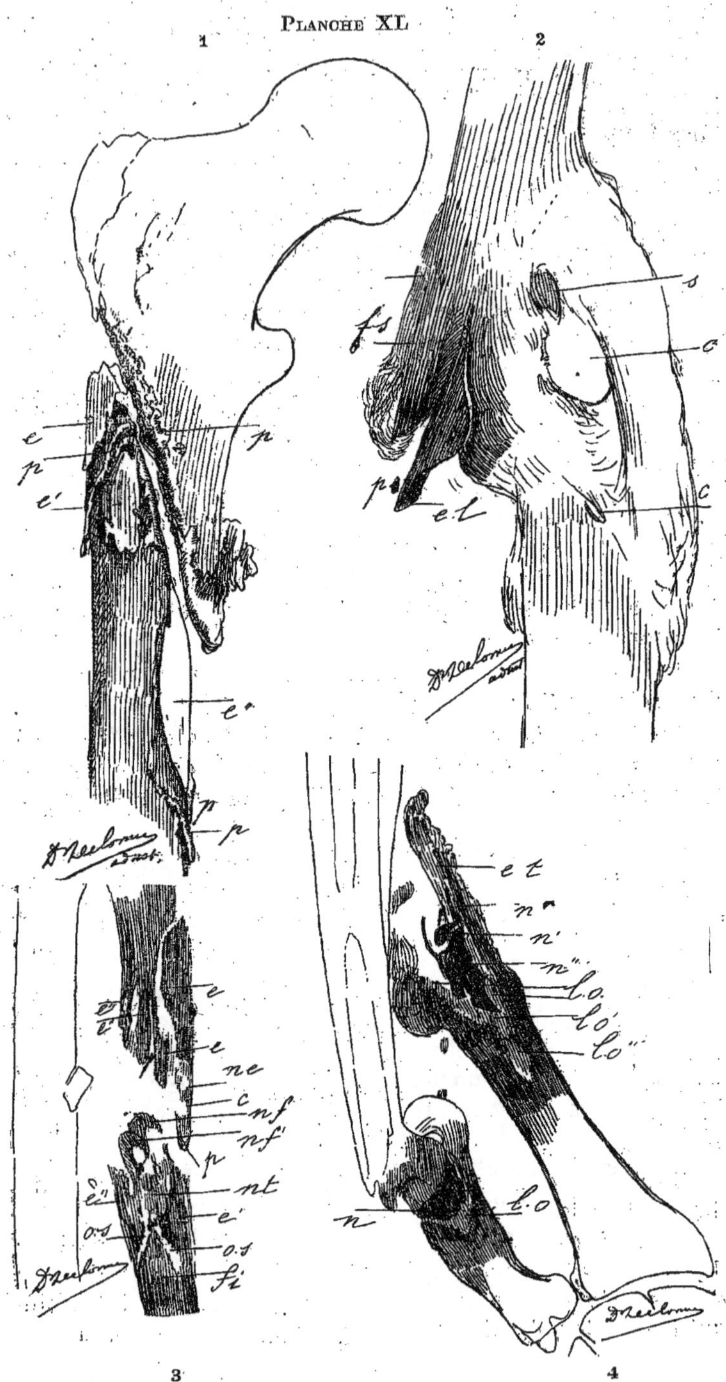

1
2
3
4

PLANCHE XL. — NÉCROSES ESQUILLEUSE ET BORDURAIRE

Fig. 1. Fracture sous-trochantérienne du fémur. Nécrose de portions esquilleuses étendues du fragment inférieur *e, e' e''*. Végétations périostiques exubérantes *p, p*. Pièce anatomique du médecin major Martin (Musée du Val de Grâce).

Fig. 2. Esquille primitive libre *e l* non soudée et intolérée dans un foyer de fracture fémorale. Il n'existe pas de soudure entre elle et le reste du cal ; *c* cavités séquestrales, déshabitées ; *s* séquestre ; *p* fragment de projectile ; *f s,* fragment supérieur.

Fig. 3. Ostéite et nécrose d'un foyer de fracture cubitale; *e, e, e'* une esquille latérale subdivisée ; *e'' e'' e''* l'autre esquille ; les unes et les autres présentent des érosions, indices d'une résorption partielle ; la pointe *p* de l'esquille *e* la plus externe montre un début de séparation d'une parcelle *lancéolée ; o s, o s* ostéite séparative des parties basales inférieures *n t* des deux esquilles *e, e''*. Aspect singulier *n f, n f'* des extrémités de ces deux esquilles.

Fig. 4. Fracture du radius et du cubitus. Ostéite et nécrose de l'esquille tertiaire limitante *e t*. Nécrose *n, n' n''* de bordures d'esquilles ou de leur totalité ; *l o, l o', l o''* traces d'ostéite séparative (transparence) ; *n* nécrose cubitale ; *l o* ostéite séparative. On remarquera la noirceur des nécroses qui est presque celle de fragments de projectiles.

---

coin ou pourront se nécroser en totalité ou ne fourniront que des lamelles sur le bord de leurs fissures.

En somme, on le voit, les séquelles nécrotiques dans les fractures par coup de feu sont éminemment variables comme siège et comme étendue. Les cavités ne sont pas toujours centrales, ni profondes.

En général, leur examen radiologique est facile et les nécroses tardives se distinguent bien. Non seulement, on les reconnaît, mais souvent on peut contrôler leur séparation parfaite et à la fois du fait des apparences qui leur sont propres et du fait des aspects des bordures fragmentaires ou esquilleuses dont elles proviennent. L'ostéite séparative en amincissant ces bordures leur a donné une transparence caractéristique. (Voy. fig. 2 et 5, Pl. XLI.

Si le diagnostic de ces séquelles plus ou moins tardives est facile ou relativement facile, par contre, celui des *esquilles secondaires libérées,* des *esquilles primitivement libres et oubliées,* le serait moins, car elles se traduisent radiologiquement par les caractères d'esquilles secondaires ou d'esquilles libres tolérées. Mais l'incertitude ne saurait durer. Intolérées, elles provoquent des réactions inflammatoires plus ou moins violentes et au cours des interventions qu'elles réclament, on les trouvera à tel point séparées de

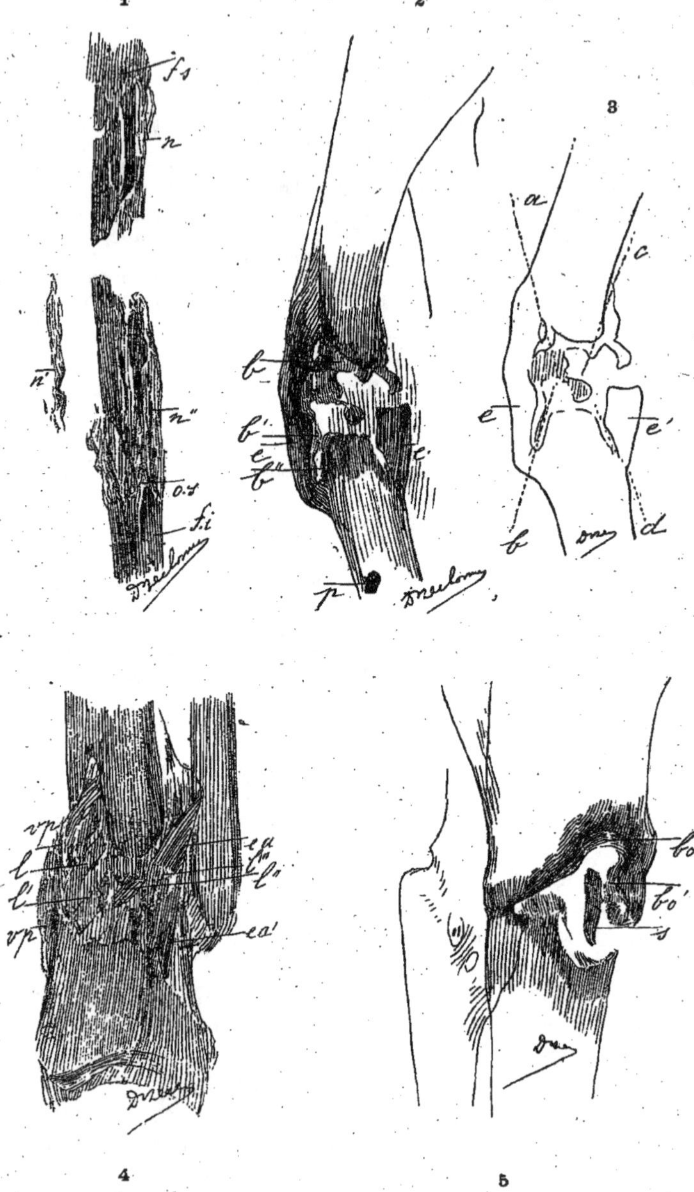

PLANCHE XLI. — ESQUILLES NÉCROSÉES, ESQUILLES LIBÉRÉES
BORDURES DES FOYERS NÉCROTIQUES (Radiographies.)

Fig. 1. Nécrose *n, n''* des esquilles d'une fracture *péronière ; f s
f i* fragments supérieur et inférieur de la fracture ; *o s* séparation ostéitique nette d'avec le fragment inférieur ; *n'* nécrose
d'une esquille projetée ou séquestre en voie de progression spontanée.

Fig. 2 et 3. Foyer d'une fracture du cubitus. La figure 3 en schéma-
tise les dispositions avec les lignes *a b, c d ; e, e'* esquilles. La
figure 2, en montrant les *vestiges* de l'ostéite séparative sur les
bords *transparents* des lignes *b. b' b''* indique la provenance des
nécroses.

Fig. 4. Foyer de fracture du tibia et du péroné ; *e a, e a'* esquilles
adhérentes ; *l, l', l''* esquilles secondaires libérées ayant imposé
leur ablation ; *v p, v p'* végétations périostiques.

Fig. 5. Fracture du tibia et du péroné ; *b o, b o'* bordures *transparentes* qui ont fourni des séquestres ; *s* séquestre.

---

toute attache, qu'on ne pourra hésiter sur l'utilité de leur
ablation.

En général, on se défiera de la valeur d'esquilles non
adhérentes dans un foyer de fracture ancien qui, en maints
points, montre des traces d'un travail irrégulier de séparation ou de réparation (fig. 4, Pl. XLI).

Il est des foyers osseux anciens qui, au médecin radiologue, ne doivent laisser aucun doute quant à la valeur des
esquilles et des fragments et quant à l'opportunité de leur
ablation et de leur excision. Toutes les esquilles et les extrémités fragmentaires portent sur leurs bords et sur leur surface les traces évidentes d'un travail d'ostéite destructive,
éliminatrice, alors que le périoste n'accuse aucune production anormale. Tel était le cas pour la fracture du cubitus
représenté par la fig. 3 de la Pl. XLI. Personne, en pareil
cas, n'eût hésité à proposer une excision.

Il en était de même pour la fracture du péroné dont la
fig. 1 de la Pl. XL a reproduit la radiographie. La totalité
des esquilles et les fragments portaient les marques d'un
travail nécrosique.

Il est des cas certainement d'interprétation délicate, mais
là l'observation du blessé, les constatations directes, viennent s'ajouter à la vision radiologique. A la simple lecture
de l'épreuve radiographique du foyer de la fracture du tibia
et du péroné (fig. 4, Pl. XLI), il eût été bien difficile d'apprécier la valeur des esquilles libres libérées ou peu adhérentes,
mais la persistance de fistules, l'exploration au stylet, la
constatation de visu eussent levé vraisemblablement tous les
doutes sur l'opportunité et la nature d'une intervention.

Me voici arrivé à la fin de ma description. Je l'ai faite aussi méthodique, aussi simple que je l'ai pu et je souhaite que sa lecture n'ait pas été trop ardue. En tout cas, j'ai la conviction qu'elle sera très profitable à qui l'a suivie jusqu'au bout. Le sujet était ou nouveau ou mal interprété, suivant moi ; il avait besoin d'être fouillé ; les pièces à conviction devaient s'accumuler. J'ai multiplié les figures et j'eusse désiré les multiplier encore, mais il est des exigences qu'on ne peut rendre excessives. Quoi qu'il en soit, j'ose espérer que de cette étude ressortiront nettement deux points : la nécessité d'une bonne documentation radiologique et celle de la reconstitution du type de la lésion. Je n'aurais pu comprendre comme il convenait et les épreuves radiologiques et les pièces anatomiques sans cette reconstitution probable. Maintenant que les sentiers ont des écriteaux, ils seront faciles à suivre et les blessés en profiteront.

DE L'ACTE OPÉRATOIRE

Considérations préliminaires. — S'il paraît judicieux d'attendre, pour opérer un fracturé présentant des séquelles nécrotiques, que ces dernières se soient nettement et complètement séparées, ce qui permet d'espérer une guérison plus sûre, on ne peut faire de ce principe une règle absolue. L'abondance de la suppuration, sa septicité révélée par la fréquence et l'intensité de la fièvre, l'état général du blessé peuvent imposer de faire des opérations incomplètes. Elles ne seront pas libératrices, elles seront palliatives, mais certains blessés tireront bénéfice de la cessation brusque d'une trop longue et dangereuse expectation.

Il est encore une autre raison qui milite en faveur d'opérations incomplètes faites parfois de parti pris. Elle est tirée de la nécessité du maintien de la continuité de l'os. Jusqu'ici on ne l'a pas prise en considération, c'est parce que l'extension des lignes nécrotiques était mal connue et qu'on n'avait en vue que les nécroses centrales.

Avec des lignes nécrotiques spiroïdes qui sillonnent toute la circonférence d'un os, le respect de la continuité doit être une grande préoccupation pour l'opérateur. A vouloir trop bien faire dans ces cas, on risquerait de nuire au blessé. Il faut là procéder à des opérations en *plusieurs temps*, successives, reconnaître les ponts osseux destinés à servir de soutiens et les ménager avec soin, fussent-ils eux-mêmes atteints. Il sera prudent de ne faire une opération *circonfé-rencielle*, radicale, qu'autant que la séquelle nécrotique sera *périphérique*, très *superficielle* et *aisément séparable* sans dégagement préalable par une excision ; sans cela, on s'exposerait à la reproduction de la fracture.

L'indication générale du moment de l'intervention est fournie par la constatation de la *libération complète* des *sé-quelles nécrotiques*. Je viens de remarquer qu'il faut savoir faire exception à cette règle, communément formulée. Je ne crois pas qu'il y ait d'autres exceptions et qu'il y ait intérêt pour le blessé à ce qu'on adopte, dans la pensée de hâter la guérison, une autre pratique que celle qui consiste à faire l'ablation simple et économique des séquestres.

Certains opérateurs n'attendent pas la séparation totale et spontanée de ces séquestres, et ils croient se mettre à l'abri des récidives, auxquelles peut donner lieu le maintien de portions osseuses malades, par des évidements, voire des excisions osseuses très étendues. J'ai vu dans des formations sanitaires, pour ne prendre que cet exemple, des évidements du tibia à tel point considérables, je dirai excessifs, qu'on n'avait plus maintenu entre le fragment supérieur et le fragment inférieur qu'un pont d'os d'étendue très restreinte. D'autres vont même plus loin et suppriment le foyer quand il s'agit surtout de diaphyses de diamètre restreint. Les premières de ces interventions ne mettent pas sûrement à l'abri des récidives, car il peut se faire que le pont conservé, sillonné de fissures méconnues, présente des lignes de nécrose périphériques et on peut penser que le temps mis par le blessé à combler la perte de substance qu'on lui fait subir équivaudra à celle que la nécrose mettrait à se séparer. Me paraît bien justifiée, dans l'espèce, l'opposition que Calot de Berck, fait entre la pratique, lente, temporisatrice, du chirurgien orthopédiste habitué à soigner des malades atteints d'ostéite chronique et celle du chirurgien que la pratique commune familiarise trop avec le *cito*. Prolongée quant au temps est, par la force des choses, la séparation nécrotique. Tout au plus, peut-on la hâter quelque peu par l'emploi de certaines pratiques, de certains topiques ; elle n'en reste pas moins lente. Il faut donc savoir attendre. Mais attendre ne signifie pas l'abandon systématique pendant des mois. L'attente comportera des examens répétés qui permettront de saisir, à l'heure voulue, le moment d'intervenir, tandis que l'attente systématique exposerait au maintien inexplicable, dans les formations, de nombreux blessés présentant des séquestres *mobiles* qu'une radiographie faite au moment d'une évacuation dans un nouvel hôpital a décélés, et qui depuis longtemps eussent dû être enlevés. L'attente comporte éga-, lement des pansements réguliers, variés, car l'action des topiques finit par s'épuiser et elle condamne surtout l'emploi de ces mèches qui obturent la plaie, donnent lieu à des rétentions, nécessitent des manœuvres qui n'aboutissent que trop souvent à l'effraction du foyer et à des résorptions dangereuses. Combien de fois ne me suis-je pas élevé contre leur emploi.

L'exploration, au stylet, surtout la radiographie, avec ses épreuves successives, multipliées, dont certaines servent de témoins au début du mal, fixeront communément le moment de l'intervention comme ils guideront le chirurgien sur le lieu et les modalités de cette dernière.

A cette opération systématique qu'on emploie, toujours la même, et qui est basée sur une formule à trois éléments : *fistule, séquestre, foyer central*, j'espère avoir montré qu'il est nécessaire d'en substituer une autre plus souple, qui tient compte du cas d'espèce. Or, bien qu'ils relèvent de la même modalité de processus et de types peu variés de lésions, les cas sont des cas d'espèce. Les localisations sur les lignes de fissure et sur les fragments peuvent différer, comme varie le siège des nécroses détachées dans un foyer quelque peu étendu et irrégulier.

Je ne conçois pas, pour ma part, bien que cette pratique heurte toutes les habitudes prises, une intervention pour séquelles osseuses qui ne s'entoure pas des garanties qu'on prend aujourd'hui pour l'extraction des corps étrangers métalliques .On exige pour ceux-ci un repérage très précis, et pour l'ablation des séquelles on va à l'aventure, à la cueillette, au petit bonheur. Et la cueillette ainsi faite est rarement fructueuse ; tout le monde le reconnaît. Ces séquelles méritent d'être repérées d'une façon précise, par des épreuves multipliées, comme je l'ai dit, et je ne crois pas inutile ici de le répéter. Le chirurgien suivra ses épures, en tous cas, à la fin de l'opération, après l'assèchement du foyer, il sera parfois utile qu'il s'assure par une épreuve nouvelle qu'il a tout fait. Ce sont là de nouveaux procédés à suivre, ils semblent compliqués ; le sont-ils en réalité ? En tous cas, ils permettent d'espérer des résultats moins aléatoires et vraiment ils sont bien plus dignes de la pratique d'un chirurgien intelligent et consciencieux que celui de la « cueillette ».

Opération. — L'opérateur a ses épreuves ; il a le concours du radiologue si le cas n'est pas élémentaire ; son blessé est préparé. Il fait son incision. On répète souvent en médecine opératoire que d'une bonne incision préliminaire dépend le plus souvent la suite régulière et heureuse de l'opération. La remarque a plus que jamais, ici, son opportunité.

L'incision conduisant au foyer central, par le chemin le plus court, en traversant les tissus, les moins épais et les moins riches en vaisseaux, formule habituelle et impérative, ne peut plus, à mon sens, être acceptée sans restrictions. Elle représente l'idée de derrière la tête, l'idée en réserve, bonne en soi, mais qui doit être contrôlée dans chaque cas et qui mérite d'être discutée, opposée par l'opérateur avec cette autre :

L'incision de choix, tout ménagère qu'elle soit des organes importants, des vaisseaux et des nerfs, est celle qui conduit le mieux sur la lésion et qui permet de faire une opération complète avec le plus de facilité et de sûreté.

L'étendue de la lésion, la diversité de son siège, peuvent même obliger l'opérateur à pratiquer non une incision de choix, mais plusieurs incisions successives de choix au cours de la même opération. Je ne parle pas de ces incisions de nécessité, devenues de choix, que réclameront peut-être des opérations complémentaires.

La face externe de la cuisse, pour l'ablation des séquestres du fémur, la face interne du tibia, pour ceux de cet os, la face externe du bras, la face externe de l'avant-bras, le bord postérieur du cubitus, les faces dorsales du pied ou de la main, auront donc, peu ou prou, à céder le pas à la face antérieure, à la face postérieure de la cuisse, aux faces externe et postérieure de la jambe, aux autres faces de l'avant-bras et les faces dorsales du pied et de la main, si accessibles à tous, seront délaissées parfois pour les faces palmaire et plantaire qu'un chirurgien anatomiste peut seul traverser et sans crainte et en toute sécurité pour le blessé.

Devant ces nécessités, ces difficultés que le procédé classique cherchait à éviter mais qui s'imposent, l'acte opératoire nécessite de plus en plus l'intervention du chirurgien de carrière. Il ne peut être sûr et complet, cet acte, qu'autant qu'il aura été exécuté par lui. Cette vision doit entraîner des dispositions nouvelles dans le fonctionnement de certaines formations sanitaires ; elle crée de nouvelles obligations à un personnel chirurgical qui, parfois, devant l'uniformité de la tâche, cessait de lui accorder l'intérêt qu'elle mérite.

L'incision est faite, les muscles, plus ou moins scléreux ou adhérents, sont dégagés ou incisés. L'opérateur va sectionner le revêtement périosté.

Les partisans de l'incision unique, au point systématiquement arrêté, réclament une incision périostée, longue, et un dégagement sous-périosté vaste, parce qu'ils poursuivent une brèche osseuse, d'accès étendu et large. Pas plus là qu'ailleurs, le grand dégât n'a fait le grand chirurgien. Il faut faire le nécessaire, tout le nécessaire, mais rien de plus. Or, qu'indique la radiographie dont les enseignements multipliés méritent d'être mis ici à profit ? Elle nous dit *qu'exceptionnellement, la séquelle osseuse plus ou moins centrale, est d'étendue telle qu'on ne puisse l'extraire par une* BRÈCHE MODÉRÉE. Or, c'est cette séquelle centrale qu'on peut prétendre enlever par la brèche centrale. On comprend donc difficilement le conseil uniforme de la brèche large, inutile souvent pour l'ablation de la séquelle libre dans le foyer, plus inutile encore pour la recherche d'une séquelle périphérique étendue, souvent éloignée.

Si l'on en croit les aspects radiologiques, tout une catégorie de séquelles nécrotiques ne serait pas entourée d'une gaine périostique continue, ce sont les nécroses des extrémités fragmentaires très déplacées dans les tissus mous ; en tous cas, si la couche périostée existe, elle serait peu épaisse car elle ne fait pas impression sur la plaque.

Il sera intéressant et utile qu'à l'avenir on nous renseigne sur l'épaisseur et la résistance de la couche ostéo-périostée qui recouvre les séquelles longitudinales ou obliques périphériques. Les radiographies semblent encore là être démonstratives. Sur un certain nombre de celles que j'ai examinées et qui présentaient de très nets séquestres longitudinaux, on ne retrouvait pas le flou grisâtre que donnent sur la plaque et la photographie les productions ostéo-périostiques un peu épaisses.

Les pièces anatomiques sont également démonstratives sous ce rapport. La bordure de l'os est souvent nette au niveau ou à distance de la lamelle fissuraire nécrosée. Le périoste était resté là bien inerte ou peu actif.

Les lamelles fissuraires nécrosées fournies par les bords des grandes esquilles étant peu larges, il n'est pas nécessaire pour les découvrir de faire des séparations périostées transversalement étendues et de parti pris. Qu'on incise le périoste, qu'on traverse les couches osseuses friables, qui pourraient dans certains cas le doubler, qu'au besoin, on y joigne un léger dégagement transversal et sucessif, la chose semble devoir suffire, sans aller au delà. Il sera bon de faire cette section non de parti pris mais successivement.

J'ai tablé jusqu'ici sur l'extraction de nécroses libres. Il peut se faire que sur certains points limités de grandes fissures, la libération ne soit pas complète, bien qu'on aperçoive la ligne nette de séparation. Dans ce cas, un évidement est nécessaire pour la libération. On le fera ménager et il sera prudent, pour ne pas compromettre la solidité d'un os fissuré peut être axilement et en spirale, de manier le ciseau ou la gouge aussi parallèlement que possible à la surface de l'os et d'éviter toute action térébrante, ébranlante au premier chef.

La préoccupation de ne pas compromettre la solidité de l'os au cours de l'intervention, quand les séquelles se prolongent surtout sur les fissures spiroïdes qui, du point de contact de la perforation ou de la gouttière, vont se rendre aux fissures symétrique et opposée, en contournant l'os, cette préoccupation peut obliger le chirurgien à ne pratiquer qu'une opération incomplète et l'inciter à remettre à un autre moment le soin de la compléter lorsque débarrassé de certaines de ses lignes nécrotiques, l'os se sera consolidé.

Par contre, si l'opérateur constate qu'à côté des points où les fissures spiroïdes sont maintenues béantes du fait de la présence des tranches nécrotiques, il est des ponts suffisamment étendus au niveau desquels la soudure s'est effectuée, il pourra juger opportun de compléter son opération.

Pourquoi répéterais-je ici ce qui a été dit longuement, de part et d'autre, sur la conservation ou le nettoyage des bourgeons fongueux des cavités vidées de leurs séquestres, sur l'effondrement voulu de certaines parois, en vue de faciliter l'oblitération de la poche osseuse, sur le transport de greffes musculaires, sur le plombage ? Chacun peut affirmer ses préférences en les soutenant d'arguments plausibles pour ce qui est du curettage de la cavité bourgeonnante ou de la conservation du revêtement. Je crois, pour ma part, que quand on ne peut escompter sûrement une réunion rapide, il y a intérêt à conserver la couche bourgeonnante. Elle représente un travail préparatoire tout fait en vue de l'oblitération des poches et quand elle est débarrassée de ses épines irritantes, elle a tendance à se transformer en tissu fibreux. Elle reste un des meilleurs modes d'obturation des cavités petites. On sacrifiera, par contre, cette couche bourgeonnante quand on obturera la poche par un transplant musculo-périostique à base adhérente, ou par le même transplant refoulé, grâce à une compression exercée de dehors en dedans.

Certains ont effondré une partie de la paroi en lui conservant ses adhérences musculo-périostiques. Plus souvent employé a été le plombage antiseptique à excipients divers. Il n'a point, en général, donné des résultats satisfaisants et c'est à l'excision partielle de la coque, exceptionnellement, plus souvent au refoulement des parties molles qu'on a recours quand le bourgeonnement s'est montré insuffisant, ce qui, somme toute, est rare.

L'étendue de certaines lésions commande l'amputation.

Conclusions

1° Dans les séquelles osseuses consécutives aux fractures par coup de feu, *l'intervention opératoire ne doit pas être uniforme pour tous les cas*, mais être, au contraire, adaptée exactement à chaque cas d'espèce.

2° Elle peut être *centrale* ou *périphérique*, répondre au *foyer de la fracture* ou porter sur des *points distants*, comporter, par le fait, des incisions multiples et s'écarter des régions d'accès de choix.

3° Elle peut être non seulement variable quant à son *siège*, mais l'être aussi quant au *temps*.

4° L'opération complète en un temps est l'idéal à poursuivre. Il ne sera pas toujours réalisable.

5° Des nécroses fissuraires étendues, *circonférentielles*, pourront forcer le chirurgien à intervenir à intervalles suffisants pour permettre à l'os de se consolider au niveau des points où on l'aura débarrassé de ses séquelles, alors qu'une opération complète faite en un temps aurait pu compromettre sa solidité.

6° De même, des nécroses à évolution variable quant à la durée commanderont parfois des interventions successives.

7° L'étude très attentive de radiographies *multiples*, traduisant les *diverses faces des os* est de rigueur avant toute intervention.

Il est inadmissible qu'on opère un séquelleux osseux sur la vue d'une seule radiographie, et plus encore sans le secours de la radiographie.

8° *L'opérateur doit s'attacher à reconnaître la forme typique du traumatisme.* Elle lui servira souvent d'indice pour le diagnostic et la localisation des nécroses et par le fait, de guide pour leur ablation.

9° C'est sur l'épreuve *négative*, la plus démonstrative, que la recherche des points nécrotiques se devra poursuivre. C'est sur la *ligne d'ostéite séparative* et non sur les apparences de la nécrose même que sera basé le diagnostic.

Des corps étrangers métalliques compris
dans les foyers de fractures.

Traduisant les opinions des devanciers et l'expérience des faits, je disais dans mon *Traité de Chirurgie de guerre*, « le séjour d'un projectile dans un os entraîne parfois des accidents ; d'autres fois, il n'a aucune conséquence ; on peut dire qu'en général on en a exagéré les dangers ». A côté de projectiles provoquant des ostéites éliminatrices, à processus lents, sujettes à exacerbations et des ostéites condensantes, on citait des faits d'enkystement pur et simple et de tolérance absolue.

Mais il manquait, pour apprécier une proportionnalité approximative des tolérances et des intolérances, un élément que la radiographie pouvait seule fournir, c'est-à-dire un moyen de recherche non plus seulement applicable à certains blessés qu'on avait des raisons spéciales d'examiner, mais à des séries continues importantes englobant à la fois les blessés tolérants et intolérants. Enfin, la radiographie assurait seule, la constatation du séjour de fragments métalliques dans des foyers osseux avec orifices de sortie. En pareil cas, autrefois, on ne pouvait songer à la persistance de projectiles dans les plaies qu'autant que ceux-ci donnaient lieu à une suppuration.

L'expérience de cette guerre a fait ressortir l'extrême fréquence du séjour de fragments de plomb, de métal d'enveloppes de balles de plomb, de balles de cuivre, de fragments de fonte, mais surtout de fragments de balles de plomb dans les foyers de fractures.

Un fait même a pu, au début, étonner, après l'usage abusif des explosifs, c'est la multiplicité de ces fragments, multiplicité portée à un tel degré qu'ils essaiment littéralement certains foyers de fractures et les tissus avoisinants.

*Dans la majorité des cas, ces projectiles subdivisés sont
tolérés.*

D'autres fois, surtout dans les cas de contusions, ils
donnent lieu à la production de séquestres lamellaires
(fig. 1, 2, 4, 5, Pl. XXIX, p. 125), à des ostéites éliminatrices, parfois à des ostéomyélites graves. Le chirurgien n'aurait qu'à se tenir sur ses gardes pour parer aux accidents,
s'il ne jugeait pas utile de procéder à une extraction dès
qu'il a fait la constatation de la présence du corps étranger.

Les précisions apportées par la radiographie, l'obsession
qu'inspire à maints blessés la présence de corps étrangers,
l'argument que ceux-ci fournissent à certains hommes pour
prolonger leur séjour dans les formations sanitaires, ont
apporté pour l'extraction hâtive des projectiles des raisons
qui placent au second rang celles tirées de leur intolérance.
J'accorde aux premières toute l'importance qu'elles méritent, aussi je crois que l'extraction des corps étrangers osseux est à tenter dès qu'on les constate, à condition qu'ils
ne soient ni trop nombreux ni trop petits auquel cas, ils
ne méritent pas qu'on s'y arrête.

Si l'ablation n'a pas été primitive, elle ne sera tentée
qu'après la consolidation de la fracture.

CHAPITRE III

DE LA DÉCALCIFICATION
CONSÉCUTIVE AUX TRAUMATISMES DE GUERRE [1]

Si l'ostéotrophie des accidentés du travail est assez communément recherchée par les radiologistes, celle qui complique les traumatismes par armes à feu n'a guère fixé l'attention, même au cours de cette grande guerre, alors que la multiplication des Centres radiologiques et le nombre considérable d'hôpitaux-dépôts, bondés de blessés, fournissaient pour son étude des ressources de toutes sortes. Il semble qu'il y aurait lieu de s'y intéresser davantage. Son degré de fréquence dans les diverses variétés de blessures, sa date approximative d'apparition comme sa durée, ses caractères propres et ceux qui la différencient de l'ostéite souvent concomitante, sa pathogénie encore si obscure, sa nature intime, mal connue, son traitement qui n'est, on peut dire jamais l'objet d'attention, sont autant de questions qui méritent d'être reprises et creusées ; enfin il y a lieu, sur un ensemble d'hommes dont l'examen au point de vue fonctionnel est si facile et peut être fait à divers intervalles, de déterminer le degré de trouble temporaire ou définitif qu'elle peut apporter au fonctionnement des membres blessés, pour lui ménager, au besoin, une place dans les libellés de nos certificats et dans les évaluations des compensations pécuniaires.

Caractères.

Ils sont, on peut le dire, cliniquement liés à l'examen radiologique et exclusivement déduits de celui-ci. Pour la

---

(1) Dénommée encore atrophie osseuse, atrophie calcaire, ostéotrophie, ostéoporose.

plupart des radiologistes, l'examen radiographique est préférable à l'examen radioscopique. Non seulement le premier est plus à la portée de la lecture, mais il laisse une trace documentaire, il traduit mieux la lésion et révèle des finesses auxquelles le second ne saurait prétendre. Cependant, pour une étude *rapide*, le second suffit pour qui en a l'habitude.

L'examen de la plaque négative est d'ordinaire bien plus démonstratif que l'examen positif, celui de la photographie. Aussi c'est de la première que doit partir le verdict. Un point est essentiel, lorsqu'on est à la phase de recherche : c'est de ne pas borner son examen à la région blessée, mais de l'étendre à tout le membre atteint, aux articulations les plus extrêmes, car l'ostéotrophie est souvent très *distante ;* c'est classique. Or, comme on a ni le temps ni le matériel nécessaire pour pousser d'emblée les examens radiographiques aussi loin, force est donc de s'habituer aux apparences radioscopiques, quitte à les fixer sur la plaque quand on le juge à propos.

Les radiologistes vont plus loin : ils demandent l'épreuve comparative du côté sain, ce qui évite bien des erreurs quand les apparences ne sont pas extrêmes, frappantes, et sur le *modus faciendi*, pour en éviter d'autres, ils donnent des indications sur lesquelles je n'ai pas à m'étendre ici.

La caractéristique radiologique de l'ostéotrophie c'est la plus grande transparence de l'os.

Sur nos blessés, tout os peut en être atteint, mais les os plats le sont moins souvent que les os longs et ceux-ci moins fréquemment que les os courts. Quand un os long est décalcifié, il l'est plus dans ses extrémités épiphysaires que dans sa portion diaphysaire, communément.

Un *corps diaphysaire* atteint d'ostéotrophie présente sur nos blessés des apparences diverses vraisemblablement liées au stade et à l'intensité du processus : *a)* le canal médullaire est élargi, plus transparent, mais le tissu compact limitrophe ne paraît guère avoir subi de changements dans sa densité ou n'est rayé que de quelques transparences verticales ; *b)* l'épaisseur du tissu compact est diminuée ; *c)* celui-ci n'est plus représenté sur la plaque radiographique que par un liseré blanc, éclatant, régulier ; sur la photographie par un liseré noir, ferme, régulier, ligne de contour qui délimite une teinte falote pour le reste de l'os, tandis que le liseré blanc de la plaque délimite un ton gris blanchâtre. La diaphyse semble réduite à une coque calcaire. En somme les premiers degrés tendent à l'agrandissement, aux dépens du tissu compact, de l'espace moins dense médullaire pendant que cet os subit dans sa constitution intime des transformations que la chimie devrait bien préciser.

Sur un corps diaphysaire intact ces apparences se retrouvent sur toute son étendue ; si celui-ci a été fracturé, le cal dense, blanc sur la plaque, noir sur le papier, interrompt l'apparence ostéotrophique qui reprend au-dessus et au-dessous de lui, parfois vers une seule extrémité. Il arrive encore que le cal, devenu lui-même ostéotrophique, n'apporte qu'une démarcation peu tranchée mais cependant reconnaissable où l'on distingue encore nettement les fragments principaux.

Quand la fracture du corps de l'os se rapproche d'une extrémité, le fragment le plus court est d'ordinaire le plus décalcifié, surtout si la fracture est imparfaitement consolidée (pseudarthrose).

Sur le corps des métatarsiens et des métacarpiens, comme sur le corps des premières phalanges, j'ai trouvé, exceptionnellement, des aspects en apparence paradoxaux. L'os était plus blanc sur la plaque et le canal médullaire, non élargi, était moins visible. Sur le corps des premières phalanges présentant leur face postérieure, l'aspect était identique, mais examinait-on l'os, non plus de face mais de profil, on constatait alors que la face postérieure, surtout opaque, masquait le reste de l'os décalcifié. Dans ce cas, la répartition de la substance osseuse semblait avoir été viciée, déplacée et s'être concentrée *sur une paroi*. L'aspect peut être réel ou lié aux conditions de prise de l'image.

Sans présenter un caractère aussi précis, l'inégale répartition de la substance calcaire s'observe assez communément sur les phalanges des orteils et surtout des doigts où les plaques d'opacité forment, sur un fond de transparence, des îlots plus ou moins nombreux et étendus (incoordination trophique de Imbert).

Parfois, surtout sur les métatarsiens et les métacarpiens, l'image, dont la caractéristique tend au flou uniforme et éteint mais *propre*, cette image donne au premier coup d'œil un aspect violent, *sale, endeuillé*. Sur la plaque, les travées blanches, longitudinales ou légèrement ondulées, calcifiées, sont séparées par des intervalles de décalcification si complète qu'ils se traduisent par des lignes très noires. Ces travées longitudinales et ces lignes noires se continuent dans l'épiphyse où elles remplacent la trame fine, si délicate, aréolaire le plus souvent. Là, la transformation est encore plus caractéristique que sur le corps de l'os. Sur la photographie, les travées viennent en noir et les intervalles en blanc. La Planche XLII offre un bel exemple de ce curieux aspect sur les phalanges, en particulier sur les premières.

Cet aspect curieux, différent de l'aspect habituel et qui constitue certainement une deuxième forme, n'avait pas échappé au professeur Imbert (de Montpellier), qui se demandait s'il s'agissait de deux stades d'un même processus, s'il était lié à des particularités individuelles ou en rapport avec des caractères divers de gravité ou de durée. Nous retrouverons la même disposition sur les os courts.

Tous les corps diaphysaires peuvent être plus ou moins décalcifiés, mais sur le fémur, puis sur le tibia ou l'humérus de nos blessés, les degrés faibles sont moins sensibles et les degrés extrêmes se rencontrent moins souvent que sur le péroné, le cubitus, le radius, la clavicule, les métatarsiens, les métacarpiens et les phalanges.

Sur *les épiphyses*, l'ostéotrophie met communément en plus grande évidence les dispositions architecturales de leurs fibres osseuses. Tandis que celles du corps diaphysaire, à cause de leur tassement, sans doute, ne se détachent pas sur l'image, celles de l'épiphyse, longitudinales, le plus souvent écartées, parfois obliques, qui s'implantent sur le bulbe de l'os pour s'arrêter par leur autre extrémité à la ligne du cartilage d'accroissement où elles se continuent avec les travées courtes du tissu épiphysaire proprement dit, ces travées longitudinales, les travées plus courtes du tissu épiphysaire proprement dit qui leur font suite, apparaissent blanches sur la plaque avec une grande netteté, séparées par des intervalles un peu plus grands, d'un gris noirâtre, et, sur la photographie, elles se montrent grises, séparées par des intervalles flous.

A mesure que la lésion s'accentue, les travées deviennent plus rares, l'espace intercalaire s'agrandit, elles perdent de leur netteté pendant que, sur les bords de l'os, la ligne blanche sur la plaque, noire sur le papier, bien arrêtée, très régulière, qui fixe l'emplacement de ces bords, s'accentue avec une netteté qu'on ne retrouve pas sur l'os sain. Le centre a perdu, la périphérie s'est comme renforcée. C'est un fait à noter car les piliers de résistance et de transmission des pressions n'ont peut être fait là que de se déplacer.

A un degré extrême, l'image des travées est fort atténuée, les fibres architecturales sont si peu visibles qu'on a peine à les reconnaître ou encore elles ont totalement disparu ; tout devient flou hormis la bordure de l'os.

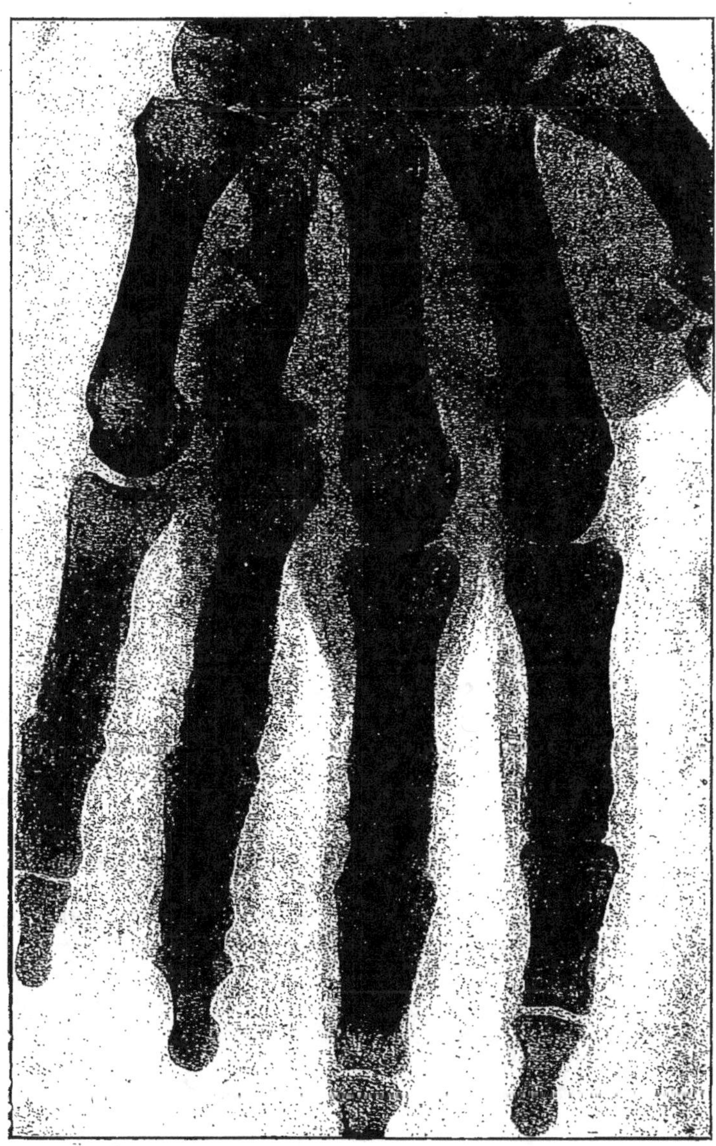

Fracture du 4e métacarpien ; ostéotrophie des os de la main ;
aspect « endeuillé » du corps des phalanges.

Accentuation relative des travées, agrandissement des es- paces qui les séparent, augmentation de la transparence de l'os, accentuation de la ligne osseuse périphérique sont, avec la persistance des interlignes articulaires, les caractères de l'ostéotrophie du tissu épiphysaire, bien décrits, mais tou- jours saisissants et comme nouveaux sur chaque plaque exa- minée. La Pl. XLIII montre bien la plupart de ces caractères.

L'importance que prend dans l'image la disparition des fibres architecturales, force déjà, pour le tissu épiphysaire des diaphyses, à bien posséder la notion de la direction de ces fibres sur chaque extrémité osseuse. Cette notion est plus importante encore pour qui veut apprécier exactement les changements qu'apporte l'ostéotrophie dans les aspects radiologiques des os courts. Il est de plus de toute nécessité de posséder ici d'autres notions, du reste faciles à acquérir, de cette anatomie spéciale au radiologiste qui lui permettent de tenir compte des changements qu'apporte à des images régulières la superposition de certains os ou celle des apo- physes et des crêtes. C'est surtout lorsqu'on a à distinguer l'ostéotrophie de l'ostéite concomitante que ces notions sont à rappeler au cours de la lecture des plaques.

Pour bien se rendre compte du caractère des modifications que l'ostéotrophie imprime aux *os courts*, rien ne vaut mieux que l'image d'un calcaneum ou des os du carpe, en raison de la disposition régulière des belles fibres architecturales du premier et du nombre des interlignes articulaires des seconds. Au début, sur le premier, s'accusent avec la plus grande netteté en blanc (plaque), en noir (photographie), ces fibres rayonnantes remarquables qui de son bord supérieur, près du sinus du tarse, se portent vers les faces supérieure, postérieure, inférieure, vers les tubercules, puis les fibres de renforcement inférieures qui épaississent la partie inférieure de cet os. On sent entre elles l'os grisâtre plus transparent sur la plaque ; sa teinte est atténuée sur le papier. A un degré plus élevé, les fibres sont moins apparentes, plus rares, les espaces intercalaires plus développés. Puis s'ajoute l'accentuation très franchement arrêtée des bords de cet os par une ligne continue blanche (plaque) ou noire (épreuve photographique).

Sur certaines épreuves, la transparence est devenue gé- nérale, le *flou est total*, bien qu'un peu moindre à l'origine des fibres qu'à la base de la petite apophyse de calcaneum. C'est le degré extrême. Parfois l'atrophie a marché d'une façon moins uniforme ; elle a procédé par îlots. Avec des

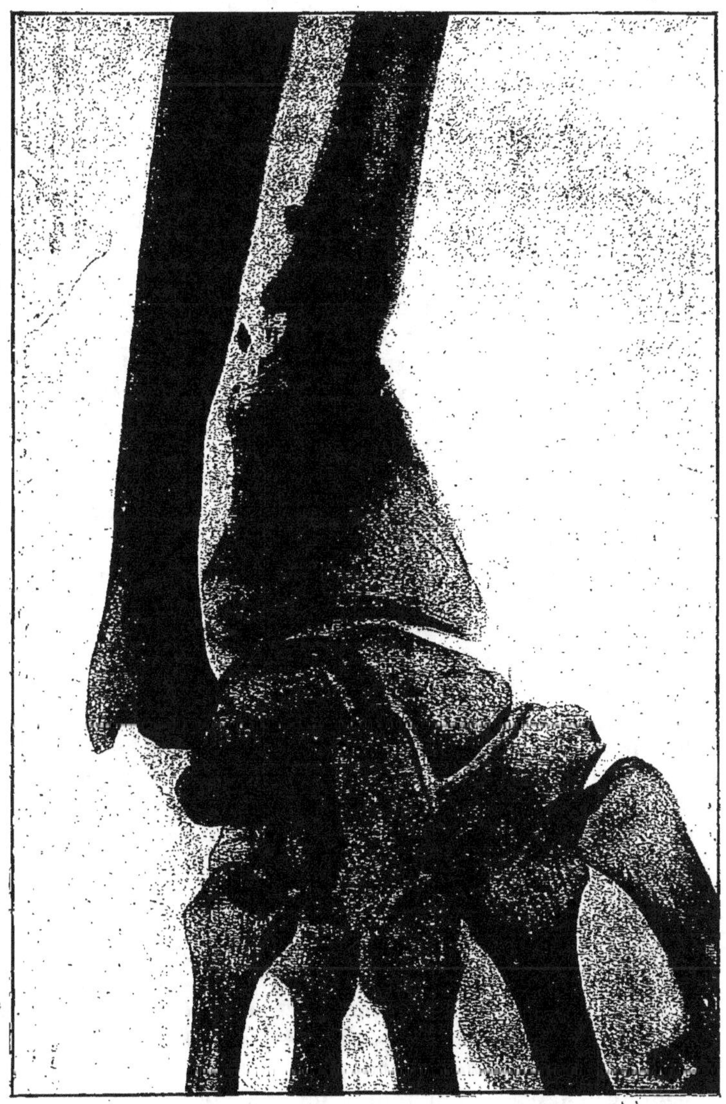

Atrophie calcaire « propre », typique des os de l'avant-bras, des os
du carpe et du métacarpe à la suite d'un coup de feu du radius
(*Collection du Grand Palais*).

taches de transparence, noires sur le négatif, blanches sur la photographie, assez étendues, alternent d'autres taches, témoignant d'une concentration calcaire en certains points.

Sur les os du carpe, à tissu à fines aréoles, rectangulaires ou carrées, les travées se dessinent finement, blanches sur gris (plaque), noires sur flou (épreuve) ; à un degré plus avancé, tout s'atténue, devient nébuleux, mais aussi plus s'accuse alors le liseré blanc éclatant (plaque), ou noir (épreuve), très arrêté, de la périphérie de l'os que fait ressortir la teinte plus neutre de la surface osseuse et celle des interlignes articulaires très apparents.

C'est surtout sur les os courts — bien qu'elle s'y montre encore rare — qu'on trouve la forme *sale, endeuillée* de l'ostéoporose que j'ai signalée à propos des extrémités des os diaphysaires. On la retrouve sur les os courts du carpe et du tarse, soit sous la forme de ponctués grossiers, arrondis, noirs (plaque), soit sous la forme de lignes noires également ment grossières (cunéiformes, scaphoïde.) La Planche XLIV en présente un très remarquable exemple. La signification de cette forme non étudiée est à déterminer.

Chaque os ostéotrophié apporte ici des aspects en rapport avec la disposition, la richesse, la forme de ses fibres architecturales, les superpositions d'os voisins, celles d'apophyses. Là, l'aspect est aréolaire (carpe) ; sur les cunéiformes, le scaphoïde, au contraire, les travées sont longitudinales, antéro-postérieures ; longitudinaux sont les espaces intercalaires. Le flou uniforme d'un carpe très ostéoporosé sera renforcé, sur le pyramidal par la présence du pisiforme, sur l'os crochu, par celle de son apophyse. Le cuboïde, l'astragale ont normalement certains de leurs bords nets qu'il ne faut pas confondre avec la bordure nette de l'ostéoporose. Ce sont là des particularités à retenir, mais qui n'influencent guère une vision générale suivie de celle successive et attentive de chaque os, car là dominent toujours les caractères principaux : *l'accentuation des fibres, la transparence plus grande de l'os, puis l'atténuation de l'image avec, aux degrés les plus extrêmes, le liseré blanc ou noir des bords et la conservation des interlignes articulaires*, signe précieux pour le diagnostic différentiel de l'ostéite.

Un dernier caractère fort important, c'est la constatation de la transparence de l'os, de l'ostéoporose à *distance* du foyer traumatique. Là le fémur est atteint, là le tibia, et ce seront les os du pied qui présenteront seuls une décalcification ou une décalcification plus marquée ; ici l'humérus est

 (Delorme)

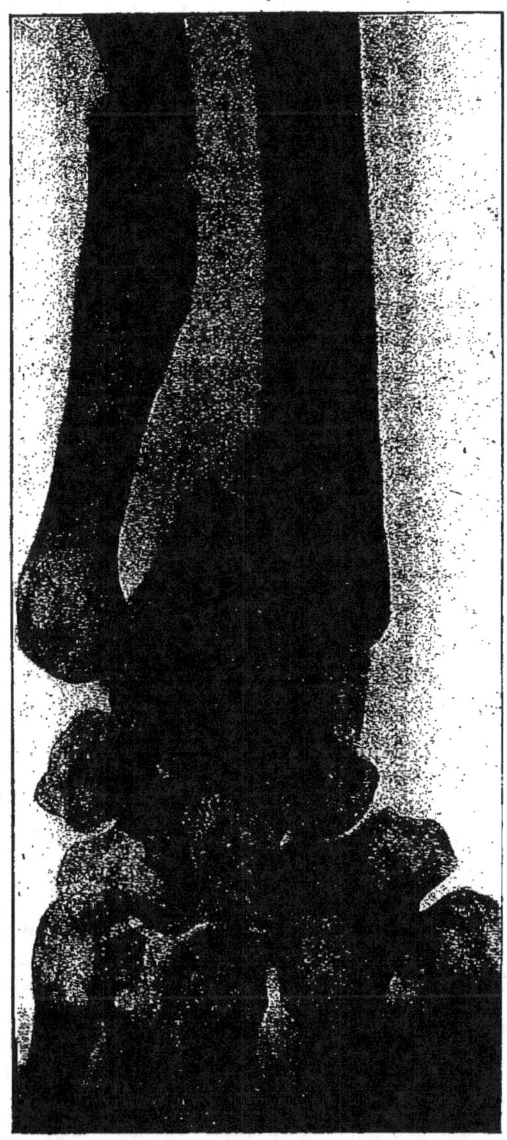

Ostéotrophie « sale », « endeuillée » de l'extrémité inférieure du radius, des os du carpe et de la base des métacarpiens (*Collection
du Grand Palais*).

fracturé, et l'ostéotrophie portera surtout sur les os de la main. Avec un cubitus fracturé, l'os voisin, le radius, sera autant, voire plus raréfié que lui. Le même fait se retrouve à la jambe.

D'autres fois la transformation osseuse restera localisée à l'os atteint, à ses deux fragments s'il est fracturé, même à un seul.

L'ostéotrophie calcaire est le plus souvent consécutive à des traumatismes osseux, mais on la constate également à la suite d'une simple lésion des parties molles localement ou à distance.

J'ai vu, au Dépôt de Menton, un Sénégalais qui, à la suite d'une contusion de la face externe de l'épaule, présentait une ostéoporose de l'humérus.

Je possède une belle série de radiographies de mains ostéotrophiques alors que leurs os n'étaient pas touchés ou l'étaient à peine et cependant les os sont ostéotrophiés. Pouvais-je fournir plus bel exemple que celui représenté par la Planche XLV ? Des fragments minuscules de projectiles ont labouré, suivant leur axe, les parties molles phalangiennes du pouce ; deux petits se sont arrêtés dans les parties molles de la première phalange de l'index. Les deux phalanges du pouce et la tête de son métacarpien montrent une ostéotrophie accusée et celle-ci se retrouve sur la première phalange de l'index. Ces faits et tant d'autres similaires s'expliquent bien quand on connaît la pathogénie de cette décalcification.

Sur aucune des radiographies si nombreuses que j'ai examinées, je n'ai trouvé l'ostéotrophie associée à une augmentation des diamètres des os. Par contre, il m'est arrivé quelquefois de constater que l'un ou les deux fragments d'un os fracturé avaient un calibre amoindri ; certains semblaient de ce fait appartenir à un os plus jeune. En général, sur les os ostéoporosés de nos blessés, les dimensions en longueur comme en largeur sont conservées.

L'ostéotrophie calcaire, complication plus ou moins tardive des traumatismes osseux, présente surtout ses aspects réguliers à *distance*. Dans le foyer même, ils se surajoutent à ceux que les processus de réparation, l'ostéite, l'ostéomyélite ont imprimés aux fragments, aux esquilles, au cal ; aussi c'est surtout à la périphérie du foyer et sur ses parties les moins transformées qu'il faut d'abord la rechercher et qu'on la trouve soit étendue, soit localisée.

On la constate également sur les cals anormaux, exubé-

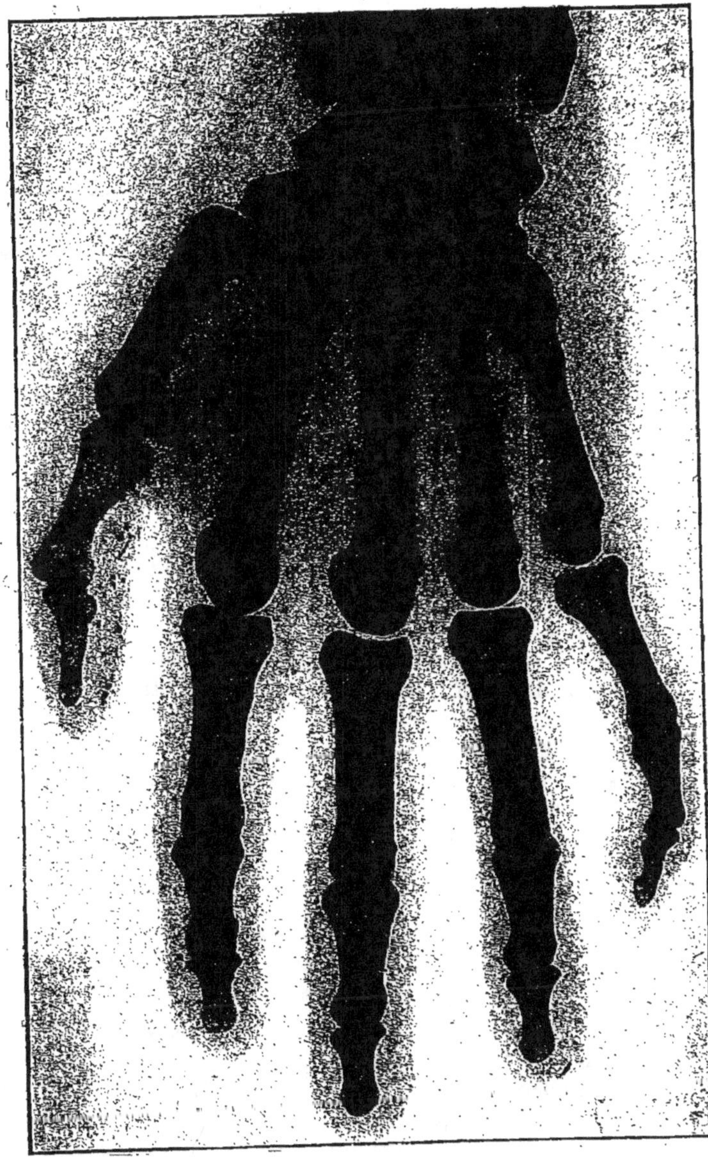

Ostéotrophie accusée, limitée, des phalanges du pouce et commen-
çante de celles de l'index, déterminée par la présence de corps
étrangers sans lésions osseuses.

rants, sur les coques ostéomyélitiques, sur les cals soufflés, bulleux (Planche XLVI, page 201.)

L'ostéotrophie ne constituant pas un état définitif mais un état souvent transitoire, de durée encore indéterminée et d'ailleurs variable, les aspects nouveaux que les os distants, primitivement sains, présentent pendant la phase de retour seraient à préciser. Bien plus intéressants encore à connaî-tre seraient ceux des parties traumatisées. C'est là une étude à poursuivre. Certaines apparences sont saisissantes et telles qu'au premier abord on pourrait les prendre pour de nou-velles formes. Il semble bien que la régénération s'adapte aux conditions nouvelles de résistances et de pressions. Les Planches XLVII, XLVIII et LIX (pages 203,205) si remar-quables, représentent des mains sur le carpe desquelles se dessinent des pinceaux de travées ininterrompues, mas-sives, anormales, qui des os de l'avant-bras se portent sur le métacarpe (dont les articulations ont disparu du fait d'ostéo-arthrites antérieures) à travers des interlignes articu-laires disparus et remplacent les aréoles courtes et normales du carpe. Il semble difficile de voir là une ossification pé-riostique ; elle n'aurait pas cette régularité.

J'ai retrouvé ailleurs cette phase et cette forme répara-trices.

C'est ainsi que, sur un pied dont les interlignes tibio-astragalien, astragalo-calcanéen et astragalo-scaphoïdien avaient complètement disparu, un faisceau de travées os-seuses, anormalement massif, partait du tibia comme centre et se bifurquait pour se perdre, d'une part, dans le scaphoïde à travers l'astragale. La régénération rétablissait la direction normale des travées, mais en lui donnant une solidité toute particulière.

Degré de fréquence
de l'ostéotrophie dans les traumatismes de guerre.

Ce degré de fréquence n'a point encore été fixé pour nos traumatismes.

Il ne saurait avoir rien de constant. Je l'ai vu varier d'un Centre radiologique à un autre suivant que l'un était riche ou pauvre en épreuves fournies par des blessés à trauma-tismes osseux anciens.

L'examen d'un grand nombre de radiographies fait au cours de mes inspections des formations et Centres des IV°,

 (Delorme)

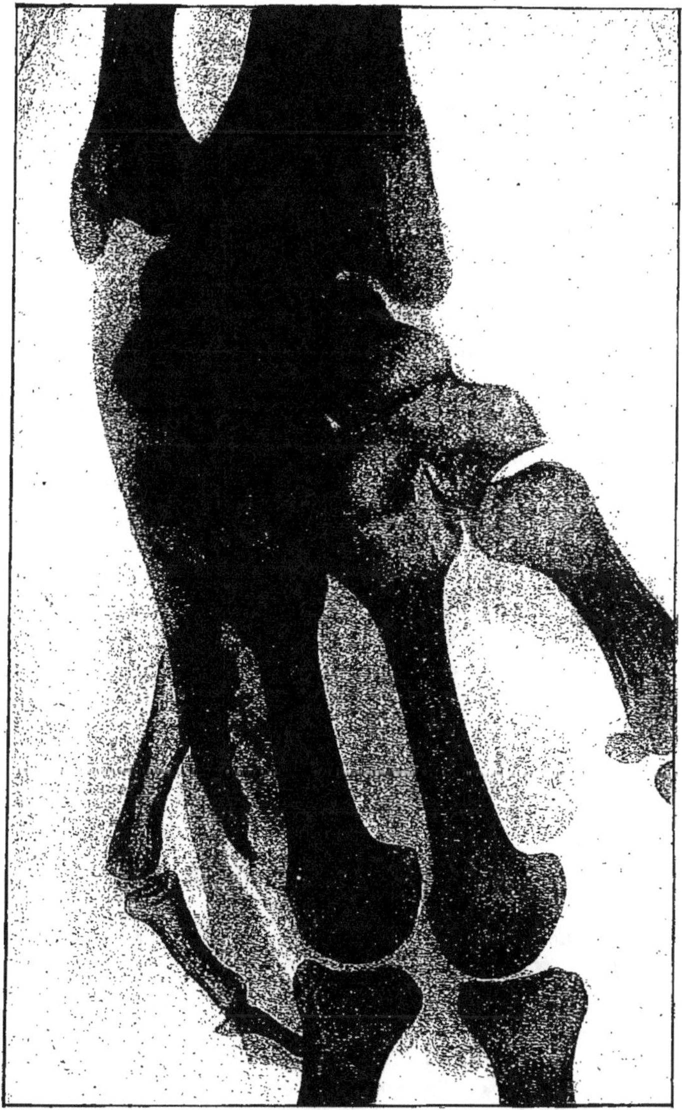

Coup de feu partiel du carpe. Remarquable exemple d'un foyer ostéopathique de la moitié interne du carpe transformé en cal bulleux et commençant à s'ostéotrophier. Ostéo-arthrites. Atrophie calcaire du reste du carpe, du métacarpe, du radius et du cubitus. Gracilité de l'annulaire et de l'auriculaire (*Collection du Grand-Palais*).

XI°, XII° XIV et surtout XV° Région, en particulier dans le Centre de Menton, m'avait déjà fait pressentir la grande fréquence des ostéotrophies surtout à la suite des traumatismes osseux déjà anciens, mais il ne m'avait pas fixé sur leur proportion absolue ou approximative.

La belle collection de radiographies du Centre du Grand-Palais à Paris que je viens d'étudier attentivement, recueillie en grande partie sur des blessés guéris depuis longtemps de leurs blessures, m'a apporté sur cette question des précisions importantes.

Un premier examen de 204 épreuves radiographiques, classées sommairement par *régions,* m'avait donné, tant au point de vue de l'ostéotrophie distante, massive que de l'ostéotrophie localisée, partielle (1), les résultats suivants :

MAIN. — *Lésions indéterminées :* 6 cas, 0 ostéoporose. *Lésions du métacarpe et des phalanges* : 29 cas, 13 ostéoporoses.

POIGNET. — *Lésions radio-cubito-carpiennes* : 15 cas, 6 ostéoporoses.

AVANT-BRAS. — *Lésions d'un os ou des deux os* : 25 cas, 13 ostéoporoses.

COUDE. — *Lésions d'un os ou des trois os:* 13 cas, 7 ostéoporoses.

BRAS. — *Lésions indéterminées* (parties molles, etc.) : 8 cas, 0 ostéoporose. *Lésions osseuses:* 33 cas, 5 ostéoporoses.

EPAULE. — *Lésions de l'humérus, de l'acromion, de la clavicule* : 9 cas, 4 ostéoporoses.

PIED. — *Lésions du tarse, du métatarse et des phalanges* : 11 cas, 5 ostéoporoses. *Lésions indéterminées* (parties molles, etc.): 6 cas, 0 ostéoporose.

COU-DE-PIED. — *Lésions de l'un ou de l'autre des trois os* : 17 cas, 11 ostéoporoses.

JAMBE. — *Lésions d'un os ou des deux os:* 15 cas, 8 ostéoporoses.

GENOU. — *Lésion de l'un des quatre os ou de plusieurs* : 5 cas, 0 ostéoporose.

CUISSE. — *Lésions indéterminées* : 3 cas, 0 ostéoporose. *Lésions de la tête ou du corps du fémur* : 3 cas, 0 ostéoporose.

BASSIN. — *Lésions indéterminées* : 6 cas, 1 ostéoporose.

Cette première statistique me donnait donc, en bloc : 62 cas d'ostéoporose sur 204 cas. En défalquant les lésions

____

(1) L'extrême fréquence de l'ostéotrophie calcaire et ses degrés accusés sont tels qu'ils ont frappé non seulement les radiologistes médicaux mais des personnes que les hasards de cette guerre ont forcées à s'occuper de radiologie et qui, par le fait, étaient non prévenues.

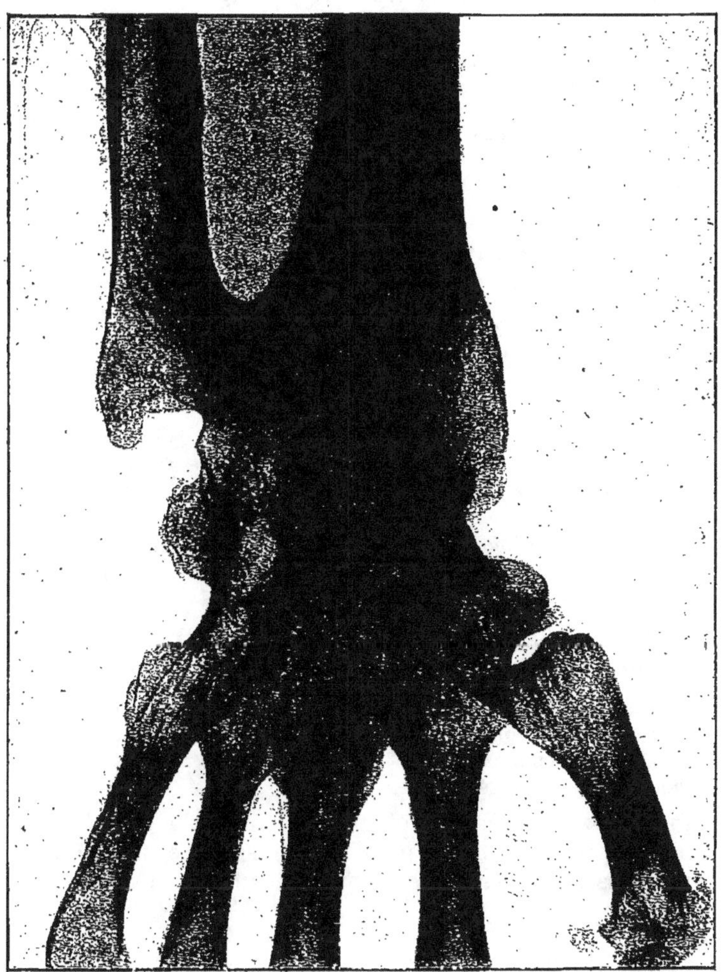

Traumatisme du carpe. Ostéotrophie radio-cubito-métacarpienne et
phalangienne. Reconstitution osseuse par travées à direction générale verticale. La Planche les a bien moins accusées que la plaque.

indéterminées et en ne tenant compte que des lésions osseuses, la proportion était de 62 sur 178 cas, ou de 1/3 environ.
124 lésions du membre supérieur avaient fourni 48 cas,
soit 2/5. 40 lésions du membre inférieur, 14 cas, soit 1/3.

L'examen de 1.350 épreuves radiographiques du même
Centre, que je rangeai *non seulement par régions* mais par
catégories d'os atteints, m'a donné les résultats suivants :

MAIN. — *Lésions des parties molles ou indéterminées* : 29 cas,
1 ostéoporose. *Métacarpe* : 82 cas, 39 ostéoporoses. *Phalanges* :
19 cas, 4 ostéoporoses.

L'ostéoporose s'est donc présentée dans la *moitié* des
lésions anciennes du métacarpe et dans le 1/5 des lésions
des phalanges.

POIGNET. — *Lésions indéterminées* : 1 cas, 0 ostéoporose ; *radius* : 32 cas, 17 ostéoporoses ; *cubitus* : 4 cas, 3 ostéoporoses ;
radius et cubitus : 14 cas, 12 ostéoporoses ; *carpe* : 9 cas, 3 ostéoporoses.

Dans les fractures du radius ou dans celles du radius et
du cubitus, représentées par des chiffres assez élevés, la proportion a été de plus de moitié (deux os).

AVANT-BRAS. — *Lésions indéterminées* : 12 cas, 0 ostéoporose; *radius* : 59 cas, 18 ostéoporoses ; *cubitus* : 40 cas, 16 ostéoporoses ;
radius et cubitus : 22 cas, 16 ostéoporoses.

Proportion approximative de un tiers dans les lésions
d'un seul os et de deux tiers pour celles des deux os.

COUDE. — *Lésions indéterminées*: 27 cas, 3 ostéoporoses; *humérus* : 54 cas, 22 ostéoporoses ; *cubitus* : 15 cas, 4 ostéoporoses : *radius* : 11 cas, 5 ostéoporoses ; *2 ou 3 os* : 17 cas, 7 ostéoporoses ;
résection : 5 cas, 3 ostéoporoses.

Proportion de près de moitié pour l'humérus, de un quart
pour le cubitus, de moitié pour le radius et presque de moitié pour les blessures des extrémités des deux os de l'avant-
bras (1).

BRAS. — *Lésions indéterminées* : 27 cas, 0 ostéoporose ; *humérus* : 103 cas, 48 ostéoporoses ; *moignon* : 1 cas, 0 ostéoporose.

L'ostéoporose s'est montrée dans la moitié des lésions
de l'humérus, atteignant surtout son tissu épiphysaire.

---

(1) Je n'ai pas seulement ici en vue l'ostéotrophie de l'os atteint,
mais celle qui frappe simultanément les os voisins en même temps que
l'os frappé.

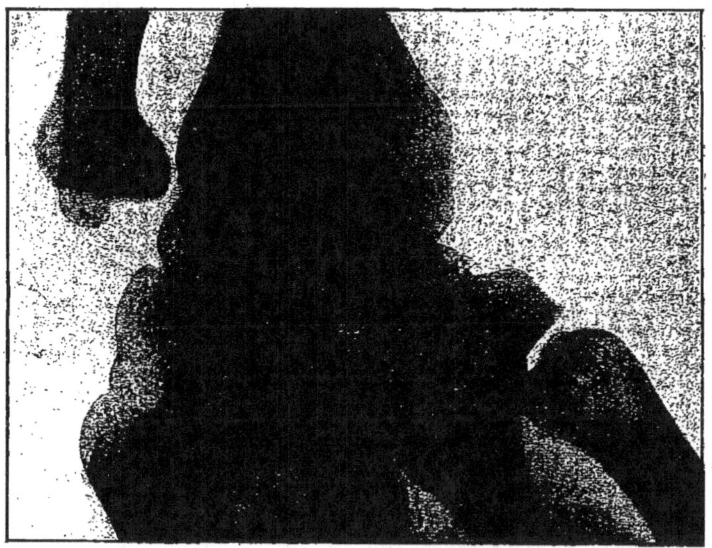

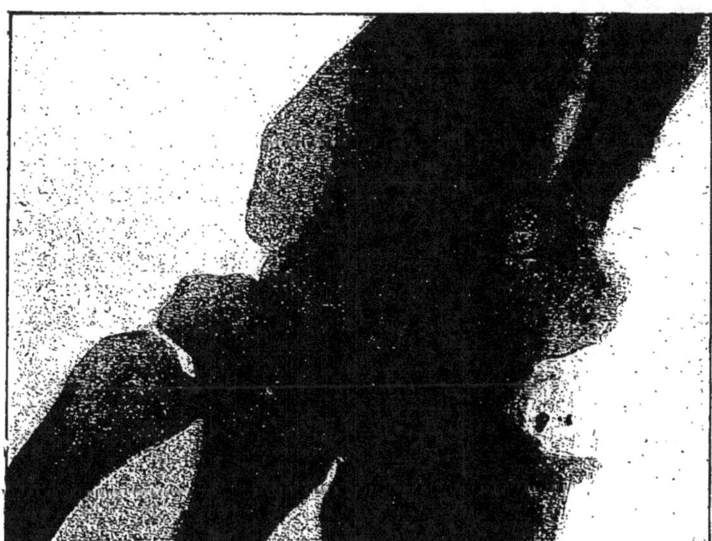

Coup de feu de la moitié interne du carpe et des deux derniers métacarpiens (faces antérieure et postérieure). Reconstitution osseuse par des jetées longitudinales (*Collection du Grand Palais.*)

Épaule. — *Lésions indéterminées* : 10 cas, 3 ostéoporoses : *tête humérale* : 76 cas, 17 ostéoporoses ; *omoplate* : 15 cas, 1 ostéoporose ; *clavicule* : 11 cas, 5 ostéoporoses ; *clavicule et acromion* : 17 cas, 2 ostéoporoses ; *gros fracas de l'épaule* : 3 cas, 0 ostéoporose.

Pied. — *Lésions indéterminées* : 89 cas, 4 ostéoporoses ; *tarse* : 60 cas, 32 ostéoporoses ; *métatarse* : 28 cas, 14 ostéoporoses ; *orteils* : 3 cas, 1 ostéoporose.

L'ostéoporose s'est montrée dans la moitié des cas de lésions relativement anciennes du tarse et du métatarse.

Cou-de-pied. — *Tibia* : 5 cas, 2 ostéoporoses ; *péroné* : 7 cas, 2 ostéoporoses ; *tibia, péroné, astragale* : 6 cas, 5 ostéoporoses.

Jambe. — *Tibia* : 47 cas, 22 ostéoporoses ; *péroné* : 35 cas, 11 ostéoporoses ; *tibia et péroné* : 29 cas, 14 ostéoporoses.

La proportion des cas dans les fractures du tibia et des deux os est remarquable (1/2).

Genou. — *Lésions indéterminées* : 79 cas, 5 ostéoporoses ; *rotule* : 13 cas, 7 ostéoporoses ; *fémur* : 32 cas, 19 ostéoporoses ; *tibia* : 15 cas, 3 ostéoporoses ; *péroné* : 2 cas, 0 ostéoporose ; *plusieurs os* : 2 cas, 2 ostéoporoses ; *sutures rotuliennes* : 5 cas, 3 ostéoporoses.

Cuisse. — *Lésions indéterminées* : 40 cas, 1 ostéoporose ; *lésions du fémur* : 45 cas, 12 ostéoporoses.

Hanche. — *Lésions indéterminées* : 18 cas, 2 ostéoporoses ; *fémur* : 36 cas, 4 ostéoporoses ; *bassin* : 37 cas, 5 ostéoporoses.

Je sais les critiques qu'on peut adresser à la documentation fournie par une collection de radios limitées surtout à la région atteinte et prises à des époques variables : l'ostéoporose n'est pas seulement localisée à l'os frappé, elle peut se révéler sur les os du dernier segment d'un membre alors que c'est le segment supérieur qui a été blessé ; des radiographies prises à une période rapprochée du début du traumatisme peuvent n'accuser aucune altération alors que celle-ci apparaîtra tardivement ; enfin, pour bien juger d'un état ostéoporotique, il est bon d'avoir, comme terme de comparaison, la radiographie du membre sain. Ces remarques n'ont ici qu'une portée relative. Les radiographies que j'ai examinées avaient été prises, en général, à une époque éloignée du traumatisme. Après avoir pratiqué un grand nombre d'examens, s'être bien pénétré à l'avance des aspects des os sains, et si l'on s'en tient, c'est ce que j'ai fait, à ne relever que les cas très nets, on évite, dans une large mesure, les interprétations erronées. La première critique est plus justifiée : les clichés des régions frappées ne tiennent pas toujours compte des lésions distantes. Les proportionnalités précédentes seraient donc, de ce fait, inférieures à la réalité, excepté pour le pied et la main. C'est très vrai. Quoi qu'il en soit, elles autorisent à dire que, d'une façon générale, l'ostéotrophie calcaire est une *séquelle très fréquente des traumatismes de guerre, en particulier des traumatismes anciens des os* : je dis « en particulier », car ces traumatismes ne sont pas les seuls à la produire.

Quelles qu'en soient les origines, elle porte de préférence ou s'accuse davantage sur les épiphyses, sur les os de la main et du pied, en particulier sur les extrémités métacarpo- ou métarso-phalangiennes, sur les segments épiphyso-diaphysaires courts, lorsque le traumatisme, au lieu de frapper la partie centrale de la diaphyse, s'est plus ou moins rapproché de l'interligne supérieur ou inférieur.

Les solutions de continuité totales non réparées, les pseudarthroses résultant de coups de feu explosifs, d'ablations intempestives des foyers esquilleux y exposent tout particulièrement et, réciproquement, les conditions défavorables qu'elle crée expliquent peut-être, dans une large mesure, les insuccès des tentatives chirurgicales de coaptations après avivement, avec ou sans sutures, ou interposition de greffons.

L'os frappé n'est point seul atteint : l'os congénère du même membre est très souvent simultanément intéressé ; mais, dans les examens comparatifs que j'ai faits, jamais je n'ai trouvé un rententissement de l'ostéotrophie d'un segment de membre sur le segment similaire opposé.

Date d'apparition, durée.

Nous ne sommes pas fixés par une documentation suffisante sur la date d'apparition et la durée moyenne de la décalcification des os à la suite de nos traumatismes. Ce sont là des points que les chirurgiens et les radiologistes devraient éclaircir en utilisant les ressources si importantes que leur fournissent les formations sanitaires. Sucker, dans les traumatismes de la vie commune, donnait, comme date d'apparition la plus rapprochée, quatre semaines et demie. Pendant mon inspection dans la XIV⁰ Région, dans les tout premiers mois de cette guerre, j'en avais vu un certain nombre de cas qui remontaient déjà à quelques semaines.

Même incertitude quant à sa durée approximative. Elle

est, dit-on, tantôt transitoire, tantôt permanente. Au point
de vue médico-légal, nous devrions être fixés, car la responsabilité de l'Etat n'est pas engagée d'une façon identique
vis-à-vis de blessés dont l'affection n'est que temporaire,
pour un court espace de temps ou au contraire pour un long
temps. J'ai examiné à Menton un certain nombre de Sénégalais blessés dès le début de la guerre, j'ai vu à Paris, au
Grand-Palais, des radiographies de blessés très anciens :
l'ostéoporose persistait très accusée. Mais chez combien
d'autres n'avait-elle pas disparu ? C'est par des examens
multipliés, pratiqués à intervalles, qu'on pourra être renseigné sur ce point.

Si la décalcification est liée d'une façon étroite aux traumatismes des gros troncs nerveux, il est à craindre que sa
disparition ne soit lente. D'autres troubles trophiques cependant disparaissent assez vite, bien avant la réparation du
nerf. Ce sont là hypothèses et non précisions ; ces dernières,
les examens répétés peuvent seuls les fournir.

**Quelques aperçus et recherches
sur la pathogénie de l'ostéotrophie calcaire.**

A l'encontre de ce qui a lieu dans les traumatismes de la
vie commune, ou à propos des questions de responsabilité,
on peut parfois s'attarder à rechercher la part qui, dans la
genèse du cas observé, revient à l'ostéotrophie, à des affections des centres nerveux ou à la tuberculose, il est tout indiqué sur les blessés de guerre de rattacher l'altération osseuse au traumatisme exclusivement. La fréquence de la
syphilis, surtout dans certains contingents, inciterait à lui
ménager une place si l'on ne savait que ses processus sont
sclérosants, hyperostosiants et non atrophiants.

Rôle de l'infection. — Dans les traumatismes surtout osseux de la guerre actuelle, l'infection est si commune et parfois si grave qu'il est admissible de lui attribuer un rôle dans
la pathogénie de l'ostéotrophie. Mais celle-ci n'est point étroitement fixée au foyer traumatique comme l'ostéite ou l'ostéomyélite si dissemblables ; elle est distante, elle atteint des
os éloignés sans rapport de continuité avec ceux qui sont
atteints. Cette propagation à distance est même un de ses
caractères les plus typiques. A admettre la diffusion de l'infection, sa généralisation, on ne s'expliquerait pas sa localisation constante au membre blessé sans atteinte des seg-

ments opposés. Enfin cette genèse est en défaut pour expliquer les cas rares, dans lesquels l'ostéoporose avait envahi tous les os d'un membre sans avoir produit de plaie.

Le rôle de l'infection est donc imprécisé, peu probable ou indirect et très relatif ; il s'accorde mal avec les modalités d'atteinte, surtout avec les lésions distales.

Rôle de la nutrition. — Quand, en examinant des épreuves radiographiques, on constate que, dans les cas de pseudarthrose, l'ostéotrophie est pour ainsi dire constante et qu'elle atteint d'ordinaire son plus haut degré sur le segment osseux le plus court, le plus séparé de l'artère nourricière principale, il vient de suite à l'idée d'accorder à une nutrition artérielle compromise ou arrêtée par le trauma, une part dans la genèse de l'ostéoporose. Mais pourquoi, dans les pseudarthroses du tiers inférieur du radius dans lesquelles le fragment inférieur est si altéré, pour ne prendre que cet exemple, les os du carpe, du métacarpe, les phalanges ont-ils subi la même altération alors que leur nutrition, grâce aux voies collatérales, n'a pu recevoir la moindre atteinte ?

Nos formations sanitaires présentent des ressources inespérées et bien faites pour permettre d'étudier l'influence du trouble apporté à la circulation générale d'un membre sur l'apparition de l'atrophie calcaire. J'ai fait, à l'Hôpital Central de Nice, examiner par M. le Médecin-major Ducellier (de Paris), radiologiste distingué, des blessés atteints de lésions du tronc artériel principal des membres supérieurs et inférieurs ayant nécessité la ligature et voici ce qu'il a constaté :

Ligatures de l'axillaire : 2 cas, pas d'ostéoporose.
    —   de l'humérale : 2 cas, pas d'ostéoporose.
    —   de la fémorale : 3 cas, pas d'ostéoporose dans deux, ostéoporose très légère dans le troisième.

Ainsi, dans 7 cas, on n'a trouvé qu'un seul exemple de décalcification très légère.

La suppression des Inspections générales régionales m'a empêché de faire poursuivre ces recherches fort intéressantes, en particulier sur les artères fémorale et iliaque. On sait le rôle que M. le Professeur agrégé Leriche et, après lui, M. Meige et Mᵉ Benisty ont fait jouer aux filets du sympathique satellites des gros vaisseaux dans la production des troubles trophiques périphériques. La fémorale présente des conditions éminemment propices pour cette étude puisque, à l'encontre de ce qui a lieu pour le membre supérieur, elle n'est point accompagnée de gros nerfs à la fois moteurs et sensitifs dont le traumatisme pourrait être invoqué pour expliquer les altérations osseuses observées. Or, certaines de nos formations de l'arrière, les Centres de Physiothérapie ou les Dépôts renferment certainement des cas de lésions ou de ligatures artérielles de ce vaisseau dont les enseignements pourraient être mis à profit pour éclairer positivement ou négativement ce sujet.

Quoi qu'il en soit de ces remarques, ce groupe de 7 cas de ligatures d'artères principales des membres n'en fournit pas moins un enseignement : c'est que la ligature du tronc principal, quelque trouble qu'elle apporte à la nutrition générale du membre, est insuffisante pour provoquer l'atrophie calcaire. Cette petite statistique est d'autant plus intéressante et convaincante qu'elle ne comporte même pas le nombre de cas d'ostéoporose, liés à d'autres causes concomitantes, qu'on pouvait s'attendre à y rencontrer.

D'ailleurs, à l'appui de mon opinion qui accorderait peu d'importance à un trouble de nutrition dans le développement de l'ostéotrophie, je pourrais remarquer que, dans nos fractures, ce trouble n'est pas tel qu'il nuise à la formation d'un cal, quelle que soit la gravité des désordres. Même dans les fractures produites par des balles qui ont suivi dans leur trajet l'axe de l'os (fractures axiles), si comminutives, éminemment destructives des gros vaisseaux intramédullaires, la réparation est plutôt luxuriante qu'amoindrie et, dans les pseudarthroses, les fragments montrent d'ordinaire à leurs extrémités des condensations abondantes, des vestiges de cals qui n'ont dû qu'à certaines conditions défavorables spéciales de ne point se souder. C'est au delà des limites de ces cals que commence l'ostéoporose. L'os ne pourrait être à la fois généreux et insuffisant.

Rôle du système nerveux périphérique. — Les troubles ostéoporotiques depuis longtemps observés dans les maladies nerveuses, en particulier le tabès, la syringomyélie, la paralysie infantile, devaient inciter à rattacher l'ostéoporose consécutive aux traumatismes des membres à des lésions nerveuses. C'est la pathogénie généralement admise, mais il faut avouer qu'elle a été longtemps étayée plutôt sur des analogies que sur des constatations directes. Les expériences faites sur les animaux avaient donné des résultats contradictoires, non contrôlés d'ailleurs par la radiographie.

Cette étude entre dans une phase nouvelle, mais il serait désirable que l'enseignement que ménage l'ensemble prodigieux de cas de la guerre actuelle et qui sont rassemblés en grand nombre dans des Centres cependant propices aux recherches et à l'examen soit bientôt et complètement mis à profit. Je n'ai cessé, au cours de mes inspections, d'éveiller sur ce point l'intérêt des médecins traitants. J'ai fini par m'y arrêter moi-même. Le Dépôt de Convalescents des Sénégalais à Menton, que j'ai visité longuement, la dernière fois en Décembre 1916, renfermait, parmi plus de 600 blessés de toutes sortes, un grand nombre d'hommes atteints de lésions nerveuses remontant à des dates éloignées, certaines au début de la guerre, ces Sénégalais n'ayant pas, pour des raisons spéciales, été réformés et évacués. Avec M. le Médecin-major Rosso (de Marseille), et le radiologiste Tauleyne, l'un et l'autre très habitués à déceler l'ostéoporose, j'ai examiné 33 blessés présentant des troubles nerveux dus à des lésions des nerfs, que j'avais fait réunir dans leur formation, et pris à titre de comparaison 10 cas de fractures. Je consigne ici les résultats de ces premiers examens.

EXAMENS DE MEMBRES SUPÉRIEURS ET INFÉRIEURS ATTEINTS DE TRAUMATISMES DIVERS PAR ARMES DE GUERRE AVEC PARALYSIES.

a) *Lésions nerveuses sans atteintes osseuses.*

Membre supérieur. — 1. Coup de feu de l'aisselle. Paralysie radiale datant de 7 mois, coude ankylosé. *Raréfaction des os du carpe et des extrémités métacarpo-phalangiennes.*

2. Coup de feu sous-clavier datant de 8 mois. Paralysie radiale et cubitale partielle. Pas d'ostéoporose.

3. Coup de feu ancien de l'aisselle. Paralysie cubitale et radiale. Chute du poignet, main atrophiée. La radioscopie montre que les *quatre derniers métacarpiens sont plus transparents au niveau des articulations métacarpo-phalangiennes.* Ces os sont plus petits et semblent appartenir à une main plus jeune.

4. Blessure ancienne par coup de feu du bras. Paralysie radiale. Pas d'altérations ostéoporotiques.

5. Blessure ancienne par coup de feu (7 mois). Paralysie radiale. Pas d'altérations ostéoporotiques.

6. Blessure ancienne par coup de feu de la face interne du bras. Chute de la main. Pas d'altérations ostéoporotiques.

7. Fracture ancienne de l'acromion. Paralysie radiale, chute de la main. Rien de net au point de vue ostéoporotique.

8. Coup de feu ancien intradeltoïdien. Troubles nerveux, chute de la main. Pas d'altérations ostéoporotiques.

9. Coup de feu ancien. Paralysie cubitale. *Raréfaction ostéoporotique de la main.*

Membre inférieur. — 10. Coup de feu de la cuisse (14 mois). Paralysie persistante du sciatique. *Ostéoporose des extrémités articulaires du genou. Os de la jambe sains. Ostéoporose du squelette du tarse.*

11. Coup de feu ancien de la cuisse. Paralysie persistante du sciatique. Altérations du pied, lésions d'arthrite et *d'ostéoporose.*

12. Coup de feu ancien de la cuisse. Paralysie persistante et complète du sciatique. Pas de lésions ostéoporotiques.

13. Coup de feu ancien de la cuisse. Lésion du sciatique poplité externe. Pas de lésions ostéoporotiques.

14. Lésion ancienne du sciatique poplité externe. Pas de lésions ostéoporotiques.

15. Lésion ancienne du sciatique poplité externe. Pas d'altérations ostéoporotiques.

16. Lésion ancienne du sciatique poplité externe. Pas d'altérations ostéoporotiques.

17. Lésion ancienne du sciatique poplité externe. Pas d'altérations ostéoporotiques.

18. *Lésion de parties molles sans détermination nerveuse.* — Contusion simple du moignon de l'épaule par éclat d'obus datant de 8 mois. *Ostéoporose considérable portant sur les deux tiers supérieurs de l'humérus.* Point d'altérations ostéoporotiques en d'autres points.

Ce dernier cas, très intéressant, est en désaccord avec l'origine infectieuse de l'ostéoporose.

b) *Lésions nerveuses et osseuses.*

1. Fracture ancienne par coup de feu de l'humérus à la partie moyenne, avec destruction du radial. Paralysie persistante (14 mois). Pas d'ostéoporose.

2. Fracture ancienne de l'humérus au tiers moyen, cal volumineux, évidement de l'os pour dégager le nerf radial (Dr Grinda). Paralysie persistante. Pas d'ostéoporose.

3. Fracture ancienne en biseau du tiers inférieur de l'humérus par coup de feu, vaste plaie externe, chute de la main. Paralysie radiale persistante. *Raréfaction osseuse caractéristique des os du carpe, des extrémités articulaires du métacarpe et des phalanges.*

4. Fracture ancienne incomplète de l'humérus. Paralysie radiale, main effilée. *Carpe, métacarpe, phalanges ostéoporosés et effilés comme s'ils appartenaient à une main de sujet moins âgé* (ostéoporose épiphysaire et diaphysaire).

5. Fracture ancienne du bras par coup de feu, bras ballant, comme si tous les nerfs avaient été atteints. Paralysie radiale complète et persistante. Guérison facile sans suppuration prolon-

gée. *Atrophie considérable de l'humérus dans son tiers supérieur et inférieur* ; épiphyses supérieures du radius et du cubitus d'apparences normales. *Raréfaction osseuse carpo-métacarpo-phalangienne.*

6. Fracture ancienne par coup de feu de l'humérus au tiers supérieur. Atrophie notable du membre, chute du poignet. Humérus, radius, cubitus sains, *atrophie légère du carpe.*

7. Fracture ancienne du cubitus (14 mois). Paralysie incomplète du cubital. *Transparence exagérée des quatre derniers métacarpiens.*

8. Fracture ancienne par coup de feu de l'humérus avec paralysie radiale. Suture du nerf. Humérus, radius, cubitus sains. *Altérations ostéoporotiques du carpe et du métacarpe.*

9. Fracture ancienne de l'humérus par coup de feu, qui a intéressé l'os presque dans son axe (fracture à deux grandes esquilles latérales), trajet de 30 centimètres. Paralysie radiale. Suture du nerf sans succès. Pas d'altérations ostéoporotiques.

10. Fracture ancienne et grave du coude par coup de feu. Chute de la main. Pas d'altérations ostéoporotiques du carpe et du métacarpe.

11. Fracture ancienne sus-condylienne de l'humérus par coup de feu. Chute de la main. *Apparences floues du métacarpe.*

12. Fracture ancienne de l'humérus (14 mois). Suture du radial, chute persistante de la main. Pas d'altérations ostéoporotiques.

13. Fracture ancienne sus et intra-condylienne du coude. Paralysie radiale améliorée sans intervention. Pas d'altérations ostéoporotiques.

14. Fracture ancienne de l'humérus par coup de feu. Paralysie radiale persistante. Pas d'altérations ostéoporotiques.

15. Fracture ancienne du cubitus. Paralysie persistante du cubital. Pas d'altérations ostéoporotiques.

16. Perforation ancienne du poignet, membre ballant en totalité. Pas de signes d'hystérie. Pas d'altérations osseuses.

J'ai tenu, par comparaison, à examiner un certain nombre de blessés qui présentaient des fractures sans lésions de troncs nerveux. Voici ce que, à l'examen, MM. Rosso, Tauleyne et moi avons constaté :

1. Fracture par coup de feu de l'humérus, datant de 6 mois, guérison facile. Pas d'altérations osseuses ostéoporotiques.

2. Fracture ancienne par coup de feu de l'humérus à la partie moyenne (8 mois). Diaphyse et épiphyses humérales et antibrachiales saines, *ostéoporose manifeste des extrémités articulaires métacarpo-phalangiennes.*

3. Fracture ancienne de l'humérus au tiers supérieur (7 mois). Cal volumineux, séquestre toléré. Pas d'altération osseuse.

4. Fracture de l'humérus à la partie moyenne (7 mois). Cal régulier, volumineux. Corps et extrémité supérieure de l'humérus

normaux, *épiphyses du coude raréfiées, épiphyses radio-cubitales inférieures, os du carpe, épiphyses métacarpo-phalangiennes notablement raréfiés.*

5. Fracture ancienne de l'humérus à la partie moyenne. Cal volumineux, perte de substance centrale. Pas de troubles ostéotrophiques.

6. Fracture ancienne du coude perforé d'avant en arrière. Diaphyses et épiphyses huméro radio-cubitales normales. *Os du carpe raréfiés; raréfaction des épiphyses métacarpo-phalangiennes des trois doigts du milieu.*

7. Blessure de la base du cou. Fracture de la clavicule. Pas d'ostéoporose.

8. Fracture des deux os de l'avant-bras. Cal solide. Os de l'avant-bras normaux, *raréfaction légère des os du carpe.*

9. Fracture du radius au quart inférieur (8 mois). Diaphyse radiale normale. *Ostéoporose considérable de l'extrémité inférieure du carpe, du métacarpe* un peu moins accusée sur le métacarpien du pouce, suivant la disposition générale.

10. Fracture ancienne du cubitus. Pseudarthrose. *Raréfaction très marquée métacarpo-phalangienne.*

En résumé sur 6 cas de lésions radiales isolées, 1 fois seulement nous relevâmes, après examen radioscopique du membre, de l'ostéoporose bien marquée : c'était peu ; sur 2 cas de lésions simultanées cubito-radiales, 1 cas d'ostéoporose considérable et une ostéoporose dans une lésion du cubital : la différence était frappante.

Sur 5 blessures du sciatique poplité externe nous n'avions pas trouvé de cas d'ostéoporose nette ; par contre, nous en avions eu 2 dans 3 lésions du grand sciatique.

Une fois des lésions ostéotrophiques très accusées s'étaient montrées consécutives à une contusion simple de l'épaule par éclat d'obus.

Si, passant des cas de *lésions des nerfs sans lésions osseuses,* nous décomptions les *blessures à la fois nerveuses et osseuses,* nous relevions : sur 16 cas de lésions simultanées du radial et de l'humérus, 6 cas d'ostéoporose ; 1 cas d'ostéoporose sur 2 lésions du cubital et de l'humérus ; 1 cas dans des lésions nerveuse et osseuse complexes.

Par comparaison, sur 10 fractures du membre supérieur sans lésions de tronc nerveux, nous voyions 5 cas d'ostéoporose. Aussi l'impression qui nous était restée de cet examen, c'est que dans le développement de l'ostéoporose, le traumatisme osseux entrait peut-être plus en ligne de compte que la lésion de gros troncs nerveux.

Comme cette statistique comportait surtout des cas de

lésions du radial et du saphène externe, j'ai tenu à la compléter et à la contrôler par l'étude de nouveaux cas. Celle-ci m'a été facilitée au Grand-Palais, grâce à l'obligeance de M. le Médecin-chef Coppin, et de M. le Médecin-major Prof. agrégé Camus, chef du Centre physiothérapique. Les examens radioscopiques ont été faits par M. le Médecin aide-major Coste, chef du Laboratoire de radiologie, spécialiste de toute compétence.

M. Coste et moi nous avons examiné, en Mai 1916, près de cent blessés à la radioscopie et nous ne nous sommes arrêtés à l'affirmation d'une ostéotrophie que quand les caractères de celle-ci nous ont paru indiscutables, bien évidents. Les blessés d'une même catégorie se présentèrent en séries, de sorte qu'il était plus facile pour nous d'être frappés par les degrés de la transformation osseuse et l'examen fut toujours fait par la comparaison avec le côté opposé. Des fiches, établies à l'arrivée des blessés au Centre du Grand-Palais, portaient des indications précises sur les signes cliniques de leurs lésions nerveuses. Ce sont ces indications, tracées pour la plupart en Mars 1916 par M. le Dr Lara, que j'ai transcrites immédiatement après la désignation de la blessure dans les observations que je vais résumer. J'y ai ajouté quelques renseignements sur l'état de ces blessés au moment de notre examen et sur les troubles trophiques alors observés. Ces observations constituent une très importante et très précieuse documentation.

BLESSURES DES NERFS DU MEMBRE SUPÉRIEUR

a) Lésions du médian.

OBS. I. — Lam..., blessé il y a 7 mois. Orifice d'entrée d'une balle à la face postérieure du bras gauche, sortie en un point symétrique à la face interne. Fracture de l'humérus. La fiche porte : impotence du membre supérieur gauche, raideur des doigts, pas de R. D. dans le domaine du médian. Nerf médian, fléchisseurs F : hypo ; galv. >, secousses normales, thénar idem, hypoesthésie dans le domaine du médian.

A mon examen, je constate: chute de la main, qui peut se relever activement, éminence thénar de volume normal, la flexion des phalanges des quatre derniers doigts est impossible. Main bleue, froide, cyanose surtout accusée sur les quatre derniers doigts, peau lisse, sensibilité conservée, pas de douleurs.

Examen radioscopique : Ostéoporose manifeste du carpe, du métacarpe et des phalanges.

OBS. II. — Ch..., avant-bras traversé d'arrière en avant à son tiers inférieur, perforation du radius, cicatrice adhérente. Date de la blessure, 7 mois. La fiche porte : limitation des mouvements de l'épaule, du coude droits, des doigts, fracture du radius non consolidée. Névrite du médian. Fléchisseur de l'index et thénar : F=hypo et hypo considérable ; gal. $<$, secousse normale pour le premier, lente pour le second.

A l'examen, je constate : œdème léger de la main, froide, bleue, surtout au niveau de l'index et du médius ; ongles recourbés, striés, véritables griffes ; sensibilité diminuée dans la zone manuelle du médian ; douleurs la nuit, lancinantes.

Examen radioscopique : *Ostéoporose du carpe, du métacarpe et des phalanges.*

Obs. III. — Sez..., blessure datant de 7 mois. Balle entrée dans la région deltoïdienne antérieure, sortie au milieu du dos. La fiche porte : lésion du médian sans R. D. Fléchisseurs et muscles du thénar, F hypo, galv. $>$, secousse presque normale. Hyperesthésie dans le domaine du médian gauche.

A mon examen, pas de troubles trophiques nets. Quand la main se refroidit, dit le blessé, elle devient violette. Sensibilité très vive sur les faces antérieures de l'index et du médius. Au début, les douleurs étaient si vives qu'elles étaient réveillées par la plus légère pression sur la main, l'avant-bras, le bras.

Examen radioscopique : *Augmentation de la transparence du carpe, du métacarpe, des phalanges, surtout de la région métacarpo-phalangienne.*

Obs. IV. — Rom..., blessure remontant à 7 mois. Balle entrée au niveau du bord supérieur du cubitus, sortie sur la ligne médiane dans le tiers inférieur de l'avant-bras gauche. Peu de suppuration. La fiche porte : lésion du médian à gauche. Fléchisseurs du médian : F, légère hypo, éminence thénar, hypo considérable : galvanique, fléch. $>$ thénar $=$, secousse normale pour les premiers, lente pour le second. Névrite du médian, anesthésie de son domaine.

Au moment de l'examen, l'éminence thénar a son volume, le mouvement d'opposition est impossible, la main est froide, surtout dans sa moitié externe, traces d'ulcérations, rayures des ongles, lancements qui, parfois, amènent des secousses de tout le membre.

Examen radioscopique : *rien de net.*

Obs. V. — Pag... E., N° 7632. Blessé le 13 Octobre 1915. Longue cicatrice cheloïdienne correspondant au bord externe du biceps droit, qui a été sectionné. Lésion du médian et du musculo-cutané. F musculo-cutané, 0 ; médian, fléchisseurs et éminence thénar hypo ; galv. $>$, secousses légèrement lentes. Anesthésie limitée à la face palmaire de l'index, dont la dernière phalange peut se fléchir volontairement. Diminution de *l'opacité des extrémités articulaires métacarpo-phalangiennes.*

Obs. VI. — Desb... E., N° 3785. Blessé le 10 Juin 1915. Entrée d'un séton par balle sur la face antérieure de l'avant-bras, sortie au milieu du coude. Lésion du médian, atrophie considérable du thénar, opposition du pouce impossible, perte de la flexion de la dernière phalange de l'index et du médius. Légère atrophie de l'hypothénar sans atrophie ni troubles fonctionnels des interosseux.

Anesthésie dans la zone du médian. Peau de la main lisse, dépourvue de poils, ongles cannelés, ulcérations du médius et de l'index, par brûlures. Cyanose marquée.

Ostéoporose très marquée de la main et de l'extrémité inférieure des os de l'avant-bras. L'examen n'est pas poussé plus loin après ce constat.

b) *Lésions du cubital.*

OBS. I. — Lev... P., N° 9247. Blessé le 29 Septembre 1914. Plaie en cul-de-sac par éclat d'obus à la partie inférieure et interne de l'avant-bras gauche. Incision sur le trajet des vaisseaux et nerf cubital (17 Février 1916). La fiche porte: lésion du cubital. Cubital antérieur: F. hypo; hypothénar, interosseux, 0; galv. hypothénar $>$; interosseux $<$. Anesthésie cubitale.

En Mai 1916, anesthésie cubitale de la main ; atrophie persistante des interosseux ; adduction du pouce et flexion mét. phal. des 4 derniers doigts possible. Atrophie de l'hypothénar.

Lev... a beaucoup souffert de l'avant-bras mais n'a pas présenté de troubles trophiques marqués.

Ostéoporose douteuse des deux derniers métacarpiens.

OBS. II. — Gei... M., N° 9246. Blessé le 2 Mars 1915. Séton antéro postérieur de l'avant-bras gauche. Entrée face interne au quart supérieur, sortie au niveau de l'olécrâne fracturé. Lésion du cubital avec R. D. complète pour les muscles de la main. Griffe cubitale. Cubital antérieur et fléchisseurs F. hypo ; hypothénar et interosseux O. ; galv. $>$, secousses lentes. Anesthésie cubitale.

Actuellement, anesthésie, atrophie considérable de l'hypothénar, du premier espace, des lombricaux cubitaux ; adduction possible et flexion limitée des quatre articulations mét. phal. A beaucoup souffert de l'avant-bras. Troubles trophiques de la main, rouge, œdémateuse ,aujourd'hui disparus.

Examen radioscopique : *Estompage des 2 derniers métacarpiens, du pyramidal, du grand os, de l'os crochu.*

OBS. III. — Us... G., N° 9203. Blessé le 28 Septembre 1915. Coup de feu de l'avant-bras, avec abrasion d'une portion du cubitus (tiers supérieur). Le 22 Janvier 1916, libération du nerf englobé dans du tissu musculaire. Griffe cubitale améliorée par l'opération. En Mars 1916, R. D. partielle du cubital. Fléchisseurs et cubital antérieur F hypo ; hypo-thénar et interosseux hypo plus marquée. galv. $>$, secousses légèrement lentes. Anesthésie cubitale. Troubles trophiques de la main au début.

Examen radioscopique : *rien de net.*

Obs. IV. — Me... J., N° 8773 .Blessé le 25 Septembre 1915. Abrasion, par un éclat d'obus, du triceps dans le tiers inférieur du bras droit. Cicatrice étendue, douloureuse. Des pressions exercées à son pourtour sont ressenties très péniblement jusque sur la face antérieure du bras. Lésion du cubital avec R. D. partielle. Anesthésie cubitale. Actuellement main gonflée, douloureuse, autrefois, douloureuse aussi par intermittences.

Examen radioscopique : *rien de net.*

Obs. V. — Deb... L., N° 8629. Blessé le 26 Septembre 1914. Frappé par un bloc de mine, sans lésion cutanée. Névrôme cubital abrasé dans l'étendue de 2 centimètres. Le névrôme s'est reproduit et est très douloureux. Griffe cubitale.

Examen radioscopique : *rien de net.*

Obs. VI. — Cour... L., N° 8509. Blessé le 28 Septembre 1915. Coup de feu. Orifice d'entrée à la face postérieure de l'avant-bras, au tiers supérieur ; sortie sur le trajet du cubital, au-dessus du coude. Névrôme cubital volumineux. Griffe cubitale sans troubles trophiques, anesthésie dans le domaine du cubital à la main.

Ostéoporose de toute la main, peut-être un peu plus marquée à sa partie interne.

Obs. VII. — Dur... D., N° 8417. Blessé le 25 Juillet 1915. Séton antéro-postérieur de la partie interne de l'avant-bras droit au tiers supérieur croisant le nerf cubital. Pour l'hypothénar F:, 0 ; galv. < , sec. légèrement lente. Anesthésie dans le domaine du cubital.

Atrophie des interosseux de l'adducteur, des lombricaux internes. Adduction impossible, griffe cubitale. Le frôlement de la peau palmaire anesthésiée est ressenti sous forme de picotements. Pas de troubles trophiques.

Examen radioscopique : *rien de net.*

Obs. VIII. — Cor... P., N° 8308. Blessé le 11 Mai 1915. Séton de la partie interne de l'avant-bras gauche croisant le trajet du cubital au tiers moyen ; fracture. Paralysie immédiate cubitale. En Mars 1916 : lésion légère du cubital. Cubital fléchisseurs, hypothénar, interosseux : F. hypo, galv. <, sec. presque normales. Hypo-esthésie cubitale. Actuellement main en sudation, léger œdème, doigts boudinés, a eu des lancements. Pas de douleurs à la pression sur le trajet du cubital.

Ostéoporose prononcée de toute la main.

Obs. IX. — Feyer... H., N° 8140. Blessé le 25 Septembre 1915. Séton de la partie interne de l'avant-bras au tiers moyen croisant le trajet du cubital au tiers moyen. Lésion du nerf. Cubital, hypothénar, interosseux : F. 0, galv. >, sec. lentes. Anesthésie cubitale. Actuellement hyperesthésie cubitale au frottement.

Examen radioscopique : *rien de précis.*

Obs. X. — Ger... R., N° 7102. Blessé le 10 Mai 1915. Coup de feu de l'épaule droite. Cul-de-sac dont l'entrée correspond au bord du deltoïde, en arrière près de l'empreinte deltoïdienne. Incision sus-claviculaire 3 mois après. En Mars 1915, la fiche porte : lésion légère du cubital. F. hypo, galv. = sec. lentes. Hypoesthésie. Griffe des 3 derniers doigts.

En Mai, persistance de la griffe, atrophie peu marquée des interosseux et de l'hypothénar, adduction facile ; main légèrement froide, violette.

Examen radioscopique : *rien de précis.*

Obs. XI. — Nou... C., N° 661. Blessé le 7 Mars 1915. Plusieurs plaies à la face interne du bras gauche. Lésion du cubital. F. 0, galv. = sec. lentes. Anesthésie totale cubitale.

En Mai 1916, sensib. hypo, atrophie considérable des interosseux, adduction possible mais légère. Main un peu violette, froide.

Examen radioscopique : *rien de précis.*

Obs. XII. — An... E., N° 9645. Blessé le 25 Septembre 1915. Abrasion du bord interne de l'avant-bras gauche vers son tiers inférieur par une balle tirée à 100 mètres. Cicatrice étendue, très déprimée. Pseudarthrose du cubitus. Lésion du cubital avec R. D. complète. La fiche (16 Mars 1916) porte : les cubitaux et fléchisseurs se contractent, au-dessus de la cicatrice, sous le courant électrique. Interosseux et hypothénar F. O. Galv. >. Sec. lentes. Anesthésie cubitale. Troubles vaso-moteurs et trophiques notables.

Lors de mon examen, en Mai 1916, atrophie premier espace interosseux, persistance de l'anesthésie. Main cyanosée. La cyanose est plus accusée sur le bord interne de la main, l'annulaire et surtout le petit doigt, qui est très tendu, lisse, littéralement bleu.

Transparence des plus marquée de toute la main, sans différenciation pour la partie interne. Ostéotrophie très marquée des fragments du cubitus, qui ont subi une grosse perte de substance, et des os du coude.

Obs. XIII. — Pig... E., N° 9614. Blessé le 4 Avril 1915. Coup de feu de la face interne du coude droit. Entrée en avant de l'épitrochlée, sortie à la partie postéro-interne de l'avant-bras. Lésion du cubital, fléchisseurs F hypo, galv. <, sec. normales ; hypothénar, interosseux, adducteur F. O. Galv. <. Sec. légères, lentes. Anesthésie cubitale complète. Griffe. Avait été opéré le 24 Août 1915 pour une section du cubital. Suture.

Actuellement, névrôme, griffe cubitale, atrophie interosseuse ; le frôlement de la face interne de la main détermine des sensations de vibrations électriques. Sensibilité à la pression sur le trajet cubital, au-dessus et au-dessous de la blessure. Main proo que normale, troubles trophiques antérieurs. A beaucoup souffert avant comme après l'opération.

Examen radioscopique : *rien de net.*

Obs. XIV. — Ma... A., N° 9530. Blessé le 6 Octobre 1915. Séton sus-épitrochléen assez superficiel. Lésion du cubital. Cubital et

fléchisseurs F. hypo. Hypothénar et interosseux F. O. Galv. >.
Sec. lentes. Griffe. Anesthésie cubitale.

En Mai 1916, atrophie interosseuse, adduction ; écartement des
doigts impossible si ce n'est pour l'index ; flexion première phalange nulle. Troubles trophiques antérieurs, actuellement très
atténués, excepté sur petit doigt, violet et ulcéré.

*Ostéoporose légère, mais nette, de la main, portant sur le carpe
et les extrémités métacarpo-phalangiennes surtout.*

Obs. XV. — Gub... J., N° 9318. Blessé le 25 Septembre 1915.
Coup de feu des plus graves du quart inférieur de l'avant-bras
gauche. Cicatrice large, profonde ,transversale, très déprimée au
niveau du cubitus, s'étendant sur les faces antérieure et postérieure, ne respectant que le bord interne. Pseudarthrose du cubitus
avec grosse perte de substance. Fracture du radius consolidée
avec gros cal ; limitation des mouvements du coude, de pronation
et supination, du poignet, des doigts. Section du cubital. La faradisation des muscles antibrachiaux amène leur contraction sans
mouvement (section des tendons). Anesthésie cubitale.

A mon examen (Mai 1916), atrophie interosseuse, hypothénar ;
main aplatie, doigts à peine fléchis, pouce maintenu en adduction
forcée, troubles trophiques, surtout dans le département cubital.
Sensibilité conservée dans celui du médian ; flexion légère mais
possible des dernières phalanges de l'index et médius.

*Exemple des plus typiques d'une ostéotrophie des plus pronon-
cées de la totalité de la main, du bout inférieur du cubitus plus
accusée que celle du bout supérieur, du coude.*

Obs. XVI. — Fes... A., N° 9204. Blessé le 8 Février 1915. Plaie
transversale par projectile du quart inférieur de la face antérieure et interne de l'avant-bras droit. Cicatrice déprimée et adhérente. Lésion du cubital limitée aux muscles de la main avec R. D.
complète. Hypothénar et interosseux F. O. Galv. = pour hypothénar >, pour interosseux. Sec. lentes. Anesthésie cubitale.
Doigts légèrement fléchis. La main a été violette, froide, non douloureuse. Brûlure du petit doigt, rouge et insensible.

*Ostéotrophie assez marquée, en particulier sur les épiphyses
métacarpo phalangiennes de tous les doigts sans distinction.*

Obs. XVII. — L... G., N° 9374. Blessé le 12 Novembre 1915.
Vaste cicatrice cheloïdienne, non douloureuse, axile, dépassant
l'étendue du tiers moyen de l'avant-bras gauche, représentant un
orifice d'entrée agrandi. Sortie sur le cubitus. Fracture au même
niveau. Gros cal. En Mars 1916, main en griffe, muscles innervés
par le médian F. normaux, galv. < . secousses normales, lentes,
seulement pour l'adduction. Muscles innervés par le cubital,
mêmes réactions au F. et galv. ; secousses légèrement lentes.

En Mai 1916, anesthésie cubitale de la main, anesthésie des
2 faces de l'avant-bras. Pas d'anesthésie du médian. Pas d'atro-

phie notable interosseuse ou thénarienne, hypothénar flasque. Pas de déformation de la main, articulations mobiles.

Ostéoporose de toute la main, étendue aux os de l'avant-bras.

c) *Lésions du radial.*

Obs. I. — De Man... J., N° 6060. Blessé le 25 Septembre 1915. Séton s'étendant de la partie antérieure de l'avant-bras à la partie interne du coude. A son entrée, paralysie des muscles innervés par le radial F. O. Galv. < . Secousses lentes. Sensibilité conservée.

Actuellement, relève bien le poignet. N'a pas souffert. Changement léger de teinte de la main, sans troubles trophiques ; articulations mobiles.

Très légère ostéoporose du carpe, du métacarpe et des phalanges.

Obs. II. — Fi... P., N° 9472. Blessé le 1er Septembre 1914. Séton du bras droit avec fracture de l'humérus. Entrée face antérieure au tiers inférieur. Sortie bord externe sur le trajet du radial R. D. complète du radial. Libération du nerf le 10 Février 1915. Présente un point névromateux très sensible sur le bord externe du biceps à la pression. Ne peut relever le poignet et étendre les premières phalanges. Pas de troubles trophiques.

Ostéoporose du carpe légère et des extrémités articulaires métacarpo-phalangiennes.

Obs. III. — De... E., N° 9372. Blessé le 5 Octobre 1915. Séton externe du bras gauche au tiers inférieur, gouttière de l'humérus. Lésion du radial. Triceps F. normale, autres muscles F. O. galv. < secousses normales ou presque normales. A subi une suture du radial en Décembre 1915. A mon examen : atrophie considérable des muscles épicondyliens, relève un peu son poignet, ses premières phalanges, son pouce, sensibilité restaurée.

Ostéoporose légère du carpe.

Obs. IV. — Let... F., N° 9371. Blessé le 25 Septembre 1915. Séton par éclat d'obus du bras droit à son tiers inférieur. Grande cicatrice postéro-externe d'entrée, vaste cicatrice transversale antérieure correspondant au biceps en partie sectionné. Fracture grave de l'humérus. Lésion du radial avec R. D. complète en Mars. A subi une opération sur le radial en Février 1916. Actuellement : atrophie considérable des muscles de l'avant-bras ; relève légèrement le poignet et les doigts. Sensibilité reparue sur la face dorsale de la main. Pas de troubles trophiques ni de douleurs.

Ostéoporose très marquée de la main et du coude.

Obs. V. — Dol... T., N° 6723. Blessé le 25 Septembre 1915. Séton par balle. Entrée au-dessus du coude, face externe, près l'interstice supino-brachial, sortie à la face postéro-interne du bras après fracture de l'humérus. Paralysie radiale antibrachiale, anesthésie lors de son entrée au Grand Palais. Actuellement relève légèrement son poignet et ses doigts.

Examen radioscopique : *rien de net.*

Obs. VI. — Le... J., N° 9148. Blessé le 3 Octobre 1915. Balle entrée sur la face antérieure du bras droit, à la limite inférieure du deltoïde, sortie à la face interne de l'aisselle. Lésion du nerf radial avec R. D. partielle. Hypoesthésie dans le domaine du radial. Je constate que l'adduction du pouce est difficile. Pas de troubles trophiques. Ne souffre pas.

Ostéoporose typique des os de la main et de l'avant-bras.

Obs. VII. — Bel... P., N° 9026. Blessé le 6 Septembre 1914. Séton du bras au-dessous du moignon de l'épaule. Entrée en avant à l'insertion deltoïdienne, sortie à la face postérieure et interne. Paralysie radiale sensitivo motrice. Recherche du nerf radial à la face postérieure du bras. A peu souffert. Pas de troubles trophiques.

Ostéoporose des deux derniers métacarpiens.

Obs. VIII. — Ga... C., N° 8731. Blessé le 26 Août 1915. Séton du tiers moyen du bras. Entrée sur la face externe, sortie sur la postérieure. Fracture de l'humérus. Recherche du nerf radial, suture. A son entrée, en Mars 1915, la fiche porte : Lésion traumatique du nerf radial en voie de régénération avec R. D. partielle. Hypoesthésie radiale. Pas de douleurs ni de troubles trophiques.

A l'examen radioscopique : *estompage léger des os de la main.*

Obs. IX. — P... J., N° 7989. Blessé le 25 Septembre 1915. Blessure au niveau du long supinateur. Paralysie radiale gauche incomplète. Actuellement a récupéré l'extension de ses premières phalanges, mais ne peut encore étendre son poignet. Dit avoir beaucoup souffert. Pas de troubles trophiques.

Examen radioscopique : *rien de net.*

Obs. X. — Per... M., N° 7985. Blessé le 14 Juillet 1915. Séton par éclat d'obus. Entrée face externe du coude, sortie à la face interne du bras, au tiers supérieur. Fracture de l'humérus. A subi une intervention sur le nerf radial. A beaucoup souffert, souffre toujours. Actuellement, œdème léger et rougeur de la main, sensibilité conservée sur la face dorsale. *Cicatrice douloureuse.* Main ballante. Extension du poignet et des 1res phalanges impossible.

Ostéoporose marquée des phalanges et des métacarpiens.

Obs. XI. — Dels... A., N° 9233. Blessé le 22 Septembre 1915. Fracture de l'humérus. Toute la face postérieure du bras droit est balafrée par une longue cicatrice qui suit le bord postérieur du deltoïde et se termine dans l'interstice du long supinateur. A son entrée au Grand Palais (Mars 1916), paralysie radiale complète. Main bleue, œdémateuse, rouge.

Douleurs vives au niveau de la cicatrice, réveillées à la pression en dehors de ses limites. Décalcification de toute la main.

Obs. XII. — Le P... H., N° 9198. Blessé le 25 Septembre 1915. Séton par balle du bras. Entrée bord interne du biceps, sortie dans la région deltoïdienne. Lésion du nerf radial avec R. D. complète. A subi une intervention sur le nerf radial ; longue cicatrice postéricure presque axile. Main ballante. Pas de troubles trophiques nets ; n'a jamais éprouvé de douleurs vives.

Ostéoporose peu marquée des os de la main, manifeste surtout au niveau des articulations métacarpo-phalangiennes et de l'extrémité inférieure des os de l'avant-bras.

Obs. XIII. — Pou... R., N° 9197. Blessé le 25 Septembre 1915. Éclat d'obus entré au niveau de la paroi postérieure du creux de l'aisselle, sorti sur le bord externe du biceps, au-dessous du moignon de l'épaule. Opéré le 7 Février 1916. Suture du radial, dont les deux bouts étaient distants de 6 centimètres. En Mars 1916, triceps F. hypo ; supinateur, radiaux extenseurs F. hypo, galv. =, secousse lente. En Mai, main ballante plus petite, peau fine, troubles vasculaires légers, pas de douleurs.

Ostéoporose des 5 articulations métacarpo-phalangiennes.

Obs. XIV. — Wil... J.-R., 9194. Blessé le 11 Novembre 1915. Séton intéro-externe du bras droit, tiers moyen et inférieur. Fracture de l'humérus. Vaste cicatrice cheloïdienne externe d'intervention (Février 1916). La fiche, postérieure à l'opération, porte : lésion du nerf radial avec R. D. complète des muscles antibrachiaux. En mai, sensibilité revenue, l'extension du poignet et des premières phalanges est en partie rétablie. N'a pas souffert. Pas de troubles trophiques.

Ostéoporose légère du carpe et des extrémités métacarpo-phalangiennes.

Obs. XV. — Mon... G., N° 9536. Blessé le 6 Novembre 1915. Séton par balle. Entrée à la partie antérieure et moyenne du coude, sortie au niveau du bord externe de l'humérus, près de l'épicondyle. Limitation des mouvements du coude, des mouvements de pronation et de supination, raideur des doigts, atrophie des muscles innervés par le radial. Suture du radial le 31 Mars 1916. Nerf radial F. O. En Mai 1916, poignet ballant. Pas de troubles trophiques.

Transparence très notable des os du carpe et des épiphyses métacarpo-phalangiennes.

d) *Lésions du médian et du radial.*

Obs. I. — An... L., N° 8921. Blessé le 27 Septembre 1915. Vastes cicatrices froncées, *douloureuses*, de la face externe du bras à son tiers inférieur et de la face interne du coude. Intervention sur le radial. Paralysie incomplète du radial et du médian. A souffert et souffre encore de la main. Pas de troubles trophiques actuellement.

Ostéoporose très marquée du carpe, du métacarpe, des extrémités articulaires métacarpo-phalangiennes et des phalanges.

Obs. II. — Der... J. Blessé le 13 Novembre 1915. Séton antérointerne du tiers supérieur du bras. Fracture de l'humérus. Paralysie radiale sensitivo-motrice incomplète ; troubles sensitivo-moteurs du médian ; flexion difficile des dernières phalanges de l'index et du médius, douleurs sur le trajet du tronc du médian réveillées par la pression. Anesthésie palmaire externe. A subi une suture du radial. Pas de troubles trophiques.

Ostéoporose nette, généralisée à toute la main, plus accusée au niveau des articulations métacarpo-phalangiennes.

Obs. III. — Lam... J., N° 9266. Blessé le 6 Octobre 1915. Séton de la face postérieure du bras à son tiers supérieur. Cicatrices vastes et déprimées. Paralysie radiale, raideur des articulations du membre. Actuellement les mouvements d'abduction du pouce sont possibles, comme ceux d'extension du poignet et des premières phalanges. Sensibilité amoindrie dans la paume de la main (moitié-externe) et flexion des dernières phalanges légère, bien que leur mobilité passive soit rétablie.

Ostéoporose carpo-métacarpo-phalangienne, phalangienne et antibrachiale inférieure.

Obs. IV. — Ad... L., N° 9261. Blessé le 5 Octobre 1915. Séton par balle avec fracture de l'humérus au tiers supérieur. Entrée à la face interne du bras, dans l'aisselle, sortie à sa face externe à l'empreinte deltoïdienne. Raideurs articulaires. Paralysie sensitivo motrice du radial persistante. A souffert 3 mois. Main effilée. Anesthésie sur le territoire du médian dans la paume, flexion des doigts externe difficile.

Ostéoporose très marquée de toute la main.

Obs. V. — Le... A., N° 8254. Blessé le 25 Septembre 1915. Séton interno externe du bras gauche. Entrée sur le bord interne du biceps vers sa partie moyenne, sortie sur le bord spinal de l'omoplate. Vaste cicatrice interne d'intervention sur le trajet du paquet vasculo nerveux et en arrière vaste cicatrice d'intervention suivant le bord postérieur du deltoïde (21 Janvier 1916). Atrophie considérable du membre. Atteinte du circonflexe, du radial, du médian. Chute complète de la main, doigts effilés, peau lisse, sans rougeur, troubles de la sensibilité dans le domaine du médian.

Ostéoporose typique de la main, des os de l'avant-bras et du coude.

e) *Lésions du médian et du cubital.*

Obs. I. — Du... V., N° 9170. Blessé le 29 Juillet 1915. Vaste plaie de la face antérieure de l'avant-bras par éclats d'obus. Paralysie cubitale. Cub. ant. et fléch. : F. hypo ; hypothénar et interosseux F. O. Galv. > ; secousses lentes. Fléchisseurs du médian et palmaires F hypo. Anesthésie et troubles trophiques, actuellement légers, dans le domaine du cubital. Main antérieurement bleue et douloureuse. Actuellement, atrophie interosseuse ; flexion mét. phal. des 4 derniers doigts possible, ainsi que l'abduction.

Ostéoporose de toute la main, légère du coude.

Obs. II. — Man... J., N° 7777. Blessé le 24 Octobre 1915. Séton par éclat d'obus de l'épaule droite et du thorax, larges cicatrices. Entrée face postérieure à travers le deltoïde, près de son bord interne, sortie près des insertions internes du grand pectoral. En

Mars 1916, la fiche porte : lésion cubital et médian droits. Fléchisseurs du médian et thénar F. O. Galv. < fléch. > thénar. Sec. légères, lentes. Cubital F. hypo, galv. < . Sec. lentes. Hypoesthésie cubital et médian.

En Mai : atrophie thénar et hypothénar, pas d'opposition ; pas d'atrophie notable des interosseux. Ne peut fléchir les premières phalanges. A beaucoup souffert de la main et de l'avant-bras. En souffre maintenant. Troubles trophiques atténués.

Ostéoporose très caractérisée de toute la main.

Obs. III. — Ver... M., N° 9263. Blessé le 25 Septembre 1915. Blessure du bras droit. Entrée face interne au quart supérieur, sortie deltoïdo-pectorale. Cicatrice étendue et adhérente d'incision d'un phlegmon sur le trajet du médian et du cubital. Paralysie immédiate du membre. La fiche porte (Mars 1916) : médian, fléchisseurs, palmaires, m. thénar F inexcitables. Galv. > . Sec. légère, lente ; cubital et muscles innervés par lui. F. inexcitables. Galv. cubital ant., fl. prof. < ; hypothénar et inter. = secousses lentes. Anesthésie du médian ; hypo du cubital.

En Mai 1916, main ballante, atrophie inter. Thénar F., hypo, anesthésie du médian et cubital, troubles trophiques torpides ; main antérieurement bleue, gonflée, très douloureuse. La pression exercée sur les nerfs, au niveau de la plaie interne, se répercute douloureusement dans la paume.

Ostéoporose très nette de toute la main avec ses caractères habituels : flou du carpe, transparence considérable des articulations métacarpo-phalangiennes et des phalanges, noirceur tranchante des diaphyses métacarpiennes cependant ostéoporosées.

Obs. IV. — Li... L., N° 9532. Blessé le 25 Octobre 1915. Enfilade du coude et de l'avant-bras gauche. Entrée face interne du bras, tiers inférieur ; sortie entre le nerf et l'os au tiers moyen de l'avant-bras. Projectile extrait en Novembre 1915. La fiche porte : lésion du cubital. Sensibilité diminuée dans la zone du cubital, plus diminuée encore, dit le blessé, pour le médian. Hypothénar F. hypo, galv. < sec. légère, lente; interosseux F. O., galv.   , sec. légère, lente.

En Mai 1916, atrophie de la main, derniers doigts fléchis, troubles trophiques antérieurs. A souffert sur le trajet du cubital avant comme après l'opération.

Examen radioscopique : *rien de net.*

f) *Lésions du médian et du cubital.*

Obs. I. — D... R., N° 9569. Blessé le 6 Août 1915. Blessures multiples, thorax, épaule gauche, épaule droite. Paralysie radiale droite, chute de la main, extension mét. phal. impossible. Sensibilité diminuée dans toute la main, dépression atrophique du premier espace interosseux, flexion complète impossible des quatre premières phalanges sur le métacarpe. *En somme, le cubital a été atteint avec le radial.*

Pas de troubles trophiques. A subi une intervention sur le radial, il y a trois mois.

Ostéoporose manifeste de toute la main, de l'extrémité inférieure des os de l'avant-bras et de ceux du coude.

Obs. II. — S... R., N° 7425. Blessé le 2 Août 1915. Coup de feu du membre supérieur gauche. Entrée au niveau de l'empreinte deltoïdienne, sortie à travers le grand pectoral. Fracture de l'humérus. La fiche porte : lésion du cubital, légère impotence du membre supérieur. Pas de troubles appréciables de la contractilité des muscles innervés par le circonflexe, le musculo-cutané. Pour les muscles innervés par le radial F. hypo léger, F. normal pour le médian, comme pour le cubital.

En Mai 1916, atrophie considérable de tout le membre ; tremblement ; oppose, adduque, mais ne peut fléchir la première phalange de l'index et à peine celle du médius ; atrophie légère du premier espace interrosseux. Main froide, atrophiée, violette. Souffre dans l'épaule.

Ostéoporose nette de toute la main.

g) Lésions multiples des nerfs du bras.

Obs. I. — *Circonflexe, radial, musculo cutané.* — Du C..., 20 ans, N° 9612. Blessé le 27 Juin 1915. Séton par éclat d'obus. Entrée sillon deltoïdo-pectoral, sortie au milieu du dos. Lésion du *nerf radial* avec R. D. complète, du *musculo cutané* avec R. D. partielle ; F. hypo considérable du *circonflexe*.

Au moment de mon examen, Du... relève son poignet, la sensibilité de sa main a reparu. N'a pas souffert. Pas de troubles trophiques irritatifs.

Ostéoporose marquée de la totalité de la main.

Obs. II. — *Musculo cutané, cubital, médian.* — Ca... S., N° 9644. Blessé le 14 Novembre 1914. Blessure grave par balle. Entrée au niveau du bord externe de l'humérus au tiers inférieur, sortie à la face interne du coude. Cicatrices longues et déprimées. Fracture grave de l'humérus, ankylose du coude. Paralysie des muscles innervés par le radial ; atteinte du cubital (atrophie des interosseux) et du médian (hypoesthésie thénarienne, flexion difficile des dernières phalanges de l'index et du médius), anesthésie dans la zone du musculo-cutané. Chute de la main ratatinée, vieillotte, dernières phalanges en bateau, ongles recourbés. Coloration normale, pas d'œdème.

Ostéoporose très marquée de toute la main, surtout des phalanges.

Obs. III. — *Cubital, radial, musculo-cutané, brachial, cutané interne.* — Mon... A., N° 9253. Blessé le 6 Octobre 1915. Séton par balle. Entrée interstice deltoïdo pectoral gauche, sortie à la partie externe du bras au niveau de l'empreinte deltoïdienne. Fracture de l'humérus. La fiche porte (Mars 1916) : lésion du cubital avec R. D. complète. Thénar et interosseux F. O. Galv. <.

Secousses lentes. Triceps F. Hypo légère. Anesthésie dans la zone du musculo cutané au bras, du brachial cutané interne à l'avant-bras, du cubital à la main.

En Mai, atrophie du 1er espace persistante, avec anesthésie cubitale et perte flexion des derniers doigts. A souffert 3 mois ; main alors bleuâtre, œdémateuse.

Transparence marquée des épiphyses métacarpo-phalangiennes des quatre derniers doigts : elle est plus accusée sur celles des deux derniers. Les deux derniers métacarpiens sont également plus flous, de même que les os internes du carpe. L'extrémité inférieure du radius, comme celle du cubitus, est également ostéoporosée.

OBS. IV. — *Plexus brachial, circonflexe, musculo-cutané, radial cutané.* — Vig... B., N° 9153. Blessé le 30 Octobre 1915. Vaste cicatrice froncée, correspondant à l'interligne deltoïdo pectoral gauche ; sortie dans le dos. La fiche porte : impotence du membre supérieur droit par lésion partielle du plexus brachial ; atrophie musculaire. Circonflexe, deltoïde : F, hypo, musculo cutané : F. O. Galv. <. Secousse lente ; radial F. O. ; galv. > ou = secousses lentes ; cubital ,interosseux et hypothénar F. O. Galv. > . Secousse lente.

En Mai 1916, à mon examen : sensibilité du médian conservée, atténuée pour le radial, plus amoindrie pour le cubital. Les 5 doigts sont fléchis, l'atrophie de la main, de l'avant-bras (extenseurs et m. épicondyliens) et du bras est considérable. Raideurs articulaires. Troubles trophiques, très marqués autrefois, de la main ; actuellement encore, la main est rouge, gonflée, douloureuse ; le petit doigt, surtout, est cyanosé, luisant, ulcéré.

Ostéoporose de toute la main très nette, léger début au coude.

OBS. V. — *Plexus brachial.* — Rol... E., N° 9249. Blessé le 16 Juin 1915. Eclat d'obus. Entrée fosse sus-scapulaire droite : extraction bord interne grand pectoral. Opéré le 25 Septembre 1915. Incision sterno mastoïdienne et claviculaire. En Mars 1915, la fiche porte : lésion du plexus brachial avec R. D. totale pour cubital et musculo cutané ; R. D. partielle pour les autres muscles et nerfs. En Mai : atrophie considérable de tout le membre et des muscles du dos, doigts en flexion ; anesthésie de la main, esquisse d'un très léger mouvement de flexion des dernières phalanges du médius et de l'annulaire. Dit avoir beaucoup souffert avant l'intervention, n'a pas souffert depuis. Ulcération du coude. Pas d'œdème, de changements de coloration de la main.

Ostéoporose des plus accentuées et des plus typiques de tous les os du membre supérieur.

BLESSURES DES NERFS DU MEMBRE INFÉRIEUR

a) *Lésions du tronc du sciatique.*

OBS. I. — Le... L. Blessé le 29 Septembre 1915. Séton. Entrée dans la fesse gauche. Sortie à la face postérieure de la cuisse droite à son tiers supérieur. Impotence du membre inférieur droit par lésion du sciatique ; R. D. pour le sciatique poplité interne et particulièrement complète pour l'externe. F. O. ou hypo considérable, galv. > ; H = pour les péroniers latéraux, secousses lentes. Anesthésie des branches des deux sciatiques. Pied ballant, pas de troubles trophiques. Ce blessé a beaucoup souffert et souffre toujours sur le trajet de son sciatique.

Ostéotrophie légère du pied et des condyles fémoraux.

Obs. II. — B... L., N° 1477. Blessé le 18 Septembre 1914. Séton de la fesse droite à l'aine gauche. Névrite sciatique. F. O., galv. < . Secousses lentes. Anesthésie dans le domaine des plantaires et du saphène externe. Troubles trophiques persistants encore à l'état actuel. Ulcération du talon, gonflement du pied, élancements fréquents. A ressenti des douleurs vives pendant 4 mois.

Ostéotrophie notable du pied, des os de la jambe et du genou.

Obs. III. — Ro... P., N° 9044. Blessé le 25 Juillet 1915. Séton de la cuisse gauche. Entrée face postérieure de la cuisse, vers le milieu de sa hauteur et sur son axe, sortie contre les bourses. Muscles innervés par le sciatique poplité externe F. O. galv. >. Secousses lentes. Hypoesthésie dans le territoire du musculo cutané, du tibial postérieur, du saphène péronier. A souffert sur les faces dorsale et plantaire du pied pendant trois mois. Pied violet. La sensibilité de la plante est amoindrie ; le sciatique poplité interne a été touché.

Ostéotrophie nette du pied.

Obs. IV. — Sur... J., N° 9062. Blessé le 23 Octobre 1915. Balle entrée dans la fesse droite, sortie à la face interne de la cuisse, contre les bourses. Paralysie complète du sciatique poplité interne avec R. D. Muscles du sciatique poplité externe F. Hypo à l'exception du jambier antérieur. Anesthésie plantaire, sensibilité conservée sur la face dorsale du pied. Œdème du pied, ulcération au niveau du talon actuellement.

Ostéotrophie nette du pied.

Obs. V. — Da... J., N° 9302. Blessé le 25 Septembre 1915. Séton transversal postérieur du quart supérieur de la cuisse gauche. R. D. partielle des muscles innervés par les deux branches du sciatique. F. Hypo. Galv. = secousses lentes. Atrophie notable. Grandes souffrances pendant 2 mois 1/2, abus des calmants. Actuellement, hyperesthésie des plus vives de la plante et sur le trajet du sciatique à la pression. Pied œdémateux et violacé.

Ostéoporose des plus marquées de tout le pied, degré ultime, cas typique.

Obs. VI. — Buf... R., N° 9221. Blessé le 25 Juillet 1915. Fesse gauche littéralement criblée par éclats de grenade. Parésie des sciatiques poplité interne et externe avec R. D. partielle. F. Hypo. Galv. > . Secousses lentes. Anesthésie surtout accusée à la plante et à la face dorsale du pied. A beaucoup souffert, souffre encore. Pied œdémateux, violet, ulcérations. Pas de douleurs à la pression du sciatique.

Décalcification des plus marquées de tout le pied.

OBS. VII. — Ba... Cl., N° 9140. Blessé le 25 Septembre 1915. Plaie en cul-de-sac de la face externe de la cuisse droite au tiers supérieur. Lésion du sciatique avec R. D. Sciatique P. externe F. O. Galv. = secousse lente ; sciatique poplité interne F. O. Galv. < . Sec. lente. Anesthésie saphène péronier, musculo cutané, tibial antérieur, saphène externe, nerfs plantaires. Douleurs très vives à la pression sur le trajet du sciatique dans la cuisse. A beaucoup souffert et souffre toujours. Œdème du pied, léger, coloration violette.

Transparence très marquée des os du pied.

OBS. VIII. — Ch... M., 9446. Blessé le 27 Août 1914. Séton transversal de la cuisse et de la fesse gauches. Paralysie immédiate et persistante. Intervention, en Allemagne, 6 mois après le traumatisme. Examiné en France à plusieurs reprises, F. O. Galv. > . Secousses lentes dans le territoire des deux sciatiques poplités anesthésiés. Atrophie considérable du membre.

Ch... a beaucoup souffert pendant 14 mois et souffre encore. Ses articulations sont enraidies ; son pied en varus équin représente une masse énorme qui termine une jambe grêle. Il est œdémateux. Le gros orteil, ulcéré, forme tumeur et a les dimensions d'un petit œuf de poule.

Décalcification des plus marquées du pied et de l'extrémité inférieure des os de la jambe.

OBS. IX. — Ha... J., N° 9380. Blessé le 24 Août 1915. Plusieurs blessures, entre autres un séton de la face postérieure de la cuisse à sa partie moyenne. Sciatique poplité externe F. O. Secousses lentes. Sciatique poplité interne F. Hypo considérable, galv. =. Secousses lentes. Anesthésie du S. P. E., hypo du S. P. I. Abolition du réflexe achilléen. Pas d'intervention. Amaigrissement considérable du membre. Pied rouge, œdémateux, ulcéré, froid et chaud par places.

Ostéoporose du pied des plus marquées.

OBS. X. — Carl... M., N° 9556. Blessé le 11 Août 1915. Fragments d'éclats d'obus dans la fesse gauche. R. D. complète pour les sciatiques P. I. et P. E. Sciatique P. E. : F. = O. Galv. = tibial antérieur et péronier lat. ; ext. commun inexcitable. Secousses lentes. Sciatique P. I F., hypo, galv. < fléch. jumeaux = Secousses lentes. Anesthésie S. P. E. Sensibilité plantaire externe atténuée. A beaucoup souffert. Pied un peu œdémateux, rouge. Pas d'ulcérations.

Ostéoporose du tarse et du métatarse.

OBS. XI. — Cor... L., N° 9547. Blessé le 6 Juillet 1915. La fiche porte : lésion traumatique du nerf sciatique. R. D. complète, atrophie des muscles. Sciatique P. E. : F. O. pér. lat. ; hypo jambiers antérieurs. Sciatique P. I.: F. O. Secousses lentes pour les 2 nerfs. Anesthésie des 2 sciatiques. Abolition du réflexe achilléen. A eu le tétanos au début. Douleurs très vives pendant 2 mois, persistantes, pied gonflé, œdémateux, ulcération des orteils.

Ostéotrophie peu nette.

Obs. XII. — Av... G., N° 9509. Blessé le 25 Juillet 1915. Blessures multiples de la jambe et de la cuisse. Lésion du sciatique avec R. D. partielle. S. P. E. F.: hypo, galv. > pour le jambier antérieur, = péron. lat. et exten. Secousses lentes. Anesthésie des 2 sciatiques. A subi une intervention poplitée. A beaucoup souffert. Jambe longtemps fléchie sur la cuisse, actuellement étendue. Pied en varus, ballant, œdémateux. Ulcération profonde et étendue du gros orteil. Ne peut appuyer son pied sur le sol.

Décalcification du pied et des os de la jambe.

. Obs. XIII. — Mer..., N° 5071. Blessé le 7 Août 1915 par une torpille, aux membres inférieurs. Présente à la face postéro interne de la cuisse gauche une cicatrice transversale, longue de 10 centimètres, froncée, chéloïdienne, très adhérente. Elle est *très douloureuse* au pincement en un point. La suppuration qu'elle a déterminée a été abondante et a persisté 4 mois, pendant lesquels la jambe est restée fléchie sur la cuisse.

Actuellement, la pression exercée sur le trajet du sciatique et de ses branches principales est douloureuse. Il y a donc, chez cet homme, de la *névrite cutanée et irradiée aux troncs*, sans troubles trophiques nets.

Examiné, 23 mois après la blessure, par le Dr Coste et par moi, il présente de la *transparence des os du pied et des condyles tibiaux* (radioscopie).

Obs. XIV. — Ducr... N° 7832. Blessé le 27 Décembre 1915. Coup de feu superficiel des deux fesses et éclat d'obus dans la cuisse gauche. Paralysie des deux membres inférieurs pendant 2 mois. Actuellement, parésie des muscles innervés par le sciatique poplité externe, hypoesthésie des nerfs plantaires externe et interne et de la branche cutanée péronière.

A l'examen radioscopique, *très légère transparence des os du pied gauche et peut-être de l'extrémité inférieure du tibia.*

Obs. XV. — Chez le nommé Chamb. Georges, N° 7648, un éclat d'obus, pénétrant la face postérieure de la cuisse droite vers son tiers moyen et extrait en avant, près du trajet de l'artère fémorale, a blessé le sciatique, il y a 7 mois (27 Septembre 1915). Au moment de l'examen radioscopique, il y avait de l'hypoesthésie dans le domaine des nerfs plantaires, diminution de la contractilité au courant faradique pour les muscles innervés par le sciatique poplité externe, abolition pour les muscles actionnés par le poplité interne, diminution au courant galvanique.

Examen radioscopique : *négatif*.

Obs. XVI. — Bou..., N° 8209. A reçu, le 20 Août 1915, une balle de schrapnell qui a pénétré sur la ligne médiane, dans la région lombaire. Paralysie des membres inférieurs, temporaire de la vessie, du rectum. La fiche de l'Hôpital-Dépôt du Grand Palais porte : Parésie de la jambe droite. Pour les muscles innervés par le sciatique poplité interne F., hypo considérable : galv. =. Secousses lentes. Hypoesthésie des nerfs plantaires externe, interne et saphène externe, abolition du réflexe achilléen. Pas de troubles trophiques.

Examen radioscopique : *rien de net*.

Obs. XVII. — Du... C., N° 8968. Blessé le 25 Juillet 1915. Blessure de la face postérieure de la cuisse droite, moitié supérieure. Incision de recherche. Paralysie du sciatique poplité externe F. O. Galv. > . Secousses lentes ; anesthésie saphène péronier, musculo cutané, tibial antérieur. Marche en fauchant. Douleurs vives au début, persistantes, très vives actuellement. On ne peut toucher le pied sur la face dorsale et *plantaire* et sur la face externe de la jambe sans déterminer de vives douleurs transmises à distance. Au début œdème, pied violacé.

Examen radioscopique : *transparence très marquée du pied, du tarse et du métatarse*, douteuse pour le genou.

L'hyperesthésie si vive et constante, ancienne, de la plante incita à ranger ce cas parmi les blessures du grand sciatique.

b) *Lésions du sciatique poplité interne.*

Obs. I. — Boul... E., N° 9276. Blessé le 22 Août 1914. A reçu plusieurs blessures dans le membre inférieur droit. Séton s'étendant de la fesse à la face interne de la cuisse. Balle dans le creux poplité. Paralysie immédiate du membre. L'ablation de la balle du creux poplité a fait diminuer la paralysie (Dʳ Berger). Douleurs au début, très vives. Actuellement R. D. dans le domaine du sciatique poplité interne ; F. hypo. galv. > . Secousses légèrement lentes. Abolition du réflexe achilléen. Sensibilité diminuée dans le territoire des deux plantaires, pas de troubles trophiques

Examen radioscopique : *rien de net*.

Obs. II. — Le Mc... R., N° 9228. Blessé le 8 Octobre 1915. Séton du mollet droit et plaies de la face postérieure de la cuisse. Atonie et légère atrophie des muscles du membre inférieur. Sciatique poplité int. F., légère hypo. Anesthésie dans le domaine du plantaire interne. A souffert beaucoup pendant 2 mois, souffre encore, léger œdème, pied légèrement rouge, ne peut marcher que sur le talon, en raison de ses douleurs. Par contre, je puis exercer au niveau du calcaneum une pression considérable.

Ostéoporose nette des os du pied et de l'extrémité inférieure de la jambe.

OBS. III. — R... Ar., N° 9067. Blessé le 25 Septembre 1915. Blessure grave du bassin. Lésion du sciatique poplité interne avec R. D. complète. Membre notablement atrophié.

Ostéoporose non douteuse du pied.

OBS. IV. — Lorv... A eu, il y a 7 mois, la fesse gauche traversée transversalement par une balle à sa partie inférieure. Lésion du sciatique qui a nécessité une intervention (Dʳ Latarget). La fiche porte : atrophie des muscles. Lésion du sciatique poplité interne avec R. D. complète. Actuellement, parésie des muscles innervés par le sciatique poplité interne. Pas de troubles trophiques. Raideur du cou-de-pied, orteils fléchis, sensibilité revenue sous la plante.

A l'examen radioscopique : *Transparence à tel point marquée qu'on ne peut distinguer nettement les contours des os du tarse : image uniformément floue.*

OBS. V. — Math... Pierre. A été atteint à courte distance d'un séton transversal postérieur de la cuisse droite au tiers supérieur, il y a 6 mois, ayant lésé les filets du *sciatique poplité interne.* Il y a de l'anesthésie de la face externe de la jambe et de la plante. Il a la démarche des blessés du sciatique. Secousses lentes des muscles. Pas de troubles trophiques.

L'examen pratiqué des deux côtés comparativement *ne révèle rien de net* (radioscopie).

OBS. VI. — Le soldat Hoog... Georges, blessé le 15 Mars 1915, il y a près de 10 mois, porte dans un creux poplité 3 cicatrices d'un séton transversal. Pas d'atrophie du membre. Sa fiche porte : blessure du *sciatique poplité interne ;* farad. hypo ; gal. $>$, secousse lente. *Hyperesthésie* des nerfs plantaires interne et externe. Abolition du réflexe achilléen. Pas de troubles trophiques. Ce blessé marche sur le bord externe du pied pour atténuer ses douleurs.

A l'examen radioscopique comparatif, *rien de net.*

OBS. VII. — Ch... L., N° 9629. Blessé le 6 Juillet 1915. Séton antéro-postérieur de la jambe. Lésion du nerf tibial postérieur droit. Cicatrice très douloureuse, dont la pression est suivie d'irradiations dans le pied et la jambe. Œdème du pied. Coloration violacée. A la faradisation des fléchisseurs O. galvanis. $>$ ou $=$ suivant les muscles électrisés, secousses lentes ; mouvements volontaires esquissés, sensibilité et réflexes normaux.

Examen radioscopique : *rien de net.*

Pieds gelés. — Il paraît bien établi, depuis les études faites au cours de cette guerre, que l'affection dénommée « pied

gelé » est, soit primitivement, soit consécutivement, une névrite. On sait que ces névrites plantaires sont fréquemment
suivies d'ostéotrophies. J'en ai vu des cas dans les degrés
surtout très accusés ; on en a figuré ; M. le Dr Coste me
disait en avoir pour sa part radiographié une dizaine de cas
dans des degrés avancés de l'affection. Les quelques exemples suivants montrent que, dans les premiers degrés, l'atrophie osseuse peut manquer. Je ne les cite que pour inciter
à étudier l'ostéoporose dans les diverses formes du pied
gelé.

Gl... Q. N° 8315. 1er Décembre 1915. Gelure du pied. Ulcération
du petit orteil. Pied rouge, non douloureux. Examen radioscopique : *rien de net.*

L... J. N° 9337. 15 Décembre 1915. Pied en varus consécutif à
une gelure du pied, sans ulcérations. Anesthésie plantaire. Pied
légèrement rouge. Examen radioscopique : *rien de net.*

D. M. N° 9526. 15 Novembre 1915. Pied gelé (1er et 2e degrés).
Orteils et extension. Hyperesthésie du territoire des plantaires.
Pas de troubles de la contractilité. A beaucoup souffert. Examen
radioscopique : *rien de net* (Dr Coste).

c) *Lésions du sciatique poplité interne et de l'externe.*

OBS. I. — Lec... J., N° 9213. Blessé le 25 Septembre 1915. Plaies
multiples à droite de la jambe et de la face interne de la cuisse, du
cou-de-pied, de la jambe gauche. Lésion du sciatique poplité
externe avec R. D. complète. Parésie des muscles innervés par le
poplité interne. Pied en varus, ankylosé, raideur du genou. Douleurs pendant 3 mois ; pas de troubles trophiques.
*Ostéotrophie massive du pied. On ne distingue plus le tarse.
Ostéoporose des os du genou.*

OBS. II. — Rol. G., N° 9212. Blessé le 27 Juillet 1915. Séton du
creux poplité gauche. Lésion du sciatique poplité externe. R. D.
complète. Opéré pour libération du nerf (M. Morestin). Muscles
innervés par le sciatique poplité externe : F. Hypo. Galv. >.
Secousses lentes. Hypoesthésie du saphène péronier et tibial antérieur. Muscles innervés par le sciatique poplité interne : F. hypo-
sensibilité conservée à la face dorsale et plantaire. Pas de douleurs ni de troubles trophiques.
*Ostéotrophie très nette du pied et de l'extrémité inférieure des
os de la jambe.*

OBS. III. — Bor... H., N° 9136. Blessé le 25 Septembre 1915.
Séton : entrée fesse droite, sortie aine droite. Impotence du membre inférieur droit par lésion du sciatique poplité interne, atrophie

des muscles de la jambe, raideur de l'articulation tibio tarsienne. Sciatique poplité externe ; F. O., galv, $>$. Secousses lentes. Sciatique poplité interne F. hypo, galv. $>$. Secousses normales. Sensibilité : hypo dans le domaine du saphène péronier, musculo cutané, des deux plantaires. A souffert pendant 2 mois ; pied ballant, légèrement, pas d'ampoules ni d'ulcérations.

Transparence nette du pied, légère des condyles fémoraux.

Obs. IV. — Sour..., N° 7896. Blessé le 7 Mars 1915. Il y a 13 mois a eu l'un de ses creux poplités traversé par une balle. Son pied est ballant. Il marche avec 2 cannes. Les muscles, innervés par le sciatique poplité externe, ne se contractent que faiblement au faradique ; l'extenseur propre du gros orteil est même inexcitable ; hypo considérable au faradique pour les muscles innervés par le sciatique poplité interne. Diminution de la sensibilité plantaire. Pas de troubles trophiques.

A l'examen radioscopique : *légère transparence des os du pied et des condyles fémoraux.*

Obs. V. — Dec:.. R., N° 8730. Blessé le 6 Octobre 1915 à la partie moyenne de la jambe. Lésion du sciatique poplité externe ; F. O. galv. $>$. Secousses légèrement lentes, légère hypo au F. pour les muscles innervés par le sciatique poplité interne. Hypoesthésie dans le domaine du tibial antérieur, sent bien sous la plante. N'a jamais souffert. Pas de troubles trophiques.

Examen radioscopique : *rien de net.*

d) *Lésions du sciatique poplité externe.*

Obs. I. — Fai..., N° 9245. Blessé le 3 Mars 1915, face externe du genou, opéré le 15 Février 1916 par M. Lenormand. R. D. complète du sciatique poplité externe. Anesthésie du saphène péronier, du musculo cutané, du tibial antérieur ; marche en fauchant, le pied ballant. Pas de douleurs, pas de troubles trophiques.

Examen radioscopique : *rien de net.*

Obs. II-III. — Ri... J., N° 8929. Blessé le 8 Août 1915. Nombreuses blessures par éclats d'obus des 2 cuisses. Lésions des 2 sciatiques poplités externes. F. O. galv. $>$. Secousses lentes. Sensibilité conservée sur la face dorsale des pieds. Pied ballant, mais bien projeté sur le sol. Crises douloureuses très vives au début, d'une durée de 3 mois 1/2 ; usage des calmants à très hautes doses.

Examen radioscopique : *rien de net.*

Obs. IV. — Pi... F., N° 9121. Blessé le 5 Juillet 1915. Lésion radiculaire du sciatique poplité externe gauche. Muscles innervés par le sciatique poplité externe ; F. O. ou hypo, galv. $>$. Secousses presque normales dans l'extenseur commun. Atrophie notable, pied légèrement ballant. N'a pas éprouvé de douleurs.

Examen radioscopique : *rien de net.*

Obs. V. — Sal... J., N° 9588. Blessé le 26 Juillet 1915. Longue ragade de la face externe du genou droit. F. O. galv. < et > suisant les muscles. Secousses lentes ; anesthésie tibial antérieur, hypo pour musculo cutané et tibial antérieur. A beaucoup souffert. Pied longtemps gonflé, bleu, œdémateux, encore douloureux, ankylosé, en varus. Sensibilité de la plante normale.

Ostéoporose nette du pied.

Obs. VI. — Rob... M., N° 9651. Blessé le 16 Mai 1915. Cicatrice déprimée de la région lombaire résultant d'une laminectomie. La radiographie a montré une balle légèrement saillante dans le canal rachidien. Paralysie du sciatique poplité externe. Far. O. Galv. < . Secousses légèrement lentes. Anesthésie localisée dans le territoire du nerf. Pas de troubles trophiques. Douleurs tenaces.

Pas d'ostéoporose nette.

Obs. VII. — Mat... A reçu, il y a un an, dans la fesse droite, une balle qui a fracturé l'extrémité supérieure du femur. Les réactions du sciatique poplité interne sont normales et la sensibilité plantaire conservée. Les réactions sont nulles au faradique sur les muscles innervés par le sciatique poplité externe ; au galvanique < secousses lentes.

A l'examen radioscopique : *rien de net.*

Obs. VIII. — Ger... Blessé, il y a 6 mois, pendant un éboulement de gourbis, au niveau de la face externe du genou. Lésion du sciatique poplité externe gauche. F. hypo considérable. Galv. > Secousse lente.

A l'examen radioscopique : *rien d'appréciable.*

Obs. IX. — Thi... A été frappé, il y a 10 mois, par une balle entrée sur la ligne médiane dans le creux poplité, sortie en avant de la tête du péroné, qui a été brisée ; suppuration du genou. Pied droit ankylosé en varus equin. Paralysie du sciatique poplité externe.

A l'examen : *transparence des os du pied droit assez nette.*

En résumé, d'après les faits que j'ai observés avec M. le Dr Coste et dont les lésions nerveuses avaient été bien localisées cliniquement, comme je l'ai dit, par divers cliniciens spécialisés, en particulier par le Dr Lara, les *blessures du médian,* parmi celles des nerfs du membre supérieur, exposeraient tout particulièrement à l'atrophie calcaire, puisque sur 6 cas nous l'avons observée 5 fois. Dans tous les cas, il y avait des troubles trophiques et l'ostéoporose était très marquée, frappante. Sur aucun de ces blessés l'atrophie calcaire n'a présenté la délimitation départementale de ce nerf.

Les blessures du *nerf cubital* se sont compliquées d'ostéotrophie calcaire 8 fois sur 17 cas (1 sur 2). Elle coïncidait tantôt avec des troubles trophiques marqués, tantôt avec des troubles très atténués. Par contre, des blessés qui, à la suite de lésions du nerf cubital, avaient présenté des troubles trophiques et souffraient encore de leur nerf (névrôme), ces blessés n'offraient aucune lésion osseuse appréciable à un examen radioscopique attentif. Dans quelques cas, l'altération semblait s'être confinée à une circonscription osseuse ayant les limites de la circonscription cutanée du même nerf. D'ordinaire cette altération était généralisée à toute la main.

Ici je dois faire une remarque en m'appuyant sur plusieurs constatations démonstratives. Avant d'admettre qu'une ostéotrophie calcaire est, dans les lésions du cubital, limitée à la zone cubitale de la main, il est indispensable de bien s'assurer que les phalanges externes, non masquées par le thénar, ne sont pas anormalement transparentes. L'ombre du thénar peut obscurcir, en effet, la zone des trois métacarpiens externes et même celle de la base de leurs phalanges. La Planche L est, sous ce rapport, des plus instructives. A un premier coup d'œil, la main se sépare en deux parties inégalement colorées : l'une interne, floue, comprenant les deux derniers métacarpiens, leurs phalanges et la partie correspondante du carpe, autrement dit la zone du cubital ; l'autre externe, correspondant à la zone du médian, foncée au point de paraître normale. Mais, si l'on examine la partie inférieure des métacarpiens externes au-dessous du thénar, on voit déjà l'extrémité inférieure du troisième présenter deux zones superposées d'inégale clarté, et sur les phalanges de ces trois métacarpiens, la transparence ostéotrophique devient des plus manifestes.

Contrairement à ce que j'avais observé sur les blessés sénégalais de Menton, dans la série de blessés atteints de lésions du *radial*, examinés au Grand Palais, la décalcification s'est montrée avec une fréquence d'autant plus frappante que M. Coste et moi ne l'avons admise que quand elle s'est accusée indiscutable. *Sur 15 cas nous l'avons relevée 13 fois ; 4 fois elle était très marquée ; 3 fois moins accentuée ; 6 fois relativement légère, mais très nette ; 2 fois seulement elle a paru manquer.* Et, comme pour le médian ou le cubital, elle ne comportait aucune localisation autre que cette localisation d'accentuation habituelle plus grande et généralisée à toutes les articulations métacarpo-phalangiennes.

Dans les *lésions concomitantes du médian et du radial* nous avons trouvé la même fréquence que pour les lésions

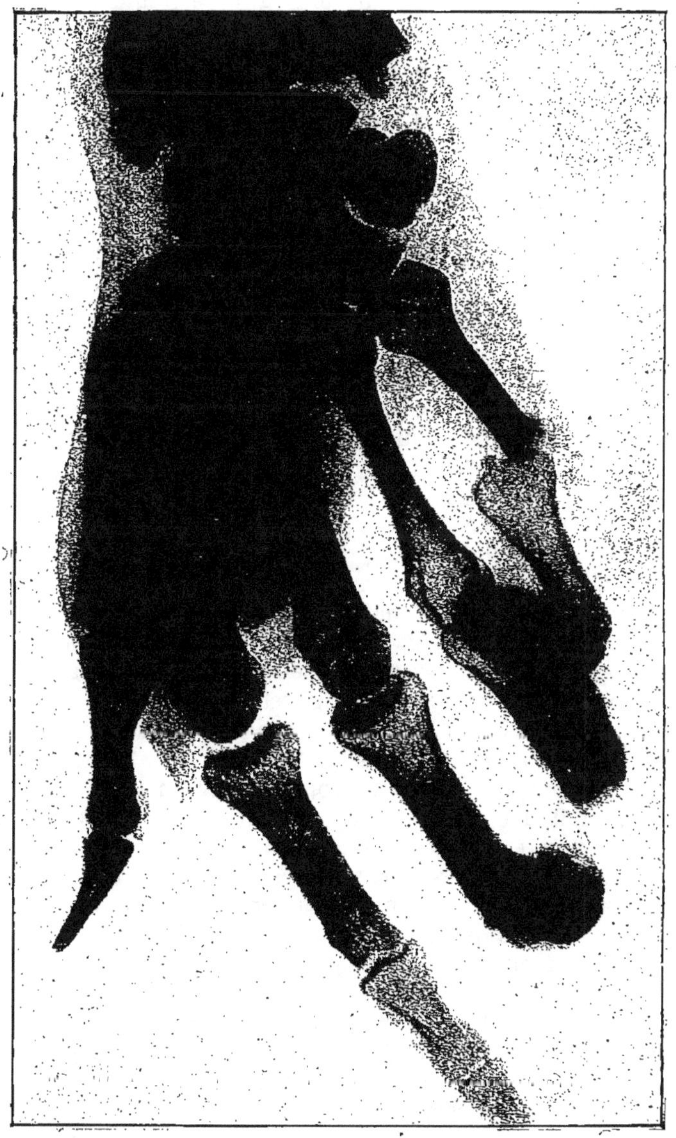

Ostéotrophie totale de la main pouvant être prise pour une ostéotrophie purement cubitale. La transparence des trois métacarpiens
externes est masquée par l'ombre des muscles du thénar non atrophiés.

isolées du médian, voire une plus grande fréquence (5 cas sur 5). Dans celles du *médian et du cubital*, *du cubital et du radial*, il en était presque de même : 3 cas sur 4, pour les premières, 2 cas sur 2 pour les secondes. Enfin dans 5 cas de lésions graves et multiples des nerfs du bras, nous l'avons observée 5 fois, généralisée, très accentuée sur tous les os de la main.

Soit, au total, *14 fois dans les 15 cas de blessures multiples de gros nerfs du membre supérieur.*

En résumé, dans les lésions anciennes des nerfs du membre supérieur des blessés de cette série, nous avons constaté l'atrophie calcaire très nette, même à l'examen radioscopique, 41 fois sur 54, soit, en chiffres ronds, dans les *quatre cinquièmes des cas.*

Dans les lésions des nerfs par coup de feu du membre inférieur, notre statistique apporte encore des proportionnalités frappantes.

C'est ainsi que, sur *17 blessés* atteints de lésions du *grand sciatique*, M. Coste et moi l'avons constatée *14 fois* : 2 fois seulement elle était légère, 12 fois elle était bien accusée ou portée au plus haut degré. Cette grande fréquence nous a d'autant plus frappés, dans l'espèce, que nous avons examiné ces blessés en deux séries et que, sur les dix premiers cas vus, l'altération osseuse présentait un degré très accentué, parfois maximum. Les diaphyses métatarsiennes, elles-mêmes atteintes, se détachaient seules un peu nettement sur l'image floue du reste du pied. C'est que, chez tous ces blessés, il persistait des troubles trophiques très nets, graves, de nature irritative, qui avaient été précédés ou s'accompagnaient encore de douleurs. Certains de ces hommes ne pouvaient appuyer le pied sur le sol ; la moindre pression exercée sur leur face plantaire ramenait des douleurs vives. Sur les trois cas qui, dans la série totale, faisaient exception et qui donnèrent à la radioscopie des résultats négatifs, deux fois il n'y avait ni douleurs ni troubles trophiques. Ces faits affirment : 1° la grande fréquence de la décalcification dans les lésions du grand nerf sciatique ; 2° son apparition, au degré le plus accusé, dans les cas d'irritation nerveuse.

Dans 6 cas de lésions du *sciatique poplité interne*, 3 fois l'atrophie calcaire fut observée. Elle manquait dans un cas de blessure du nerf tibial postérieur avec tendance à la restauration fonctionnelle du membre. Par contre, 5 blessés atteints de *lésions simultanées du sciatique poplité interne et de l'externe* nous l'ont montrée 4 fois. Sur 9 cas de blessures du *sciatique poplité externe* nous ne l'ayons relevée que 2 fois.

En résumé, sur un total de 37 cas de blessures du sciatique et de ses branches, nous l'avons observée 23 fois.

Désirant surtout apporter une contribution de faits à l'étude de l'ostéotrophie, je ne m'arrêterai pas à la discussion de la pathogénie nerveuse de l'ostéoporose qu'on assimile communément à celle, plus générale, de l'atrophie et qu'on considère comme d'origine réflexe, l'irritation périphérique se transmettant par des fibres centrifuges qui tiendraient sous leur dépendance la trophicité des tissus. Il faut reconnaître que cette pathogénie, la plus probable, comporte encore bien des obscurités, qu'elle ne rend pas compte de tous les faits et que ce sont peut-être ceux dans lesquels les grosses lésions tronculaires manquent qui s'expliquent le mieux par le mécanisme reflexe (1).

Ostéite et ostéoporose. Leurs signes distinctifs.

Chercher, dans un cas donné, à distinguer l'ostéite de l'atrophie calcaire est d'un réel intérêt pratique. Cette question a été laissée dans l'ombre jusqu'ici. J'ai cherché à l'éclaircir. La radiologie nous apporte là un concours, tantôt suffisant, tantôt insuffisant. Le radiographe a délaissé cette étude sans doute parce qu'elle n'avait guère pour lui d'importance et le chirurgien, préoccupé de tant d'autres soins, n'a pas encore songé à tirer parti de la riche documentation que les traumatismes de la guerre actuelle lui fournissent.

Quand l'*ostéite, localisée* au foyer traumatique (ce qui est

---

(1) Un reflexe suppose un circuit continu. Or, quand le sciatique à la cuisse est sectionné avec large écartement de ses bouts — et c'était certainement le cas chez certains des blessés que j'ai examinés, — si l'on comprend la transmission centripète de l'irritation locale à la moëlle par le bout supérieur, on ne saisit pas sa traduction, au retour, par l'apparition du désordre osseux puisque cette voie de retour est interrompue. Et la même remarque s'étend aux nerfs du membre supérieur.

En s'arrêtant d'une façon trop exclusive à une transmission nerveuse tronculaire on s'explique mal que les modifications subies par l'os, au retour, ne restent pas assez étroitement localisées à la distribution même du nerf. A la main, alors qu'un seul des trois nerfs qui s'y distribuent est atteint, la lésion est diffusée et, que ce soit le médian, le cubital ou le radial qui aient été touchés, dans tous les cas, la raréfaction calcaire pourra porter sur les os du carpe, les extrémités inférieures des os de l'avant-bras, les diaphyses et épiphyses métacarpiennes et phalangiennes, au lieu de rester confinée à l'un de ses caractères capitaux), ne s'associe pas à une ostéo-trophie également localisée, mais à une ostéotrophie *distante*, et c'est là un fait fréquent, la distinction est élémentaire et l'embarras comme les risques nuls. Mais quand, au contraire, l'ostéoporose et l'ostéite s'associent dans le même foyer traumatique, le diagnostic devient délicat. Il réclame toute l'attention du radiologiste comme du chirurgien. Le premier doit au second des épreuves parfaites, une interprétation judicieuse et éclairée ; le second a à rechercher des certitudes et, en cas de doutes, à tenir compte de ces derniers dans son intervention, surtout si celle-ci porte sur un tissu épiphysaire.

Un os dont la consistance est transformée par l'ostéite comme par l'ostéoporose se laissera avec la même facilité entamer par la curette. Le curettage est indiqué s'il s'agit d'ostéite, il ne l'est plus si l'on attaque les portions osseuses ostéoporotiques. On est autorisé à admettre, quand on sait combien l'atrophie osseuse est fréquente, combien elle s'associe souvent à l'ostéite, que beaucoup de curettages, maintes fois répétés sans succès, que bien des excisions d'os courts, laissant des cavités étendues, difficiles à combler, eussent été évités, si, avant d'intervenir, on s'était enquis de la nature exacte de l'altération osseuse. L'os ostéoporotique est mal disposé pour assurer une réparation ; il y aurait lieu de lui venir en aide ou tout ou moins de le ménager, d'attendre : on le détruit.

Je vais exposer sur cette très intéressante question ce que la lecture de très nombreuses radiographies m'a appris.

Ces radiographies permettent de distinguer deux catégo-

---

une circonscription osseuse en plus ou moins concordance avec la distribution cutanée.

Que la transformation osseuse soit liée d'une façon étroite et souvent à une lésion systématisée d'un tronc nerveux, la chose paraît évidente et mon ensemble de faits vient, après d'autres, le prouver encore ; qu'elle soit liée d'une façon plus étroite à un processus irritatif de ces troncs qui concomitamment entraîne des troubles trophiques sur d'autres systèmes que le système osseux, c'est certain, mais ce qu'il y a de curieux dans l'atrophie calcaire c'est cette diffusion et son extension à distance souvent ascendante sans respect pour les répartitions nerveuses anatomiques que suivent mieux les autres troubles trophiques.

On fait jouer actuellement un rôle important aux filets sympathiques qui suivent les artères dans la production des troubles trophiques. L'atrophie calcaire qui peut leur être assimilée relèverait-elle du même mécanisme? C'est ce que nous prouveront les partisans de cette théorie.

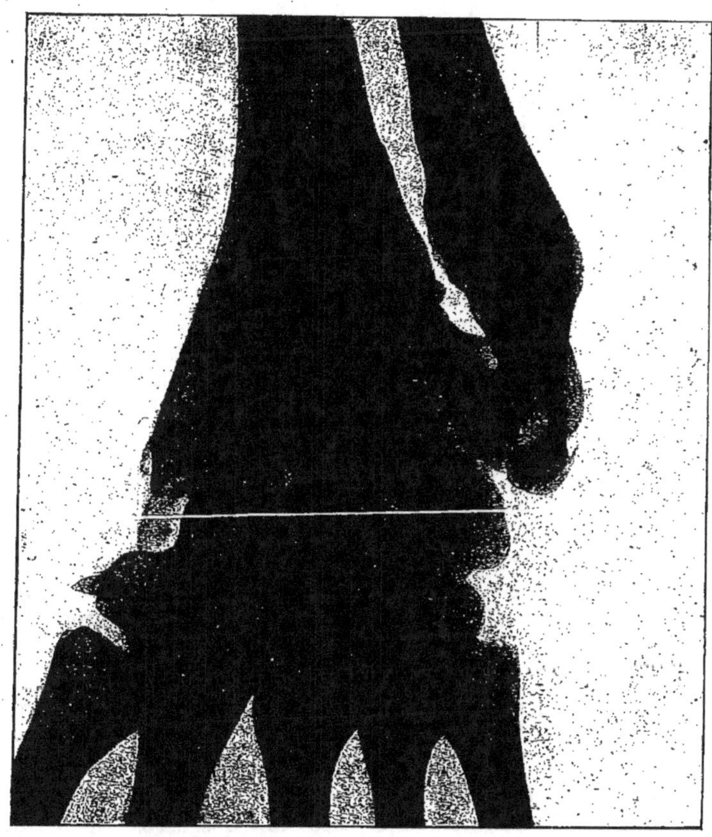

Coup de feu radio-cubito-carpien, *ostéite* du foyer traumatique caractérisée par des *opacités* en général arrondies, des *flous* et des *vacuoles* dans l'intervalle des opacités.

L'*ostéite* porte sur le radius, le cubitus, le semi-lunaire dont les limites supérieures sont perdues. Les parties supérieures du grand os et du pyramidal sont également atteintes.

Ostéotrophie au-dessous du foyer d'ostéite. Elle est caractérisée par l'uniformité de la teinte plate, grise et l'accentuation des bords.

La ligne blanche trace bien, sur cette pièce remarquable, *la limite séparative de l'ostéite et de l'ostéotrophie.*

ries de cas. Dans la première, l'ostéotrophie complique une ostéite *raréfiante non éteinte ;* dans la seconde une ostéite *condensante.*

L'un des caractères les plus marqués de l'ostéotrophie, *c'est l'uniformité,* la constance de ses aspects ; les contingences ne l'influencent pas. L'ostéite, de sa nature et du fait des traitements qu'elle subit, n'a pas cette uniformité, cette constance.

Si ce n'est dans ses degrés extrêmes et qui doivent coexister, somme toute, bien rarement avec la période d'activité de l'ostéite raréfiante d'un os court ou d'une épiphyse, l'ostéoporose *ne fait pas disparaître la constitution architecturale* de cet os ; elle le rend plus transparent, c'est-à-dire de fond plus noir sur la plaque et plus blanc sur la photographie, mais les travées, pour plus ténues, plus déliées, moins nombreuses qu'elles soient, se retrouvent avec leurs directions normales plus blanches sur la plaque, plus noires sur la photographie. L'ostéite, au contraire, altère, vicie, *brouille la constitution architecturale,* elle est destructive des travées, mais sans *augmenter en général la transparence osseuse :* là, où l'infection osseuse est plus accusée, elle laisse des *traces destructives, corrosives,* des *lacunes, des vacuoles,* de véritables *cavités,* plus ou moins irrégulières. (Planches LI, LII).

Comme le processus de l'ostéite, variable d'intensité, sollicite, en certains points, des réactions réparatrices surtout du côté des parties saines, aux vacuoles et aux cavités s'associent des *condensations* dans des endroits où l'absence de superposition de certains os ne permet pas une erreur d'interprétation. (Pl. LIII).

Il est des aspects ostéoporotiques qui se traduisent parfois sur la plaque par des taches noires ou grises, signes de transparence, alternant avec des taches blanches, signes d'opacité. Dans ces cas, la résorption des dépôts calcaires semble avoir, dans certains cas, subi des arrêts ou les dépôts s'être localisés par suite d'une incoordination trophique, mais ces taches transparentes ou opaques sont *plus massives* que dans l'ostéite, plus régulières, et elles *coïncident avec des aspects semblables,* distants, soit dans le même os, soit dans des os voisins. Les taches blanches de la plaque n'ont pas le délié, les directions sinueuses, l'irrégularité des tractus denses de l'ostéite. Avec un peu d'habitude, la confusion semble difficile à faire.

L'ostéoporose respecte les interlignes articulaires, leur conserve leur place et leurs dimensions ; *l'ostéite, à un degré intensif les fait disparaître.* (Pl. LI, LII, LIII).

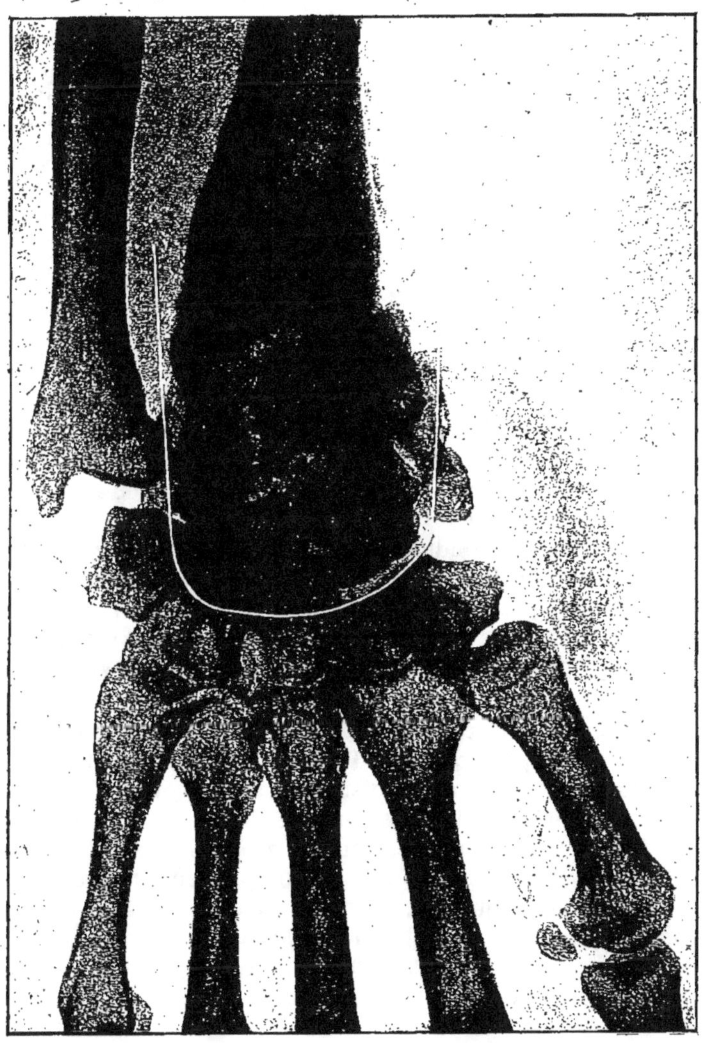

Coup de feu radio-cubito-carpien. Ostéite condensante et raréfiante
(opacités, flous, vacuoles). Ostéotrophie aux limites de l'ostéite.
La ligne blanche établit massivement ces limites (*Collection du Grand
Palais*).

Enfin à la *transparence*, à la *conservation atténuée de l'architecture des travées*, l'ostéotrophie ajoute un caractère des plus précis, celui de l'*accentuation si tranchée de la bordure de l'os par un trait très arrêté*, blanc sur la plaque, noir sur la photographie alors que, ni sur l'os ostéitique ni sur l'os sain, on ne trouve ce liseré si marqué. La périphérie de l'os, dans l'ostéite, ne se différencie pas en général, comme teinte, de ses parties plus ou moins centrales (1).

En récapitulant, à ce dernier signe de l'ostéite s'ajoutent le *manque de transparence diffuse, la modification architecturale, les vacuoles* et les *condensations partielles*.

A côté de ces cas dans lesquels l'ostéotrophie et l'ostéite raréfiante, localisées dans la même région, mêlent des aspects dont les caractères, pour nets qu'ils soient, demandent une certaine attention pour être bien saisis et permettre d'éviter des interventions injustifiées, il en est d'autres dans lesquels l'interprétation est très aisée. C'est lorsque l'ostéite, au lieu d'être diffuse, est très circonscrite et expulsive d'un sequestre mou. Sur la plaque, le sequestre mou se sépare par un liseré qui traduit le cercle d'élimination. Le plus souvent l'ostéite est condensante, c'est-à-dire s'accuse par une tache plus ou moins circonférencielle, blanche sur la plaque, noire sur la photographie. L'ostéotrophie concomitante montre ses caractères au delà des limites de la zone d'ostéite condensante qu'elle contribue à faire ressortir. (Voy. planche LIV, page 247).

C'est déjà un résultat important que de pouvoir distinguer une atrophie calcaire d'une ostéite et d'en établir les limites, mais un autre problème se posera souvent au praticien : la différenciation de l'ostéite d'avec le travail d'ossification réparateur du foyer qu'il y a lieu de respecter. Dans ce cas, on peut avancer que, quelque précieux que soient les éclaircissements que nous donne la radiologie, il est à craindre qu'ils ne puissent toujours suffire, même lorsqu'ils s'appuient — ce qui doit d'ailleurs toujours être — sur des signes cliniques tirés de la question de temps, de la présence de fistules, de leur multiplicité, de leur direction, de l'absence ou de l'existence de points douloureux, d'empâte-

---

(1) Certaines bordures osseuses (bases de métacarpiens, bord postérieur du cuboïde, antérieur de la grande apophyse du calcanéum, etc.,) sont très nettes normalement. Il suffit d'en être averti pour chercher ailleurs le signe distinctif.

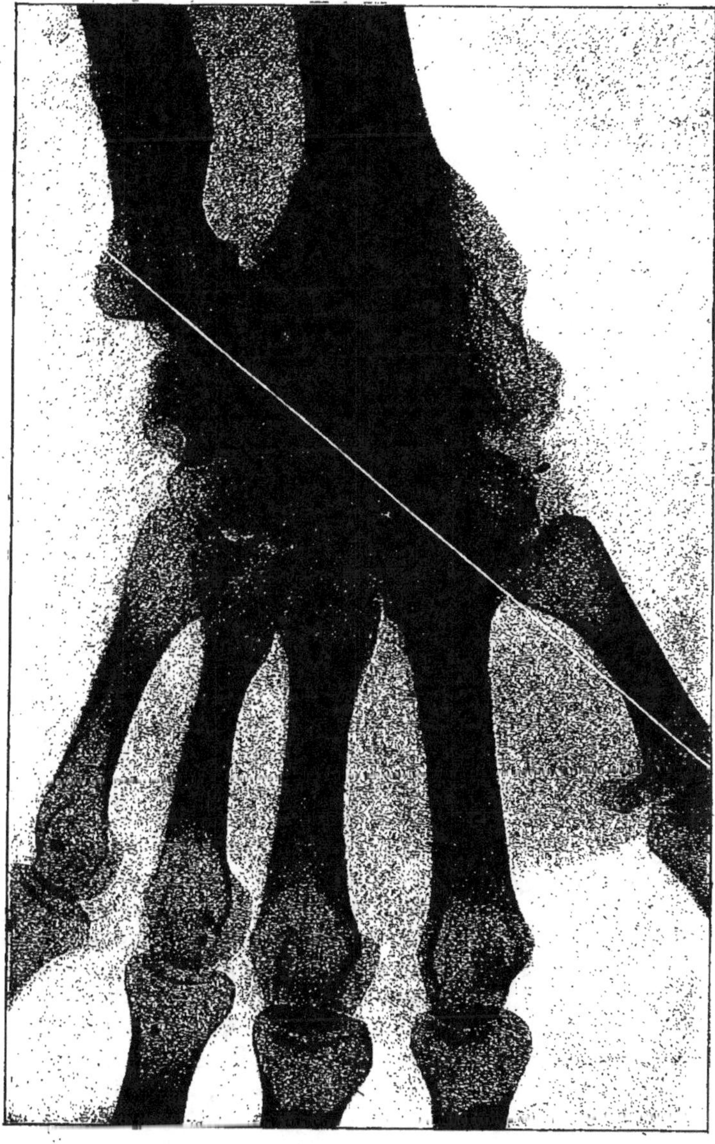

Coup de feu oblique du radius, du cubitus et du carpe. Ostéite ancienne du trajet, opacités, disparition des interlignes, transparence ostéotrophique *au-dessous du trajet*, limité par la *ligne
blanche* et affirmé par le caractère des lésions cubito-radiales et la
présence de fragments de projectiles près des deux premières articulations métacarpiennes. (Pièce remarquable de la *Collection du
Grand Palais*.)

ments, etc. Une analyse chimique élémentaire et rapide, un examen histologique, un examen bactériologique des parcelles osseuses enlevées, examens extemporanés, pourraient-ils alors venir en aide au chirurgien ? Nous ne pouvons le savoir, à défaut de tentatives de recherches qu'il semble indiqué de poursuivre. Dans le doute, il paraît prudent d'être ménager d'interventions larges, à moins qu'elles ne soient commandées par un état général grave du blessé et de faire appel à des radiographies multipliées, successives, à plus ou moins longs intervalles. Quoi qu'il en soit de ces dernières remarques, la grande utilité de la recherche radiographique n'en est pas, d'une façon générale, amoindrie. Ses indications, sans être souveraines, sont très précieuses.

Considérations sur le traitement.

On peut dire que l'ostéotrophie n'est actuellement, dans nos formations, l'objet d'aucun traitement qui lui soit particulier. Au point de vue thérapeutique, elle est négligée. L'imprécision de nos connaissances sur sa nature intime ne devrait cependant pas être un obstacle à des tentatives régulièrement poursuivies, pas plus qu'elle ne l'est pour tant d'affections médico-chirurgicales.

Il n'y a pas lieu, chez nos blessés, de s'arrêter à un traitement antisyphilitique, puisque l'atrophie calcaire ne lui est pas imputable.

La genèse nerveuse devait inciter à recourir à des traitements électriques. Le Prof. Imbert (de Montpellier) nous a parlé de l'emploi avantageux des courants de haute fréquence. Les courants continus sont communément utilisés chez un très grand nombre d'ostéoporotiques atteints de blessures des nerfs, non en vue d'une action sur leurs os malades, mais pour combattre l'atrophie de leurs muscles. A voir la durée si prolongée de l'ostéoporose chez ces blessés, on peut conclure que ces courants sont sans effet. Que donneraient les émanations radiées, l'emploi des eaux radiactives ? Ce serait à chercher. Les cures solaires sont recommandables.

Les apparences radiographiques engagent à recourir, pour cette décalcification, aux sels calcaires. Le chlorure de calcium pur (1 à 6 gr.) ou gélatiné, les sels de manganèse, les phosphates calcaires, les fluorures (fluorure de calcium (0,05 à 0,10 gr. en solution) ont été conseillés dans des états osseux analogues, comme le sucre, la médication thyroï-

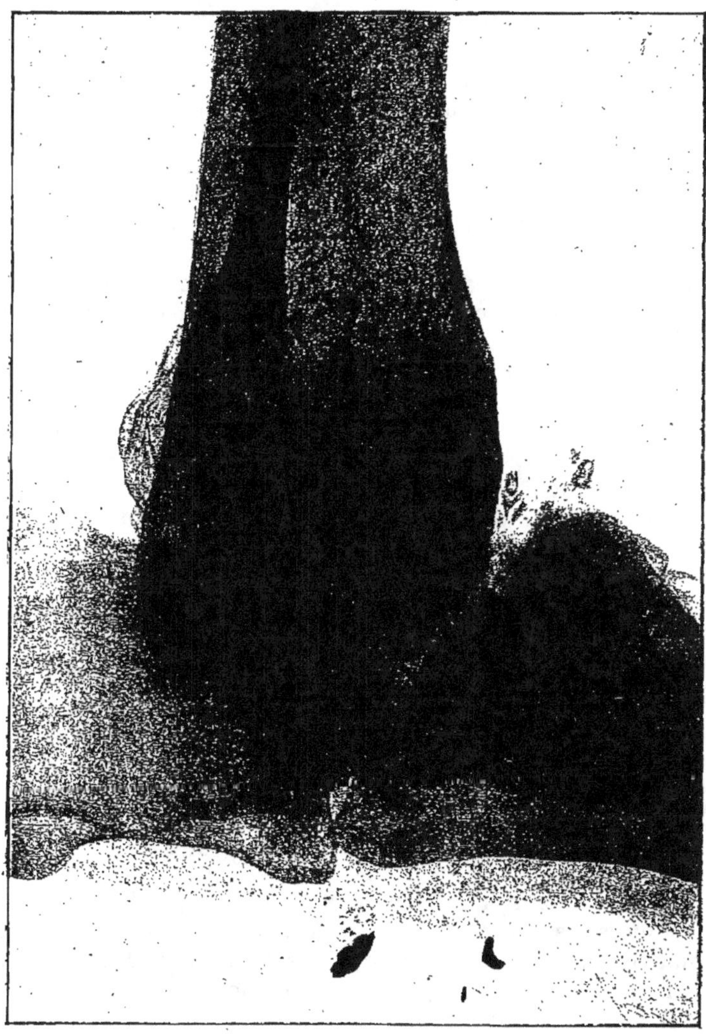

Coup de feu du cou-de-pied. Ablation totale de l'astragale et de
l'avant-tarse, partielle du calcaneum. Aspects foncés et neigeux
de l'ostéite, à la réunion du tibia, du calcanéum, du métatarse.
La persistance ou l'absence de fistules différencierait là l'ostéite
d'un processus réparateur irrégulier. Ostéite condensante très
accusée par des noirceurs sur le tibia, le calcanéum, le métatarse,
au delà des flous.
Ostéotrophie très nette sur les mêmes os, tranchant par sa blancheur
sur la noirceur de l'ostéite.
Foyer arrondi d'ostéite raréfiante et condensante dans le calcanéum.
Pièce remarquable. (*Collection du Grand Palais.*)

dienne, l'extrait glycériné thyroïdien, l'adrénaline, l'opothérapie parathyroïdienne, l'opothérapie osseuse.

Il n'est pas possible de déterminer rigoureusement la part que l'infection ou la suppuration prennent au développement et à la persistance de l'ostéoporose. Elles paraissent cependant jouer un certain rôle, qu'elles agissent sur l'os directement ou indirectement par l'intermédiaire des nerfs. Les prévenir, les atténuer constituent donc des indications qu'il y a lieu de prendre en grande considération. On sait que les troubles trophiques, desquels on peut rapprocher l'ostéotrophie, se constatent surtout quand la plaie nerveuse a suppuré, qu'il y a névrite. Le fait est affirmé par des expériences et des constatations cliniques, aujourd'hui très nombreuses, faites au cours de cette guerre. L'action favorisante de la suppuration sur l'os même est moins évidente puisque cette ostéoporose s'observe communément à la suite des fractures fermées.

La fréquence presque constante de l'ostéoporose dans les cas de pseudarthrose avec perte de substance osseuse un peu importante, en particulier dans les pseudarthroses radio-cubitales, doit contribuer à imposer aux chirurgiens d'éviter, dans toute la limite du possible, le sacrifice des esquilles adhérentes et même des esquilles libres quand une suppuration abondante ne l'impose pas absolument.

Telles me paraissent les considérations les plus importantes qu'il soit possible de formuler actuellement au sujet du traitement de l'ostéoporose des blessés de guerre.

Des conséquences de l'atrophie calcaire.

Quelle que soit la genèse de l'ostéotrophie, à quelque trouble apparent ou caché de l'organisation de l'ossature qu'elle aboutisse, ses conséquences sont ce qu'il importe le plus de connaître et d'apprécier pour le praticien. Or, pour moi, ces conséquences sont surtout de trois ordres et peuvent être ainsi traduites :

1° Dans quelle mesure compromet-elle la solidité du squelette et expose-t-elle à sa rupture ?

2° Dans quelle mesure s'oppose-t-elle au rétablissement rapide, chirurgical, des mouvements de jointures enraidies ou ankylosées et, dans l'affirmative, ne fait-elle qu'éloigner l'époque des tentatives de déraidissement ?

3° Est-elle un obstacle à l'application des traitements directs des pseudarthroses (sutures, plaques ou greffes) ?

Quand on s'est rendu compte et du degré de fréquence et de l'accentuation de la transformation osseuse, l'impression qu'on en ressent est plutôt pessimiste. A voir des os longs du membre inférieur, surtout, en apparence si réduits dans le substratum calcaire auquel nous attribuons leur principale résistance, ayant perdu une architecture si appropriée à la transmission directe du lourd poids du corps, à voir les calcaneums, talons postérieurs, les têtes du premier métatarsien, talons antérieurs, devenus quasi-gélatineux, le corps et le col de l'astragale presque transparents, eux qui reçoivent à certains moments tout le poids du corps, on peut avoir des craintes en apparence justifiées sur leur fragilité, sur les risques de leurs fractures sous l'influence des chocs ou des pressions légères auxquels ils sont exposés. Et quand, sur l'écran ou sur la photographie, les fragments supérieur et surtout inférieur des cubitus et des radius de pseudarthrosiés donnent leurs taches grises pâlottes ou si floues, on ne peut guère avoir de confiance dans le concours qu'ils apporteront à une consolidation dont les éléments leur semblent faire défaut.

En m'appuyant sur une expérience personnelle longue et variée, je vais dire ce qu'il faut en penser.

On peut voir, dans la statistique que j'ai fournie sur le degré de fréquence de cette ostéotrophie, qu'elle s'est montrée dans la *moitié* ou même dans plus de la moitié des radiographies de blessés présentant des *lésions du poignet* (carpe ou os de l'avant-bras). Il est de connaissance banale que la raideur ou l'ankylose du poignet est une conséquence très habituelle de celle-ci. Or, sur plus de cent poignets que j'ai déraidis à la suite de ces blessures par le procédé auquel je reste attaché et sur le nombre, de beaucoup plus considérable, de ceux de mes confrères qui ont suivi ma pratique, jamais ni moi ni eux n'avons eu à enregistrer le moindre inconvénient. Or, si les os du poignet étaient si friables qu'ils le paraissent, les tractions exercées sur les parties molles et, en particulier, sur les ligaments rétractés auxquels on redonne rapidement leur élasticité et leur souplesse auraient moins d'action sur ces ligaments que sur ces os. C'est ce qui n'a pas lieu.

L'ankylose fibreuse ou la raideur du *cou-de-pied* sont complication commune des blessures du pied et de la jambe. Les enraidis de l'article tibio-tarsien foisonnent dans les formations sanitaires. Mes constatations m'ont amené à reconnaître que la fréquence de l'ostéotrophie des os du pied, dans ces cas, est telle qu'elle se montre dans la *moitié* des cas examinés. Il m'est bien permis de penser que cette proportion se retrouvait sur la moitié des centaines et des centaines d'enraidis ou d'ankylosés tibio-tarsiens que j'ai personnellement déraidis ou fait déraidir. Pour réussir, sur ces blessés anciens trop abandonnés à eux-mêmes ou soumis au delà de la mesure à des assouplissements anodins de la physiothérapie, il m'a fallu faire exercer sur leur plante des *pressions de plusieurs centaines de kilos*, bien supérieures par conséquent à la pression normale représentée par la moitié ou la totalité du corps. Or, ces pressions considérables, les tractions exercées des ligaments rétractés n'ont eu sur les os aucune conséquence immédiate ou consécutive.

Je ne puis manquer de rappeler ici l'absence de conséquences d'une autre épreuve également probante et cela parce qu'elle m'apporte encore une conviction ferme sur cette question non éclaircie et sur laquelle on ne peut, sans grand préjudice pour l'Etat, laisser planer le moindre doute. J'ai rappelé, dans mon mémoire académique sur les raideurs articulaires et les ankyloses consécutives aux traumatismes (1), que je faisais entraîner, à la course, les blessés enraidis du cou-de-pied parce que, dès que ceux de leurs muscles qui, par leur contraction, immobilisent le pied et le cou-de-pied sont entrés en résolution, le poids du corps, auquel s'ajoute une force propulsive communiquée par des aides qui les soutiennent, ce poids et cette force se communiquent surtout à l'article tibio-tarsien pour le mobiliser. Les os de la jambe et les os du pied ostéoporosés subissent, dans cette épreuve, une toute autre pression que celle qu'ils éprouvent habituellement. Or, dans les centaines et centaines de blessés soumis journellement à une ou plusieurs séances de ce mode de traitement efficace, jamais ni moi ni ceux de mes confrères qui ont suivi la voie que je leur enseignais n'ont constaté de lésion consécutive des os du pied ou de la jambe. Les résultats de ces deux épreuves subies par le pied sont des plus convaincants, car, dans les deux et surtout dans la première, ces os, encore une fois, ont subi des pressions très supérieures à celles qu'ils éprouvent dans les actes de la vie commune.

---

(1) ED. DELORME. *Des raideurs articulaires et des ankyloses consécutives aux blessures de guerre. Des rôles respectifs de la mécanothérapie et de la chirurgie orthopédique. In Bulletins de l'Académie de Médecine* 30 Novembre 1915 et chapitre IV de ce livre.

Je dois rappeler ici ce que j'ai dit au sujet de la fréquence de l'ostéotrophie du *genou*. A la suite des lésions de la rotule, je l'ai relevée dans la *moitié* des cas et après les traumatismes de l'extrémité inférieure du fémur ou ceux de cet os dans la continuité sur le *tiers* des blessés. Or, qui ne sait la fréquence de la raideur du genou ou de son ankylose consécutivement à ces blessures. Les genoux fixés dans la rectitude ou dans divers degrés de flexion sont légion, légion regrettable, soit dit en passant, et qui n'inspire pas aux médecins traitants assez de commisération raisonnée, soucieuse d'un beau but à atteindre et souvent réalisable. J'ai encore déraidi ou fait déraidir des séries considérables de ces genoux, sans que la traction des larges tendons des vastes rétractés, des ligaments latéraux ou croisés n'ait eu d'action pernicieuse sur les condyles fémoro-tibiaux, bien plus, sans que la traction exercée sur ces rotules vraisemblablement transparentes — elles le sont, si facilement — et en apparence des plus friables, sans que cette traction exercée par le si puissant tendon du droit antérieur et du ligament rotulien n'ait eu là plus de conséquence que n'en avait le tendon d'Achille rétracté sur la moitié postérieure d'un calcanéum diaphane.

Autrefois, j'ai impunément déraidi des genoux qu'avait frappés la blennorrhagie. Or, l'ostéotrophie est la règle dans ces cas.

Combien n'ai-je point, dans les formations sanitaires, déraidi de *coudes* fixés dans l'extension ou la demi-flexion, depuis trop longtemps, souvent depuis plus de six à huit mois ? C'est encore dans la proportion de *moitié* ou *de près de moitié* que j'ai trouvé l'ostéoporose accusée à des degrés divers à la suite des traumatismes directs ou indirects de cette jointure. Cette proportionnalité devait se retrouver dans le nombre considérable de blessés auxquels j'ai personnellement mobilisé ou fait déraidir les coudes.

Lors de la réduction orthopédique d'un coude fléchi, n'exerçais-je pas des pressions directes sur l'olécrane pour le reporter en avant, ne luttais-je pas fortement contre la rétraction du biceps et du brachial antérieur insérés sur des apophyses susceptibles de se détacher ? Enfin, pendant que ces muscles immobilisaient l'extrémité supérieure du radius et du cubitus, une de mes mains, appuyant sur la partie inférieure de l'avant-bras, c'est-à-dire sur un grand bras de levier, ne transmettait-elle pas, en haut, une pression énergique très divulsante au-dessous des insertions de ces muscles ? Or, pas plus dans ce cas que dans les raideurs en extension où on lutte contre un triceps rétracté susceptible d'entraîner un olécrane fragile, je ne portais atteinte à l'intégrité osseuse ; l'effet produit se concentrait sur l'articulation même.

Je pourrais encore rappeler ici l'innocuité journellement prouvée des déraidissements de l'*épaule*, de ceux des *articulations métacarpo-* ou *métatarso-phalangiennes* ou *phalango-phalangiennes* et *phalango-phalangettiennes* alors que les têtes métacarpiennes ou métatarsiennes, celles des phalanges comme leurs bases sont si fréquemment ostéoporisées dans les lésions de la main et des doigts. Pour ma part, sur les articulations des doigts que j'avais parfois découvertes au cours d'interventions pour des restaurations tendineuses, après les avoir déraidies, je n'ai jamais constaté de fractures.

Exceptionnelles, presque inexistantes sont les courbures osseuses d'un cubitus ou d'un radius ostéotrophié quand son congénère a subi une perte de substance, d'un péroné, os bien grêle et subissant une pression pour laquelle il n'est pas fait quand le tibia a, par la perte de ses esquilles, subi une diminution notable de longueur. On s'attendrait à les voir fréquentes, au contraire, ces courbures si ces os transformés avaient perdu une notable partie de leur résistance.

Ce sont avant tout les épreuves si multipliées de déraidissement de chaque articulation, ces pressions énergiques agissant dans des sens divers sur la continuité des os longs ostéotrophiés et avec un degré qu'ils ne subissent pas dans les conditions ordinaires de la vie qui m'ont amené à la conviction que, malgré ses apparences. *l'os ostéoporosé des blessés de guerre, à une période rapprochée ou même éloignée du traumatisme, a une force de résistance qui n'est pas notablement amoindrie.*

Elles sont d'autant plus importantes, ces épreuves, que nous n'avions, pour nous édifier sur le degré de résistance de ces os, que l'observation unique, citée par Imbert, de ce berger, âgé de 55 ans, qui sans inconvénient, conduisait son troupeau le long des journées et cela dans tous terrains alors qu'il présentait une ostéoporose des os du membre inférieur consécutive à une fracture remontant à quatorze ans.

Il n'y a donc pas, à mon sens, de rapprochement étroit à faire, au point de vue de ses conséquences pratiques, entre l'ostéotrophie des os des tabétiques qui, exceptionnellement d'ailleurs, se fracturent, et l'ostéoporose des blessés de guerre. Et la conclusion suivante, jusqu'à plus ample informé, me paraît légitime :

La solidité des os ostéoporosés des blessés de guerre n'étant pas notablement compromise, l'ostéotrophie calcaire ne s'oppose pas à la mobilisation orthopédique des jointures.

Peut-elle être un obstacle à l'application des traitements directs des pseudarthroses ?

S'il en était ainsi, le chirurgien devrait ou opérer vite ou attendre sa disparition, c'est-à-dire un temps fort long, avant d'intervenir et, pour s'entourer de toutes garanties, il devrait se renseigner par des radiographies successives sur l'heure du retour des os à des aspects normaux.

Je n'ai point, pour répondre à la question, des raisons aussi péremptoires que celles que je viens de développer au sujet de la solidité osseuse.

Des radiographies de sutures osseuses montrent, à leur niveau, des cals très denses, osseux, blancs à l'épreuve radiographique négative, noirs sur la photographie. Au-dessus et au-dessous l'os est ostéotrophié à un degré très marqué. Or, l'intervention a été tardive et l'ostéoporose a paru déjà au bout de quelques semaines, suivant toute vraisemblance ; elle a précédé l'opération.

Si j'en juge par les radiographies que j'ai vues, l'ostéoporose ne serait pas rare à la suite des fractures de la rotule ; elle se développe vite sur elle et même sur les trois autres os de la jointure du genou. Elle ne semble pas compromettre une solidité qu'on met à l'épreuve au cours des déraidissements et que les sutures ne seraient pas toujours suffisantes à assurer seules.

J'ai vu des consolidations rapides et régulières obtenues dans des fractures vicieusement consolidées des os longs qui avaient nécessité l'ablation du cal et l'avivement des fragments en des points manifestement plus transparents qu'à l'état normal. Ces considérations inciteraient à faire admettre que le trouble apporté par l'ostéotrophie à la réussite des opérations pratiquées dans nos cas de pseudarthrose n'est pas absolu ; elles sont insuffisantes pour régler définitivement cette question qui mériterait d'être éclaircie. Elle n'a jusqu'ici préoccupé ni les chirurgiens ni les radiographes, leurs aides si précieux dans l'espèce. J'eusse désiré en poursuivre l'étude dans les formations sanitaires Je me garderai donc de formuler à son sujet une opinion ferme.

Mais jusqu'à plus ample informé, je conseillerais d'opérer les pseudarthroses soit tardivement, après la disparition ou une modification nette de l'ostéotrophie ou plus tôt car celles-ci peuvent être tardives, avant l'apparition d'une ostéotrophie marquée, dès la cessation de la suppuration. De même, l'apparition de l'ostéotrophie pouvant servir d'argument à des blessés mal intentionnés ou à des praticiens peu pénétrés de leur obligations, malgré la conviction que j'aie qu'elle n'est point un obstacle aux déraidissements articulaires, elle fournit un argument de plus en faveur des déraidissements précoces.

Les médecins experts qui apprécient les impotences des accidentés du travail tiennent, nous disent-ils, compte de l'ostéotrophie. Dans quelle mesure ? Je ne sache pas qu'ils l'aient précisé. L'eussent-ils fait que je leur demanderais sur quelles bases scientifiques et pratiques ils ont tablé pour fonder les indemnités. Pour ma part, j'estimerais que, s'il est juste d'en tenir compte, il n'y a pas lieu de lui faire une trop large place et qu'on peut l'assimiler aux œdèmes, aux atrophies musculaires, temporaires comme elle, peut-être moins qu'elle. MM. Rosso et Tauleyne, à Menton, estimaient que la restitution était la règle et que, par conséquent, le pronostic de ces altérations ne devait pas être exagéré.

En permettant de bien reconnaître les décalcifications osseuses, la radiologie nous a mis à l'abri d'erreurs médico-légales faciles à commettre chez des blessés qui, à la suite de traumatismes mal systématisés, accusent des impotences fonctionnelles à pathogénie obscure et à caractères cliniques mal établis ou discordants. On ne pourra confondre avec un simulateur un homme au bras inerte, sans atrophie notable, chez lequel on constate une ostéotrophie, pas plus qu'on ne le confondra avec un hystérique : l'examen radiologique ne décelant pas, dans ce dernier cas, d'altérations osseuses. Par contre, on trouve ces décalcifications chez les impotents fonctionnels rangés entre autres dans le cadre des paralysies réflexes et dont les troubles s'expliqueraient vraisemblablement, non par des lésions nerveuses troncales, mais par des *lésions de petites branches nerveuses périphériques* ou plus ou moins centrales.

CHAPITRE IV

DES RAIDEURS ARTICULAIRES
ET DES ANKYLOSES CONSÉCUTIVES AUX BLESSURES DE GUERRE.
DES ROLES RESPECTIFS DE LA MÉCANOTHÉRAPIE
ET DE LA CHIRURGIE ORTHOPÉDIQUE

Pour qui parcourt les formations de l'arrière, considérable est le nombre des traumatisés dont les articulations sont enraidies ou ankylosées. Ces déplorables résultats retentissent sur l'avenir des blessés ; ils engagent à un haut degré la responsabilité pécuniaire de l'Etat.

Du fait de ses impotences, cette catégorie de blessés a souvent à changer de profession et les indemnités qui leur sont allouées, malgré l'esprit de haute justice qui en assure la répartition, ne sauraient pleinement compenser le déficit fonctionnel observé. D'un autre côté, un ankylosé dont l'articulation est fixée dans la position la moins gênante (coude dans la flexion, etc.), a droit à une pension de 6e classe ; si cette articulation est fixée dans la position la moins favorable (coude dans l'extension, etc.), la pension s'élève d'un degré, atteint la 5e classe, ce qui représente dans les deux cas, la rente annuelle en chiffres ronds de 20 à 25.000 francs. Quatre à cinq dépenseront donc à l'Etat, annuellement et pour la durée d'une longue vie, la rente de 100.000 fr.; quarante ou cinquante la rente de 1 million. Je n'ose pas supputer quel sera le capital dont la rente représentera la somme des indemnités dues par l'Etat à tous les ankylosés après la guerre actuelle.

Si cette terminaison par ankylose devait être l'inéluctable conséquence des traumatismes de guerre, il n'y aurait qu'à s'incliner devant la fatalité ; mais il n'en est pas ainsi, et, il faut bien l'avouer, l'ankylose ou la raideur articulaire ne sont aussi fréquentes que parce qu'elles n'ont pas été le plus souvent prévenues suffisamment ou qu'elles ont été incomplètement combattues. Si j'en juge d'après mon expérience, relativement rares sont les cas où l'ankylose est fatale. S'il en est ainsi, il est du devoir strict et impérieux du personnel médical de s'appliquer à en réduire le nombre.

Les articulations atteintes dans leur massif osseux épiphysaire ne sont pas seules à présenter et raideurs et ankyloses. Les lésions juxta-épiphysaires, les fractures dans la continuité sans réactions articulaires primitives graves, les fractures des segments éloignés, de la cuisse pour prendre un exemple, ne sont que trop suivies de la perte des mouvements de l'articulation extrême, de celle du cou-de-pied. Chose plus surprenante, des blessures simples des parties molles de segments voisins ou très éloignés, sans même qu'on puisse songer à l'action d'une rétraction cicatricielle, en sont souvent compliquées.

L'observation montre que certaines pratiques n'en favorisent que trop l'apparition. En premier lieu — et le fait, connu depuis longtemps en est affirmé communément aujourd'hui — en premier lieu, il faut citer l'immobilisation des fractures dans des appareils fixes, inamovibles, dont les longues suppurations prolongent la durée du maintien.

Vient ensuite l'absence ou l'insuffisance presque constantes de la gymnastique articulaire en cours du traitement, son abandon tardif au blessé que la douleur ou l'impotence fonctionnelle musculaire paralysent ou à des mains féminines qui, dominées par une sensibilité bien naturelle, se bornent à de simples massages.

Il faut ensuite signaler les positions vicieuses, fixes, que produisent les cicatrices des parties molles superficielles ou profondes dont on n'a pas prévenu à temps les effets en imposant au membre une position inverse de la direction dans laquelle s'exerce leur pernicieuse rétractilité (extension permanente si la plaie répond à la face du membre correspondant aux muscles fléchisseurs).

L'abus des pansements à plat appliqués sur de vastes pertes de substance, lesquels donnent lieu à des cicatrices tardives épaisses, tendues, très rétractiles, aux lieu et place des cicatrices souples que laissent les réunions immédiates secondaires, exposent aux mêmes rétractions.

L'insuffisance de l'électrisation de muscles atrophiés (triceps crural) amène des déviations des membres que l'inaction du blessé ne rend que trop souvent permanentes.

Enfin, bien que la chose paraisse paradoxale, la pratique trop exclusive de la mécanothérapie, surtout de la mécanothérapie dite *active* dont les effets sont sous la dépendance étroite de la bonne volonté du blessé, l'insuffisance de ses rendements, quel que soit le mode utilisé, soit parce qu'elle est mal surveillée, ou que son emploi est persistant dans les cas dans lesquels elle doit rester impuissante, font durer des raideurs qui, traitées à temps, par des applications différentes ou des moyens plus puissants auraient rapidement disparu.

Telles sont, en dehors des processus sclérosants ou végétants, les causes principales de ces raideurs et ankyloses. Les signaler, c'est fixer les moyens de les prévenir.

Si cette guerre n'avait donné lieu qu'aux pertes en blessés qu'on avait eu à déplorer dans les campagnes précédentes, le matériel des centres mécanothérapiques français et les méthodes usuelles eussent suffi, mais la proportionnalité excessive de nos blessés a forcé d'imprimer à cette branche de la physiothérapie une extension insolite. Des centres nouveaux ont été créés dans toutes les régions ; les procédés usuels ont subi des modifications. On doit le reconnaître, beaucoup de ces transformations n'ont pas répondu à notre attente. Le pius grand nombre n'était pas inspiré par les conditions de circonstances et de milieu, et l'on peut dire que jusqu'ici la mobilisation des articulations est restée trop étroitement liée au fonctionnement d'appareils, au lieu de prendre l'ampleur que la chirurgie générale devait lui imposer.

Il saute aux yeux que la mécanothérapie, marchant sans guides scientifiques précis et sans contrôle suffisant, a abusivement étendu les limites de son action, qu'elle est devenue une panacée. On l'a crue et on la regarde toujours comme capable de porter seule le trop lourd fardeau des tares articulaires ; elle représente, dans les formations sanitaires, le suprême but comme le dernier espoir ; on s'y exagère son efficacité et sans considération comme sans souci des limites du temps durant lequel elle peut être efficace, sans tenir un compte suffisant des cas et des sujets, on la regarde comme l'*ultima ratio* des espérances comme des insuffisances des guérisons. Elle a, par la faute de chirurgiens qui méconnaissent trop leur rôle au cours et à la fin des traitements des plaies et des fractures, repris la place dévolue naguère au traitement thermal. C'était ce dernier qui était alors la dernière étape, proche du verdict définitif ; aujourd'hui, c'est la mécanothérapie qui est cette étape, le criterium exclusif. Ce sont là des erreurs grosses de conséquences, parce que ces conséquences retentissent sur des milliers et des milliers de blessés, sur la catégorie de ces derniers la plus importante de toutes, qu'elles leur nuisent comme elles nuisent au pays et à la méthode même qu'elles tendent à déconsidérer. C'est par centaines et centaines que j'ai repris et guéri des blessés enraidis ou ankylosés qui, après des mois d'exercices de thérapie mécanique avaient été renvoyés comme atteints d'infirmités définitives, irrémédiables, et ce n'est pas sans difficultés que j'ai pu persuader à maints blessés que leur traitement était à reprendre lorsque j'allais à l'encontre d'une tradition établie, et de verdicts médicaux affirmés ou écrits qui s'accordaient trop bien avec les désirs ou les intérêts de certains d'entre eux pour que l'opinion contraire soit acceptée volontiers.

Sur les *principes* qui doivent guider le mécanothérapeute, mon opinion est la suivante :

1° Le traitement des raideurs articulaires ne peut pas être, sans gros inconvénients, l'apanage *exclusif*, uniforme de la mécanothérapie ;

2° La mécanothérapie *n'est qu'un adjuvant de la chirurgie orthopédique*, qu'un de ses modes d'action quant au temps. et aux moyens ;

3° Son emploi devrait *toujours avoir été précédé, en cours de traitement, de l'action précoce, attentive, soutenue, personnelle du médecin traitant ;* elle ne devrait être que le *complément* de cette action primitive ;

4° Dans les limites actuelles de l'emploi de ses moyens, le mécanothérapeute devrait toujours être soumis au contrôle incessant de chirurgiens de carrière, rester en contact étroit et proche avec le chirurgien orthopédiste qui le complète ;

5° Le mécanothérapeute a à déterminer rapidement : 1° les cas qui relèvent de son action exclusive ; 2° ceux qui sont du ressort immédiat et précis de la chirurgie ; 3° soumettre à une épreuve rapide ceux, douteux, qui seront adressés au chirurgien orthopédiste et dont il aura lui, à continuer le traitement lorsque ce dernier aura terminé son œuvre.

Passant des principes directeurs, aux *procédés* et aux *moyens* à employer, voici ce que sur ces points si importants une expérience prolongée portant sur des milliers et milliers de cas, sur les résultats divers constatés dans de très nombreux centres mécanothérapiques, les dépôts de convalescents ou les dépôts de corps de troupe, leurs déversoirs naturels, m'ont appris ou inspiré.

Dans nos centres, les procédés et moyens employés pour le déraidissement mécanothérapique des articulations doivent être avant tout :

1° *Collectifs ;*

2° *De construction élémentaire et uniforme pour la même série de blessés ;*

3° *D'action passive surtout ;*

4° *D'action rapide ;*

5° *Emprunter au milieu ses formules de commandement et ses habitudes de cohésion disciplinée ;*

6° *Etre dirigés* EXCLUSIVEMENT aussi bien dans la surveillance générale que dans la pratique des actes *par un personnel médical idoine* quant aux connaissances et au caractère :

7° *Etre en contact étroit avec un centre de chirurgie orthopédique.*

Ces propositions méritent développements :

1° *Etre collectifs.* — Parce que seuls les modes collectifs peuvent satisfaire aux exigences de traitements simultanés

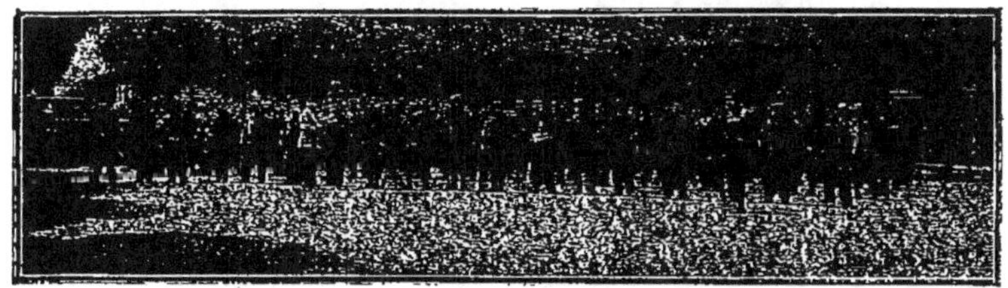

Fig. 293.

Groupe de blessés, évacués en un jour, de dépôts de corps de troupe sur le centre mécanothérapique de Brives pour traitements consécutifs.

fort nombreux. Que peut, pour traiter de véritables avalanches de cas, l'installation habituelle d'un mécanothérapeute faite pour répondre aux exigences restreintes de blessés qui se comptent chaque jour par unités ou se présentent successivement par groupes très restreints ? Quand on a dû faire évacuer, comme je l'ai fait souvent, en un seul jour, sur un même centre, 60, 80, 100, 200 blessés ayant besoin de soins mécanothérapiques, lesquels venaient s'ajouter à ceux déjà fort nombreux d'hommes en traitement dans ce centre, quand les enraidis ou ankylosés du coude se chiffrent par 40 ou 50, ceux du cou-de-pied par 50 ou 60, du genou par 30, etc., on conçoit qu'il soit indispensable, à moins de multiplier le personnel médical au delà de toute mesure et de réunir un matériel excessif, de s'adresser à des modes de traitement collectifs. La salle de mécanothérapie ne suffit

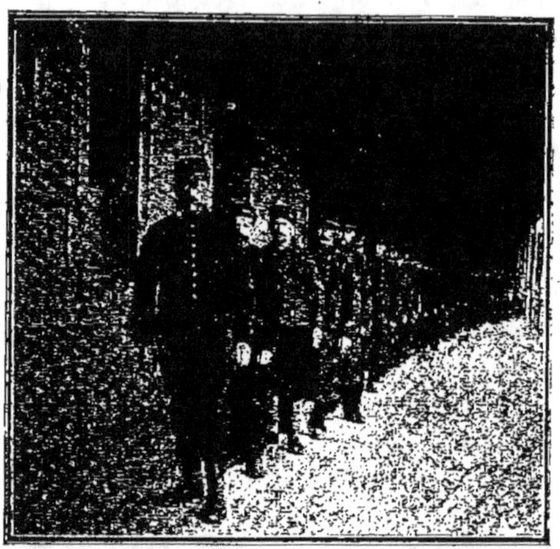

Fig. 294.

Longue théorie de blessés nouveaux, présentant des genoux et des cou-de-pied à déraidir, dans le centre mécanothérapique de Brives.

plus ; c'est le vaste réfectoire, le préau, le hangar, la cour qui doivent la remplacer. Peut-on, en pareil cas, songer à l'emploi de ces appareils ingénieux, sans doute, et utiles dans la pratique commune qui, dans un même cadre restreint, ont réuni les mécanismes de déraidissement de toutes les articulations, ou aux appareils ordinaires qui chacun remplissent un but bien déterminé alors que les uns et les autres ne peuvent suffire ?

Il faut bien le reconnaître — et en le reconnaissant on ne fait que rendre hommage à la sagacité de maîtres qui, depuis longtemps, ont signalé l'écueil, ont dicté la conduite à suivre pour l'éviter et n'ont pas été entendus, — les pratiques actuelles, l'abandon habituel, par le médecin, des soins articulaires en cours de traitement ou la part inexplicable laissée au blessé ou au personnel subalterne pour ces soins et d'autres raisons encore ne sont pas faits pour atténuer la tâche des centres mécanothérapiques. En amplifiant le rôle de ces derniers au delà de toute mesure, on rend vains ou insuffisants leurs moyens d'action habituels. Ne fût-ce que pour parer aux difficultés et pour rétablir l'équilibre, on devrait déjà recourir aux procédés collectifs.

2° *Matériel de construction élémentaire et uniforme.* — Les difficultés, qu'on a, en raison du trouble apporté aux rendements de l'industrie, de se procurer des appareils compliqués, le nombre excessif qui serait nécessaire et les dépenses considérables que leur achat imposerait, devraient déjà faire rejeter l'emploi de ces appareils, mais ils ont encore d'autres inconvénients dans les circonstances présentes. La dissémination des blessés qu'ils imposent dissocie la surveillance, la multiplie. Lassant à bref délai les forces et la patience du personnel, ces appareils laissent forcément au blessé une part d'individualisme qu'il doit, dans son intérêt même comme dans celui de l'Etat, perdre en vue du rendement maximum. Il est impossible, en effet, de s'imaginer qu'un personnel relativement restreint fonctionnant chaque jour et tout le long de chaque journée, puisse conserver sans faiblesse comme sans défaillance, la même activité. Celle qu'il montre quand il est l'objet d'une visite inopinée est un trompe-l'œil ; la réalité ne répond pas aux apparences.

Les organisations personnelles auxquelles je me suis arrêté sont d'une simplicité telle que j'en ai trouvé partout et de suite les éléments. Ils sont les mêmes ou les analogues de ceux qu'on a à rechercher dans les formations sanitaires. Etant d'usage courant, ils ne nécessitent pas de crédits spéciaux.

3° *Action passive.* — S'il faut hautement reconnaître que la mentalité générale de nos blessés est toute autre que celle des accidentés du travail, il n'en reste pas moins évident, pour qui fréquente ces centres, que certaines appréhensions, la crainte de la douleur, certaines défaillances morales, une sensibilité parfois excessive, des calculs d'intérêt, l'influence déprimante d'excitations féminines et quelques mauvaises volontés opposeront toujours des obstacles à la poursuite d'un traitement mécanothérapique. La mécanothérapie *active*, la plus employée dans la pratique commune et dont le rendement est lié à la bonne volonté du sujet, ne fait pas disparaître les unes et les autres. Or, dans une collectivité tous les éléments doivent être et rester en main ; dans une collectivité militaire, quel qu'en soit le chef, il y a péril à ce qu'il n'en soit plus ainsi. Les défaillances comme l'héroïsme sont contagieux ; dans ces centres, certains l'ont appris à leurs dépens.

Bien mieux que la mécanothérapie active, la mécanothérapie *passive* donne l'emprise sur le blessé, elle précise mieux les situations, établit plus vite ses espoirs comme ses insuffisances et fait plus nette la part qui revient à la chirurgie orthopédique. Avec elle on voit plus clair et plus vite clair.

La mécanothérapie active poursuit des performances dont l'utilité est souvent très contestable pour l'heure présente ; elle fait d'ailleurs souvent double emploi avec les modes d'entraînement réglementés des Dépôts de corps de troupe qui visent d'une façon plus concrète la mise en état rapide du sujet en vue de son utilisation militaire.

4° *Action rapide*. — Rendre vite au pays des défenseurs, momentanément séparés de l'armée combattante, est un devoir si pressant pour le personnel médical qu'il ne doit pas l'oublier un instant. Diminuer les charges du pays en est un autre. On ne les remplit pas en prolongeant la durée d'un traitement, d'un séjour dans des centres dans lesquels le prix d'entretien est supérieur à celui d'un dépôt de convalescents et surtout d'un dépôt de corps de troupe. En allongeant la durée des cures dans ces centres, on favorise l'embouteillement des formations sanitaires parce qu'on y retarde leurs évacuations. Enfin, on s'expose à rendre plus difficiles, parfois impossibles, certains déraidissements, car il n'est pas douteux que la question de la durée entre en jeu dans le pronostic d'une raideur articulaire. Ceci admis, qui ne s'étonnerait des séjours excessifs que tant de blessés prolongent dans des centres mécanothérapiques où ils n'ont plus rien à gagner et où ils ont à perdre. Les thérapeutiques mécanique ou gymnastique doivent décider vite des cas qui ne relèvent pas d'elles, se garder de les retenir et activer leurs traitements.

5° *Emploi des formules de commandement et de cohésion disciplinée*. — De gros groupements comme le sont les centres de mécanothérapie ne peuvent conserver la cohésion nécessaire à la marche régulière de leurs services délicats et difficultueux, qu'autant qu'ils sont dirigés par des médecins ayant la mentalité et le commandement d'un officier de troupe. C'est la première condition à remplir ; mon expérience est formelle sur ce point. Les exercices de gymnastique thérapeutique faits au commandement agissent fortement sur la masse humaine à mobiliser, quelle que soit sa diversité, son ampleur, son esprit. Le rythme imposé à l'effort par la volonté d'autrui fixe toute l'attention du blessé et ne laisse plus place à ses préoccupations intrinsèques. Le contact créé par le côte à côte suscite l'émulation, parce qu'il permet le contrôle du camarade, le contrôle le plus redouté. Ces exercices faits au commandement remplacent, par de nouvelles habitudes d'énergie et de spontanéité, ce laisser-aller acquis dans trop de formations sanitaires et qui leur est si justement reproché. Le centre mécanothérapique devient alors, à la fois, un centre de restauration fonctionnelle et un centre de restauration morale. Les succès, la chose est remarquable, y deviennent rapidement plus nombreux et plus complets parce que la bonne volonté s'y accroît. Des réfractaires, j'en ai fait l'épreuve, se transforment en un instant, en entendant une voix, en exécutant un acte qui rappellent l'une et l'autre l'idée du devoir, qui consacrent celle d'une responsabilité. Tel est réfractaire en tant qu'unité ; confondu dans une masse disciplinée qui l'annihile, il en suit docilement les évolutions.

6° *Les exercices de mécanothérapie doivent être dirigés exclusivement par des médecins.* — Avec des installations mécaniques qui imposent la dissémination et prolongent la durée des exercices, ceux-ci, dans les conditions communes, ne peuvent être dirigés exclusivement ou d'assez près par des médecins. Avec une surveillance trop haute et trop distante, c'est le subalterne qui agit. Or, celui-ci n'a ni la compétence, ni le doigté, ni l'autorité voulus pour poursuivre les résultats désirables. Saura-t-il éviter les écueils momentanés que le traitement toujours délicat d'une articulation crée, a-t-il ce qu'il faut pour déceler ce qui relève d'une mauvaise volonté ou d'une réaction morbide ? L'absence de connaissances et de responsabilité incite aux audaces, les audaces non justifiées poussent à la révolte du blessé. Insuffisance de rendement et situations périlleuses à redouter, voilà ce qu'un pareil système ménage. Le médecin mécanothérapeute ne doit pas, dans nos centres, être seulement l'agent qui écrit une ordonnance mécanothérapique et qui n'en surveille l'exécution que de loin. Il est la cheville ouvrière, le *moteur* de son centre ; rien ne doit le détourner de sa tâche technique, il *commande et* suit *sur place et toujours les rendements*, quelle que soit l'étendue de sa tâche.

Avec le mode de thérapie mécanique et gymnastique *collectif* auquel je me suis arrêté, la chose est non seulement possible, mais elle est facile. Les blessés sont rangés par séries, les séries passent à leur tour. Les blessés de chaque série sont-ils en nombre excessif pour un seul médecin, — ils le sont pour moi quand ils dépassent la douzaine, — le médecin mécanothérapeute se double d'un deuxième médecin, au besoin d'un troisième. Dans certains centres exceptionnellement et momentanément bondés de blessés, j'ai dû en prendre un quatrième.

Si le personnel manque, on fera des sous-groupes, des séries divisées et comme chaque exercice ne dure qu'une demi-heure, exceptionnellement une heure, le travail obtenu en quelques heures dans le même lieu, dans le même temps, sous le même commandement répercuté, avec des groupes similaires, est considérable. J'ai pu m'en convaincre, non en faisant des expériences momentanées, mais en les prolongeant pendant des semaines pour me bien rendre compte de la force de résistance des dirigeants et du rendement à obtenir des dirigés. J'ai vu des transformations surprenantes s'opérer du jour au lendemain dans des centres peu actifs ; c'est souvent chez eux que j'ai trouvé mes meilleurs adeptes, mes collobarateurs les plus attachés à cette méthode collective. *Dans certaine formation que je pourrais citer, les réformes mensuelles pour incapacités d'origine articulaire sont tombées brusquement de 20 à 1.*

En traitant ses blessés en séries, le médecin mécanothérapeute distingue plus vite les individualités peu perfectibles qu'il y a lieu de séparer, soit pour les soumettre à d'autres traitements soit pour les constituer en petits groupes séparés qui devront être l'objet d'une progression différente, se rend mieux compte des résultats obtenus ou à rechercher.

7° Le centre de mécanothérapie doit être en contact étroit avec un centre de chirurgie orthopédique. — La mécanothérapie a un rôle limité, difficile souvent à préciser d'emblée ; elle doit tâtonner pour reconnaître les cas qui lui resteront et ceux qu'elle a à diriger sur le service orthopédique qui doit la doubler ; d'un autre côté, il y a un échange constant de blessés entre ce dernier service et les siens. Tel blesssé qui relevait la veille de l'orthopédie, relèvera le lendemain de la mécanothérapie et réciproquement. La fréquence de ces apports réciproques, les échanges de renseignements, le nombre important des cas qui, pour moi, dépendent de la chirurgie orthopédique, exigent que le centre mécanothérapique soit à proximité du service orthopédique. Le mécanothérapeute peut être un médecin ; le chef du service orthopédique, alors même que ses interventions resteraient limitées au déraidissement des articulations, doit être chirurgien.

Certains centres mécanothérapiques ont réuni dans leurs services des blessés relevant de la mécanothérapie et de l'orthopédie. La promiscuité de blessés en expectative d'un traitement orthopédique et de ceux qui l'ont subi, n'est pas toujours de nature à faciliter la tâche du personnel médical. L'anesthésie apporte ses troubles passagers, elle donne parfois des alertes ; certains blessés ont des réactions douloureuses. Ce sont là incidents admissibles dans un hôpital, moins tolérables dans d'autres centres où la contagion mentale est à éviter à tout prix.

Dût-il ne rester que vingt-quatre à quarante-huit heures dans un service de chirurgie, le blessé, dont une articulation nécessite un déraidissement orthopédique, doit y être envoyé.

Des procédés de choix de la mécanothérapie collective. — J'ai exposé quelles étaient, pour moi, les conditions d'ordre général que ces procédés devaient remplir. J'ai maintenant à parler de ceux auxquels j'ai cru devoir accorder mes préférences, mais auparavant, je dois dire quelques mots de l'installation générale du centre mécanothérapique.

Les modes que j'emploie comportent, quand le nombre de blessé à déraidir est important, l'utilisation de grands espaces couverts ou découverts, de vastes salles, de grands corridors, de préaux, de hangars, de cours. Les couvents, les écoles, les collèges, autrement dit les grands établissements dans lesquels on a communément installé des centres mécanothérapiques, les présentent.

Je fais ranger les blessés d'une même catégorie, autant que possible, dans les mêmes chambres. Il est facile ainsi d'éviter, au moment de la réunion des hommes pour les exercices, des oublis parfois très prolongés que certains ne demanderaient qu'à voir se continuer.

Le matériel est d'ordinaire trouvé sur place, ce sont les chaises de la formation, les seaux réservés pour les cas d'incendie, des sacs de sable confectionnés en quelques heures de 1, de 2, de 5 kilos, quelques poulies de réflexion et des cordes.

Les procédés diffèrent suivant qu'il s'agit du membre inférieur ou du membre supérieur.

Membre inférieur. — Au membre inférieur, l'articulation supérieure, la hanche préoccupe peu. Les blessés qui présentent des traumatismes de cette jointure sont rarement atteints de lésions sévères. Ces dernières, très exceptionnelles, se sont ordinairement terminées par une ankylose irrémédiable. Le *genou* en *extension*, le *pied* surtout, en *extension légère* ou en *demi-flexion*, sont presque les seules articulations du membre inférieur à déraidir. Le même procédé de gymnastique assurant la mobilisation de la première comme de la seconde articulation, les deux groupes de blessés enraidis sont réunis.

Parallèlement aux murs d'une grande salle, d'un corridor, d'un préau, je fais disposer des chaises par couples. Leurs dossiers sont écartés de 60 à 70 centimètres pour que chaque blessé puisse s'interposer entre eux, les devants sont au contraire accolés (fig. 295).

En tête de chaque groupe de 12 à 15 hommes se placent les médecins. Pour les premières séances, chacun d'eux dispose de deux chaises pour la démonstration.

Appuyant solidement leurs mains sur les dossiers de chaque groupe de deux chaises, le corps droit, les pieds très légèrement écartés l'un de l'autre, à un commandement net (*un*), les blessés s'abaissent dans la verticale, s'accroupissent, fléchissant les genoux et les cou-de-pieds ; à un deuxième commandement (*deux*), ils se relèvent brusquement.

Ces mouvements, rythmés à la seconde, répétés une douzaine de fois, sont suivis d'un court temps de repos, pendant lequel se prépare la deuxième partie de la manœuvre.

Quand le blessé, en s'accroupissant, relève le talon, ce qui s'oppose à la flexion régulière du genou et du pied, un infirmier agenouillé devant lui appuie fortement le plat de sa main droite sur le dos du pied pendant que, de sa gauche, il fixe le talon.

Ce premier temps de manœuvre n'est qu'un temps *préparatoire*, d'essai d'assouplissement. Il est fort utile. Il permet de reconnaître l'amplitude des mouvements conservés, l'étendue des arcs excursifs à gagner ; les blessés indolents ou de mauvais vouloir y accusent déjà leurs défauts. C'est dans le second temps de la manœuvre qu'on va chercher à obtenir un résultat marqué dans la flexion du genou et du cou-de-pied. Ce second temps relève de la mécanothérapie *passive*.

Entourant le haut de la jambe du blessé du plein d'une bande solide dont il tient les deux chefs, le médecin assis sur une chaise, face à son blessé, en commençant par le premier de la série, répète les mêmes commandements de *un* pour s'abaisser, de *deux* pour se relever. Pendant que le genou se fléchit, il exerce des tractions *progressives* sur la bande qui, en mobilisant le genou, assure la flexion du pied.

Les premières tractions doivent être légères pour ne pas

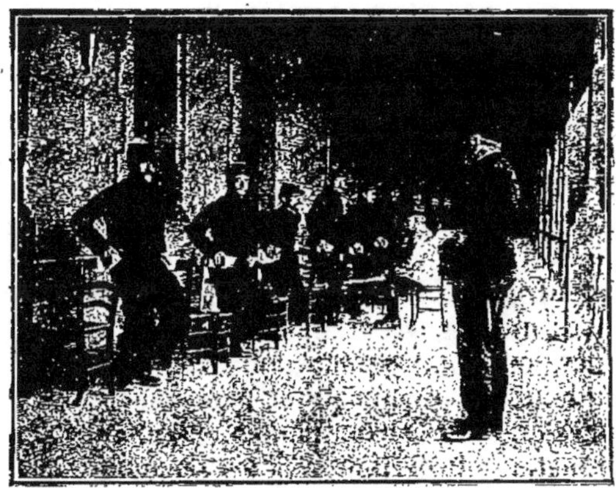

Fig. 205.

Déraidissement par la gymnastique mécanothérapique active et passive des genoux et cou-de-pied. Les trois premiers blessés exécutent le premier temps de la manœuvre, le mouvement *actif*, le quatrième de la série commence sous la traction de bandes le deuxième temps, le mouvement *passif*. (Centre de Brives.)

solliciter des contractions de défense ; c'est à la quatrième ou à la cinquième qu'il commence à exercer des tractions plus fortes, mais toujours continues et bien régulières. S'il doit chercher à obtenir un gain à la suite de chaque séance, il ne doit pas aller d'emblée jusqu'au déraidissement total. D'une façon générale, on a tendance à marcher trop vite. Ce qu'on ne gagne pas le premier jour, on l'acquerra les jours suivants.

Pendant qu'on déraidit ainsi le premier blessé passivement, le groupe, voire les groupes, aux mêmes commandements, ont continué à s'accroupir et à se relever.

Après 12 à 15 tractions exercées sur le même blessé, on

passe à un autre ; le temps pris pour placer la bande sert de repos.

Cette *première* manœuvre de déraidissement *passif* terminée, je fais procéder à une marche ordinaire, à la file indienne (fig. 295) pendant le temps que durera, pour les blessés-repris un à un la *deuxième* manœuvre de déraidissement passif, laquelle consiste, pour chaque homme, en une *course soutenue*.

J'ai l'habitude de dire qu'un blessé *qui marche mal*, parce que ses articulations sont enraidies, *doit courir*. Rien ne vaut la course pour assurer surtout le déraidissement d'un cou-de-pied ; mais par course, j'entends celle que le blessé effectue étant bien soutenu sous chaque aisselle par la main d'un infirmier ou d'un homme vigoureux qui, progressivement, l'entraîne.

La propulsion du corps en avant, pendant la course, ne saurait s'effectuer sans une flexion du cou-de-pied et plus la propulsion est grande, c'est-à-dire plus la course est active, plus la flexion augmente. Au début, le blessé résiste, son corps reste droit, il s'étudie, il exagère la contraction de défense de ses muscles. A ce moment, c'est-à-dire pendant les dix premiers mètres, les aides doivent aller au pas ; ils prennent ensuite un pas gymnastique peu rapide pour arriver vite au pas accéléré sur le commandement du médecin lorsque celui-ci constate que le blessé « s'abandonne ».

Plus le blessé résiste volontairement ou involontairement, plus il faut user du pas gymnastique peu rapide, mais aussi plus il faut persister dans la course pour le vaincre. Or, si le pas était trop rapide, le patient serait vite anhélant ; on serait obligé d'interrompre l'exercice et le résultat serait compromis.

Comme la fatigue atteint plus vite les aides que le blessé lui-même, je constitue plusieurs équipes de deux hommes qui, à tour de rôle, sans perdre un instant, remplacent leurs premiers camarades pour des exercices successifs.

Ces exercices de *course soutenue* sont effectués dans des couloirs ou des préaux larges. Des cours bien sablées fournissent aussi des bonnes pistes non glissantes. Les uns et les autres doivent avoir de 40 à 50 mètres de longueur. Un ou deux parcours, aller et retour, avec la même équipe, suffisent en général ; parfois je fais franchir au blessé la même distance jusqu'à quatre à cinq fois en le faisant entraîner par des équipes différentes, en cas de mauvais vouloir ou de contractures.

Le même exercice est parfait pour redonner sa souplesse et sa direction à une marche à rythme défectueux, à pas inégaux, à une marche exécutée par un pied porté en abduction, ce qui est fréquemment observé à la suite des raideurs tibio-tarsiennes.

Pendant que ces exercices de course à l'entraînement sont imposés à un blessé, ceux de la même série continuent à marcher autour du préau, avant comme après y avoir pris part (fig. 295). Quand le dernier homme a couru, l'exercice est terminé pour la séance. La séance du matin est reprise l'après-midi.

Je n'ai pas dédaigné de commander et de surveiller ces exercices pendant quatre à cinq jours de suite dans le même centre pour les y imposer par la vue des résultats excellents acquis. J'ai toujours été très largement récompensé de ma peine ; je ne saurais donc trop les recommander.

Tandis que les deux articulations du membre inférieur s'assouplissent vite par des procédés très simples, celles du membre supérieur dont les mouvements sont plus complexes, imposent des procédés plus diversifiés et réclament du personnel médical plus de temps et de soins. C'est ainsi que dans certains centres de mécanothérapie, j'ai du désigner un médecin pour assurer à lui seul, le déraidissement des mains, alors que dans les mêmes centres, un autre suffisait pour obtenir celui des articulations des membres inférieurs.

MEMBRE SUPÉRIEUR. — *Déraidissement mécanique des doigts*. — Fort multipliés ont été les appareils destinés à assurer le déraidissement mécanique des doigts, isolément ou en masse. La plupart sont très ingénieux, soit que saisissant les doigts, dans une sorte d'étau, ils les forcent à se plier angulairement, soit que s'inspirant du mécanisme du trottoir roulant, ils les forcent à se fléchir autour d'une sorte de rouleau. Ces procédés m'ont toujours paru inférieurs au mode de mobilisation manuel qui, saisissant chaque segment digital, lui imprime des mouvements progressivement plus étendus de flexion et d'extension.

Poignet. — Pour le *poignet*, les mouvements de flexion et d'extension sont obtenus aisément d'une façon *passive* et sans qu'on risque de dépasser la juste mesure, en utilisant le procédé que je décrirai plus loin quand je parlerai de l'orthopédie du poignet.

Coude. — Pour le *coude*, presque constamment enraidi à

angle droit ou aigu, je reste attaché à un mode qui consiste à obtenir son extension par un poids lourd constant ou croissant, agissant sur la main. Ce poids lourd, c'est de l'eau ou plutôt du sable renfermé dans un seau (fig. 296).

Les seaux de la formation, seaux réunis en prévision d'incendie, des seaux ayant renfermé des denrées alimentaires et qu'on trouve partout, me servent dans ce but. Le sable est renfermé dans des sacs préparés en grand nombre et pesant 5,2 kilogrammes et surtout 1 kilogramme.

Les blessés à déraidir étant rangés dans un corridor, un

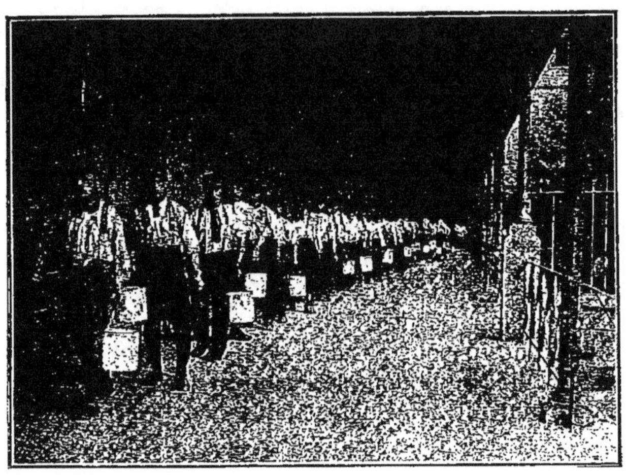

Fig. 296.

Déraidissement mécanothérapique passif du coude.
Exercices collectifs du *seau*. (Centre de Brives.)

préau, ou une très grande salle, à distance les uns des autres d'un mètre environ, portent, bien écarté du tronc, un seau dans lequel on place d'abord un sac de 2 kilogrammes. Ils font le tour de la salle au pas ordinaire. Au bout de cinq à six minutes, à mesure qu'ils passent devant l'infirmier chargé d'en assurer la distribution, est ajouté — sans secousses, parce que ces secousses éveilleraient une contraction de défense — un sac de 1 kilogramme. Après une marche de dix minutes, le médecin mécanothérapeute, sans arrêter notablement chacun des blessés, assure par des pressions manuelles sur l'avant-bras, le coude étant soutenu en arrière, un déraidissement que la lassitude des muscles facilite. Au bout de quelques instants, les blessés ont un court repos pendant lequel, par des frictions sur leur avant-bras et leur bras, ils font disparaître les sensations d'engourdissement, de gêne, de fatigue qu'ils éprouvent.

L'exercice reprend ensuite pour se terminer au bout d'une dizaine de minutes. Dans l'après-midi, il est renouvelé.

A mesure qu'on avance, au bout de quelques jours, le poids *tracteur* peut être porté à 4, 5, 6 kilogrammes, mais l'exercice reste identique.

Au bout de quelques séances, le résultat est acquis, en voie d'être acquis ou nul. Dans les derniers cas, les blessés sont alors confiés au chirurgien orthopédiste.

Je préfère le procédé que je viens de décrire à celui qui consisterait à demander à la traction opérée par des poids suspendus à l'extrémité de cordes, l'extension passive du coude, parce qu'il s'accorde mieux avec le principe de la thérapie gymnastique collective ; mais je reconnais que ce dernier, également simple, peut être utile.

Mobiliser un coude, non plus fléchi, mais étendu par un procédé de mécanothérapie collective est plus difficile que de le mobiliser quand il est fléchi, aussi dans ces cas, je préfère avoir recours au déraidissement orthopédique. Le maintien du résultat s'obtient ensuite par une manœuvre manuelle journalière ou répétée deux fois par jour.

Epaule. — Je recherche la mobilité mécanothérapique passive de l'épaule par la traction de poids croissants, suspendus à l'extrémité de cordes roulant sur des poulies. Ce système peut être installé partout sans frais. Sur une frise qui sera fixée à un mur, sont cloués, à 60 centimètres de distance, des groupes de deux taquets entre lesquels se mobilisera une roue métallique, dans le gorgeret de laquelle glissera une corde. A la corde sera suspendu un poids. Dans le trou central de la roue entre une pointe de charpentier, que deux pointes en U arrêtent sur chaque taquet. C'est là le mode d'installation qui m'a paru le plus simple.

Chaque centre mécanothérapique a une dizaine d'appareils. Un poids lourd (sacs de sable de 3, 4, 5 kilogrammes), est fixé à l'extrémité de chaque corde, munie, près de l'autre extrémité, de plusieurs poignées distantes. Le poids étant maintenu relevé par un aide qui tire sur la poignée, celle-ci est alors confiée au blessé à déraidir. En tendant à s'abaisser, et par le fait, à relever la poignée, le poids *entraîne* la main et par elle, le bras.

Si le blessé est placé de *flanc*, la traction du poids relève l'épaule et rétablit le mouvement *d'abduction* (fig. 297) ; s'il regarde l'appareil de *face*, c'est le mouvement *d'élévation en avant* qui est obtenu ; s'il *tourne le dos* à l'appareil, c'est le mouvement de propulsion en arrière qui est acquis.

Le jeu de chaque appareil doit être surveillé par un aide, et parce qu'il y a lieu d'augmenter le nombre des poids et parce qu'il faut arrêter la manœuvre à des moments qui ne peuvent être fixés à l'avance et qui changent avec chaque blessé.

Dans ces manœuvres, comme dans les autres d'ailleurs,

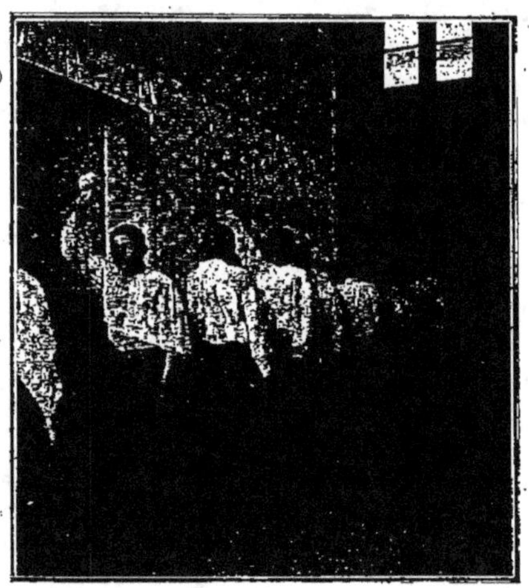

Fig. 297.

Déraidissement mécanothérapique *passif* de l'épaule, mouvement d'abduction. (Centre mécanothérapique de Brives.)

il faut procéder d'une façon progressive et se garder autant de la précipitation que d'une lenteur regrettable. En général, au bout de quelques séances, on est fixé sur ce qu'on peut obtenir. Les blessés chez lesquels le résultat immédiat a été médiocre ou a subi un temps d'arrêt, doivent être dirigés sur le service orthothérapique chirurgical.

De la chirurgie orthopédique, ses indications, ses pratiques. — La chirurgie orthopédique et, dans l'espèce, le déraidissement chirurgical des articulations n'ont pas l'extension qu'ils devraient avoir dans nos formations sanitaires. Faut-il en chercher la raison dans le fait que dans la pratique cou-

rante, le traitement consécutif des fractures est trop abandonné au blessé ou au mécanothérapeute ou encore dans une
appréciation exagérée de ses inconvénients ? Qu'importe.
Les avantages sont là trop précieux, tant au point de vue de
la rapidité des résultats obtenus, de l'extension des applications, des rendements dans des cas que la mobilisation
mécanothérapique est incapable de transformer pour qu'on
ne soit pas incité à lui faire reprendre la place qu'il n'aurait
jamais dû perdre, au moins pour les blessures de guerre,
et à faire revenir sur un ostracisme non justifié et trop ré-
pandu.

*A mon sens, et pendant la durée d'une guerre épuisante
pour les-effectifs, le traitement des ankyloses doit être surtout d'*ORDRE CHIRURGICAL. Les dangers de l'anesthésie dans
les cas d'ankyloses ont été fort exagérés, si j'en juge par
mon expérience personnelle qui porte sur plusieurs centaines
de cas graves ; d'un autre côté, cette anesthésie n'est pas
toujours nécessaire. La crainte que pourrait avoir le médecin
d'imprimer à un blessé des douleurs qui pourraient nuire,
dans la pensée de celui-ci et dans celle de son entourage, à
sa réputation, doit céder devant l'idée d'obligations morales
envers l'Etat et le blessé lui-même. Quant aux conséquences
réactionnelles du traumatisme articulaire, critique plus sé-
rieuse, en apparence, on peut les prévenir aisément en suivant la pratique que j'emploie depuis bientôt trente ans et
dont je vais parler.

Lorsqu'on rompt une ankylose fibreuse ou ostéo-fibreuse,
on détermine une réaction articulaire qui, si l'article est
abandonné à lui-même, se traduit par de la douleur et un
épanchement séreux, une hydarthrose ou une hémohydar-
throse. Or, on connaît la lenteur de la guérison de ces hydar-
throses ou de ces hémohydarthroses et leurs conséquences
possibles, les nouvelles raideurs, les atrophies. On a guéri
un mal, on en a provoqué un autre. Mais cette hydarthrose,
on peut non seulement la guérir vite; mais la prévenir, et
la prévenir même d'autant plus aisément que l'articulation
est la plus ample de toutes (genou) grâce à la *compression
localisée forcée* à l'aide de l'ouate.

Lorsque, *immédiatement* après avoir déraidi une ankylose, on exerce sur l'article cette compression en suivant
exactement les règles que j'ai posées pour son application
et qu'on donne au traitement consécutif toute l'attention
qu'il réclame, je puis affirmer que l'hydarthrose n'est pas à
redouter.

Il m'est arrivé souvent d'avoir à déployer une grande force pour mobiliser des genoux ankylosés depuis 8, 10, 12, 14 mois ; l'intensité des craquements perçus révélait l'étendue et l'organisation des adhérences ; l'arthrite consécutive était là à prévoir et à redouter. Grâce à la compression, l'article est resté sec, non douloureux, sans réaction apparente et souple. Le pansement compressif avait été là efficacement préventif. Inversement, j'ai déraidi quelquefois des genoux avec tant de facilités que j'avais cru pouvoir négliger de prendre les mêmes soins ; j'ai constaté l'apparition d'une hydarthrose, que je fis d'ailleurs disparaître par le même procédé.

Je reconnais que cette compression, pour être efficace et bien tolérée, doit être faite avec beaucoup de soins, mais le résultat vaut bien la peine qu'il donne.

Voici comment je procède pour le genou qui réclame le pansement le plus compliqué. Après avoir placé le membre en extension et entouré le pied, la jambe, le genou, les deux tiers inférieurs de la cuisse, d'une couche de coton cardé, pur de tout déchet, épaisse, très régulière, sans plis, je fixe l'ouate sur le pied par un bandage de Baudens, je la serre sur la jambe par des renversés très réguliers ou mieux par des croisés en huit de chiffre. Puis, sur les parties latérales du genou, et au-dessus de la rotule je dispose un tampon d'ouate épais comme le poing, long de 30 centimètres environ que je serre par des tours de bande de toile d'abord circulaires puis obliques, enfin par des tours demi-circulaires en arc qui, prenant un appui bas sur le genou, ramènent fortement contre la rotule le milieu de l'étrier ouaté. Les culs-de-sac latéraux et le cul-de-sac synovial sous-tricipital, grâce à cette compression étroite, sont effacés et ne peuvent se laisser développer par la sécrétion synoviale, alors que l'extension forcée de la jambe sur la cuisse obstrue les culs-de-sac postérieurs (1).

Ce pansement est laissé en place 5 à 6 jours. Lorsque, au bout de ce temps, on lève l'étrier ouaté et qu'on effiloche la

____

(1) Pour éviter que les bandes du pansement compressif ne se desserrent, ce qui amènerait des compressions irrégulières, j'ai pris l'habitude de recouvrir mon pansement d'un fanon ou d'une serviette bien appliquée ; je donne en trois fois par jour, pendant les trois premiers jours, une potion morphinée (2 centigrammes de morphine avec 4 grammes de bromure de potassium) et je soulève la partie inférieure de la jambe par un traversin dur et épais pour faciliter la circulation en retour du membre comprimé.

couche d'ouate qui recouvre la face antérieure de la jointure, on est frappé de la sécheresse de celle-ci. Par une flexion légère, on mobilise l'article et, sans perdre de temps, on réapplique la couche d'ouate et l'étrier. Trois ou quatre jours après, on renouvelle la mobilisation et, au bout du même temps, on redonne au mouvement de flexion l'arc excursif qu'on lui avait fait atteindre lors de la séance de déraidissement.

A partir de ce moment, l'articulation est mobilisée tous les deux jours par les exercices de gymnastique d'assouplissement que j'ai décrits, et pendant un certain temps, jusqu'à ce que le triceps atrophié ait repris une valeur suffisante, je maintiens, dans l'intervalle de ces exercices, une certaine compression sur l'article avec une bande de flanelle.

Pour le poignet, le cou-de-pied, le coude, la compression ouatée s'exerce surtout sur les points où la synoviale tend tout particulièrement à se développer, c'est-à-dire, pour le poignet, sur la face dorsale, pour le cou-de-pied, sur la face antérieure, pour le coude en arrière. Pour l'épaule, la compression s'exerce sur le moignon grâce à une couche épaisse d'ouate maintenue par un spica.

J'ai dit incidemment que les anesthésiques n'étaient pas toujours nécessaires. Bien des blessés les redoutent, les refusent et préfèrent être déraidis sans anesthésiques ; ils supportent la souffrance vive mais passagère qui leur est imposée. Certains moins courageux, moins résistants, ou intéressés à voir les choses persister en l'état, seraient tentés de profiter de la proposition préalable qui leur serait faite de les soumettre à l'action d'anesthésiques pour refuser toute intervention. C'est pour éviter cet écueil que je commence le plus souvent mes déraidissements sans anesthésie, mais je les conduis alors très lentement et *à la première douleur* je propose alors l'anesthésique qui est accepté sans résistance.

Les craintes que le mot chloroforme inspire à bien des blessés, les mauvais souvenirs qu'il rappelle à beaucoup d'entre eux, la rapidité avec laquelle le déraidissement s'opère le plus souvent, me font préférer le kelène ou le somnoforme au chloroforme et pour inspirer confiance au blessé, je n'oublie pas alors de lui dire que l'anesthésique employé est celui que les dentistes utilisent pour l'avulsion des dents.

Le pansement compressif du genou est assez épais et résistant pour dispenser de maintenir l'extension avec des attelles, mais quand le genou à déraidir était en flexion, quand j'ai pratiqué le déraidissement d'un coude fléchi, je juge nécessaire de maintenir l'extension de la jointure pendant un certain temps avec une attelle large bien matelassée d'ouate à ses extrémités. On pourrait aussi employer un bandage plâtré.

Est-il besoin de rappeler que le déraidissement n'est pas tout et qu'on s'exposerait infailliblement à une récidive si, lorsque des muscles sont très atrophiés et incapables de s'opposer à l'action d'antagonistes (triceps crural), ils n'étaient pas soumis rapidement à l'électrisation.

Après ces développements, longs sans doute, mais utiles, j'arrive à la description des procédés de *mobilisation chirurgicale* auxquels je me suis arrêté pour chaque articulation.

Procédés de mobilisation chirurgicale. — *Mobilisation chirurgicale du poignet.* — Pour le poignet, je n'ai pas, sur plus de 100 articulations déraidies, depuis le début de cette guerre, senti la nécessité de modifier le procédé que j'avais préconisé à la Société de Chirurgie (1), le 21 mars 1900. Deux fois seulement j'ai dû recourir à une autre pratique. Tous ceux qui m'ont vu employer le premier mode ou l'ont employé eux-mêmes, ont été littéralement frappés de l'excellence du résultat obtenu et de la rapidité avec laquelle on l'acquiert. Je ne saurais donc trop le recommander (fig. 298).

Le blessé étant assis sur une chaise que son coude déborde, le chirurgien se place derrière lui, fléchit son avant-bras et appuie le coude contre son ventre. C'est autour de ce coude fléchi et appuyé que le poignet et la main du blessé vont exécuter leurs mouvements de flexion et d'extension.

Saisissant l'avant-bras avec les quatre derniers doigts de chaque main appliquée sur sa face antérieure, vers son tiers inférieur, les pouces répondant à la face dorsale, à peu de distance du poignet, le chirurgien imprime *à la main* des mouvements d'oscillation. A ces mouvements, d'abord légers, le blessé oppose la contraction fixatrice de ses muscles, mais ceux-ci sont lassés au bout de quelques instants. Le mouvement d'oscillation est accusé alors et devient plus rapide et même fort rapide.

Quand le chirurgien est fatigué — et sa fatigue survient vite — il confie, *sans arrêt*, la manœuvre à un aide. Si l'articulation n'a pas, avec celui-ci, repris l'amplitude de ses mou-

---

(1) *Bulletins et Mémoires de la Société de Chirurgie*, 1900, p. 326.

vements, le chirurgien ou un nouvel aide la recherche, sans arrêt, par des mouvements plus rapides encore.

Le déraidissement complet est acquis d'ordinaire en une séance. Quand la mobilisation a été facile et rapide, on se contente d'enrouler une bande autour du poignet et, au bout de deux à trois jours, on renouvelle la mobilisation qui, après, est maintenue par des exercices d'assouplissement banal. Quand, au contraire, elle a été plus difficile ou que la nature du traumatisme peut faire craindre quelque réaction consécutive, on recouvre le poignet d'un bandage

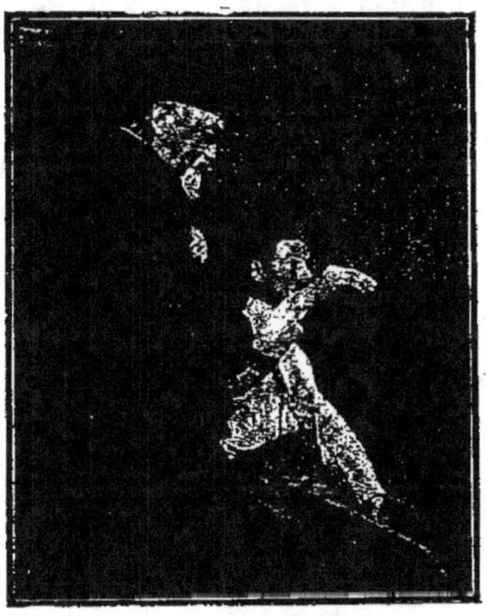

Fig. 298.

Déraidissement orthopédique du poignet.
(Procédé du balancement de l'auteur.)

ouaté épais, compressif, qu'on laisse en place de trois à quatre jours. Au bout de ce temps, on renouvelle la mobilisation, après quoi, on comprime à nouveau et après une immobilisation de trois à quatre jours, le poignet est soumis à un exercice banal.

Je n'ai pas eu, dans la grande majorité des cas, à recourir aux anesthésiques.

En cas d'insuffisance de ce procédé si simple et si efficace, on s'adresserait au mode d'assouplissement habituel, qui consiste à saisir à pleines mains la main du blessé et à lui imprimer des mouvements progressivement plus étendus de flexion et d'extension en une seule ou en plusieurs séances.

L'ankylose du poignet est fort gênante. On sait que dans

les fractures de l'avant-bras de la chirurgie journalière, on a modifié depuis longtemps la pratique habituelle de la contention pour en prévenir les très fâcheux effets. On estime que cette ankylose en extension ou dans la rectitude, ouvre au blessé des droits à une indemnité de 20 p. 100 ; dans la position défavorable de flexion à 40 p. 100 et même à 50 p. 100, si le poignet est en supination.

La raideur du poignet s'accompagne souvent de la gêne ou de perte des mouvements de pronation et de supination.

Le meilleur procédé, à mon sens, pour obtenir le rétablissement des mouvements de pronation et de supination consiste à saisir à pleine main et haut la main du blessé et à lui imprimer des mouvements de rotation.

Mobilisation chirurgicale du coude. — Le ginglyme du coude est, sans doute, des plus sujets aux raideurs et aux ankyloses, mais, d'une façon générale, en y mettant la persistance voulue et en employant de bonnes méthodes, on peut les faire disparaître plus souvent et plus complètement qu'on ne l'attendrait à en croire les données classiques. Dans une seule séance, j'en ai réduit une série continue de quatorze, à l'Hospice mixte de Vannes et aucune n'a résisté à mes tentatives, alors que plusieurs dataient de cinq mois, qu'elles étaient consécutives à des perforations de l'article sans grands fracas ou à des fractures juxta-épiphysaires.

La demi-flexion étant la position dans laquelle on maintient habituellement le coude lorsqu'il est blessé, les raideurs et ankyloses en demi-flexion sont les plus fréquentes. Dans les raideurs, la flexion complète ou presque complète est souvent possible, alors que l'extension s'arrête à angle droit.

Voici le procédé auquel je me suis arrêté pour les coudes en demi-flexion : le blessé étant couché sur le dos, le membre blessé débordant fortement la table, je place en regard de l'axe du membre une chaise solide dont le dos est tourné en dehors. Son siège correspond au coude.

Me plaçant en dehors du membre qu'un aide fixe solidement par une main appliquée sur l'épaule, j'appuie mon pied gauche sur la chaise. Mon genou étant fléchi (c'est le genou gauche, s'il s'agit du coude droit et *vice versa*), j'applique le coude du blessé sur mon genou et l'assujettis par ma main gauche entourant son bras. De la main droite étalée sur la face antérieure de l'avant-bras, vers son tiers inférieur, j'exerce une pression d'abord très lente et légère mais continue pendant que je cherche à détourner l'attention du blessé s'il n'est pas anesthésié. Quand au bout de quelques instants, sa contraction de défense cesse, j'augmente mes pressions antibrachiales, rapidement mais sans secousses pendant que, *relevant mon genou*, j'appuie fortement sur son olécrane et que je propulse celui-ci en haut. C'est le moment décisif. En quelques secondes, le coude se porte en extension pendant que les parties molles antérieures se tendent.

Il faut se garder d'exagérer cette tension, de rendre excessif le mouvement d'extension de l'article, et cela pour éviter toute lésion de l'apophyse coronoïde. C'est sans doute parce que j'ai toujours pris cette précaution que, jusqu'ici, je n'ai jamais vu se produire cet incident. Ses conséquences, d'ailleurs, ne sauraient être opposées à celles de l'ankylose.

Dans les raideurs et ankyloses en flexion, il est fréquent de voir le tendon du biceps faire une saillie prononcée qui s'accuse encore à mesure qu'on pratique l'extension. On serait tenté de sectionner ce tendon au préalable. Les très nombreuses réductions que j'ai pratiquées m'ont montré qu'il n'était pas un obstacle réel au déraidissement, alors même que sa saillie était prononcée.

La réduction opérée, j'entoure l'articulation d'une couche d'ouate, et j'assure sur elle une compression moyenne si cette réduction a été facile. Lorsque les adhérences ont été plus difficiles à rompre, j'entoure la main, l'avant-bras, le coude et le bras d'un bandage ouaté compressif. Dans les deux cas, je maintiens le membre en extension, en appliquant à sa face antérieure une large attelle à extrémités rembourrées d'un épais et régulier coussinet de ouate. Ses extrémités correspondent, l'une au tiers supérieur du bras, l'autre au tiers inférieur de l'avant-bras. L'attelle est bien assujettie contre le membre blessé et sa fixation est rendue plus étroite au niveau du coude qu'aux extrémités.

Au bout de trois à cinq jours, le pansement *surveillé* est levé, le coude légèrement mobilisé, puis le pansement et l'attelle sont réappliqués. Au bout du même temps, je procède à une mobilisation plus complète. Nouvelle immobilisation pendant quelques jours, après quoi le blessé est laissé aux soins du mécanothérapeute.

Quand le coude est en extension, le déraidissement s'opère en ramenant progressivement l'avant-bras en flexion chirurgicale.

L'atrophie du triceps si fréquente dans ces cas d'ankylose est une menace de récidive, ce muscle ne s'opposant plus suffisamment aux deux fléchisseurs (biceps et brachial antérieur). Il est donc urgent de combattre, au plus tôt, cette atrophie par l'électrisation et, en attendant ses résultats, il est prudent de maintenir le coude en extension, par un bandage ou une demi-gouttière de carton, dans l'intervalle des exercices. J'attribue à l'oubli de ces précautions fondamentales les insuccès que certains ont signalés à la suite du déraidissement du coude. Pour être l'acte le plus important du traitement, ce déraidissement n'est donc pas le seul à accomplir.

Mobilisation de l'épaule. — J'ai peu de chose à dire de la mobilisation de l'épaule.

Le blessé étant couché sur la table d'opération, le bras dépassant complètement son bord, l'épaule est fixée par un aide. Le chirurgien commence à rétablir le mouvement d'abduction le plus compromis d'ordinaire en écartant progressivement et lentement le bras du tronc, puis ramenant le bras contre le tronc, il le porte progressivement en avant en s'évertuant à gagner toute l'amplitude de ce mouvement. Cela fait, il le reporte en arrière.

Je suis très ménager des mouvements de rotation sachant avec quelle facilité une fracture spiroïde se reproduit sous leur influence.

Mobilisation chirurgicale du pied. — Le cou-de-pied fortement et depuis longtemps enraidi ou ankylosé, offre au déraidissement des résistances parfois considérables et telles qu'aucune autre articulation n'en présente de semblables. Il faut s'évertuer à les dominer, car — et la chose surprend tous ceux qui en sont témoins — les grandes difficultés éprouvées lors des premières manœuvres ne sont pas suivies de réactions notables et ne doivent pas inspirer de doutes sur la valeur du résultat définitif qu'on obtiendra. Sur ce point, je parle d'expérience. D'un autre côté, un cou-de-pied enraidi apporte au fonctionnement régulier du membre inférieur les plus grands obstacles. Si le pied est en équinisme plus ou moins marqué, autrement dit si le cou-de-pied est à angle obtus, la marche ne peut s'effectuer que grâce à la flexion du genou ; le blessé est un *boiteux :* si le cou-de-pied est enraidi à angle droit, la marche ne peut se faire qu'à petits pas ou avec le pied porté en équerre ; le blessé est un *claudicant, il traîne la jambe.* Pour qu'un blessé puisse faire de grands pas et courir, — et c'est là le degré de validité que l'on doit rechercher chez le soldat — le cou-de-pied doit se fléchir à *angle aigu.* Voilà le but à atteindre.

Comme cet angle est variable suivant les sujets, je n'oublie pas de le rechercher sur le cou-de-pied opposé avant le déraidissement pour ne pas en dépasser la mesure. C'est là une précaution fort utile à prendre et je ne me contente pas de la notion qui porte à 78 degrés l'excursion normale de l'article tibio-tarsien.

Combien de médecins, au souvenir des difficultés qu'ils ont éprouvées à guérir leurs blessés, sont satisfaits de laisser des raideurs à angle droit et bien plus souvent à angle obtus, en équinisme ? Le médecin a guéri son blessé, mais il a laissé à la charge de l'Etat un *estropié* qui, toute sa vie, aura le droit de se plaindre de lui.

Un point bien digne de remarque est le degré de force, de pression qu'il est parfois nécessaire d'exercer sur les pieds depuis longtemps enraidis que je mobilise ou fais mobiliser devant moi. Si la pression d'un aide vigoureux représente 60 kilogrammes, comme il peut être nécessaire de demander l'assistance de trois ou quatre opérateurs ou aides, c'est donc une pression de 180 à 240 kilogrammes qui est exercée et si, à cette pression directe, on ajoute encore, comme dans certains cas, les efforts de traction que deux aides exercent sur une bande embrassant la plante, la force déployée dépassera 300 kilogrammes. Qu'importe, puisque c'est à la fois nécessaire et sans inconvénient. Mais quand on est, comme moi, arrivé *par étapes* à ce taux, on est convaincu que la mécanothérapie, avec ses moyens trop anodins, doit là céder le pas à l'acte chirurgical, à l'orthopédie.

Une question m'a souvent été posée : quelle est la date extrême à laquelle on est autorisé à tenter une réduction d'ankylose du cou-de-pied ? Il est impossible d'y répondre, car la durée de cette ankylose n'est qu'un élément des conditions qui facilitent ou empêchent le déraidissement. Jusqu'ici quand l'ankylose n'était pas osseuse, je ne me suis pas préoccupé de sa durée ; j'ai tenté la réduction et je dois avouer que, dans l'immense majorité des cas, à l'étonnement des assistants, je l'ai obtenue ou fait obtenir. C'est l'épreuve seule qui, là, doit régler la situation. Je puis rappeler, pour mémoire, que jusqu'ici j'ai souvent réduit des ankyloses du cou-de-pied, même consécutives à des traumatismes directs de cette jointure après huit, dix, quatorze mois.

La raideur ou l'ankylose du cou-de-pied se produit le plus souvent en extension, parce que l'extension est la position que le pied prend naturellement quand il est abandonné à lui-même et que le chirurgien lui conserve, lorsqu'il le panse ou l'immobilise dans un appareil.

La position extensive extrême, l'équinisme, incite naturellement un assez grand nombre de chirurgiens de carrière à recourir à la section du tendon d'Achille. J'ai vu des formations dans lesquelles cette opération, basse ou haute, était pratiquée systématiquement. On en a obtenu parfois des résultats avantageux, mais j'ai relevé, pour ma part, bien des insuffisances que le déraidissement, tel que je le pratique, a dû corriger. J'ai vu aussi des résultats immédiats ou consécutifs déplorables, alors même que le blessé avait été opéré et soigné par des chirurgiens autorisés. Or, comme jusqu'ici, sur plusieurs centaines d'ankylosés du cou-de-pied, comprenant des ankyloses en équinisme complet, je n'ai pas été dans l'obligation de recourir une seule fois à cette opération, je ne puis considérer ses indications que comme très exceptionnelles. La gymnastique ou la mécanothérapie suffisent pour faire disparaître les raideurs légères ; de la manœuvre chirurgicale relèvent les raideurs plus prononcées ou les ankyloses, et la résection orthopédique du cou-de-pied ne trouverait, pour moi, son indication toute exceptionnelle que dans les cas où l'orthopédie manuelle serait absolument inefficace. Encore faudrait-il que l'opérateur prenne l'obligation de conserver longtemps son blessé sous son étroite surveillance, car j'ai vu bien des résections de cou-de-pied qu'on pratique assez communément dans certaines régions, se terminer par une ankylose à angle droit ou à angle obtus.

Pour obtenir la réduction d'un cou-de-pied enraidi ou ankylosé, ayant résisté aux procédés mécaniques ou à la gymnastique, voici comment je procède :

Le blessé était placé sur une table à pieds solides, légèrement matelassée, d'élévation commune, mais reposant sur un sol non glissant, donnant par conséquent de la stabilité aux pieds des opérateurs, le pied à déraidir est presque en bordure de l'une des extrémités de la table ; il est soulevé au niveau du tendon d'Achille, par un drap non déplié qui empêche le talon de porter sur la table.

Le membre inférieur est en extension. Si le genou était en flexion, comme on l'a conseillé, les muscles gastro-cnémiens seraient sans doute relâchés et la manœuvre facilitée, mais cette position avantageuse, quand la raideur est récente et légère, rend impossibles les grandes pressions qu'on doit exercer dans les ankyloses anciennes. C'est donc sur le membre en extension qu'il faut exercer les pressions.

Après avoir pratiqué des mouvements de rotation, pour

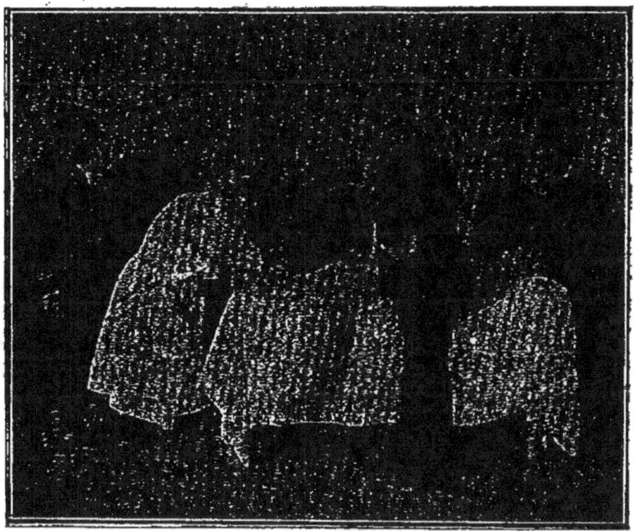

Fig. 299.

Déraidissement orthopédique d'un cou-de-pied (1 médecin)
(Centre de Brives.)

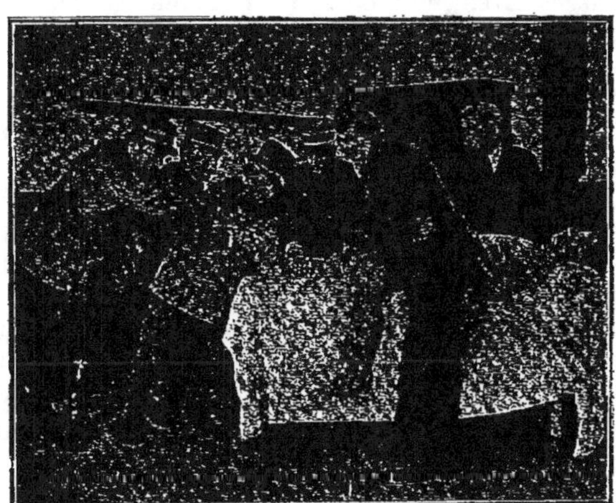

Fig. 300.

Déraidissement orthopédique d'un cou-de-pied, 3 médecins.
(Centre de Brives.)

rétablir le jeu de l'articulation astragalo-calcanéenne et, par

des mouvements de flexion et d'extension, celui des articulations des orteils, je fais maintenir solidement la jambe
et la cuisse sur le lit par un aide, puis fixant l'extrémité
inférieure de la jambe un peu au-dessus du cou-de-pied avec
la main gauche, j'applique la paume de la main droite *exactement sous la saillie sous-métatarsienne de la plante* et son
pouce sur la face dorsale (fig. 299).

Le blessé résiste ; je lasse la résistance de ses muscles,
en appuyant sur la plante d'une façon *continue*, sans jamais
exercer de violence.

Si, au bout de quelques secondes, par une pression progressive, je n'ai pas obtenu le résultat cherché, je fais appliquer successivement sur le dos de la main qui pousse la
saillie sous-métatarsienne, une deuxième, puis une troisième
main d'aides vigoureux, parfois une quatrième, et, sans secousse comme sans violence, mais aussi sans arrêt, *en exerçant bien la pression dans l'axe de la jambe*, j'obtiens la
flexion totale à angle aigu (fig. 300). Celle-ci est acquise en
une fois ou après une ou deux reprises, de très courts arrêts
et cela pour laisser le blessé et les mains du chirurgien et
celles de ses aides se reposer.

Rarement deux séances, espacées de quelques jours, ont
été nécessaires pour obtenir le résultat. Dans certains cas,
aux pressions exercées sur la plante par trois ou quatre
aides, il m'a fallu joindre une traction régulièrement énergique opérée par deux aides sur les deux chefs d'une large
et forte bande dont le plein correspond à la saillie sous-métatarsienne.

Si le déraidissement a été facile, je me contente d'entourer
le pied d'une couche d'ouate et d'exercer une compression
modérée sur le cou-de-pied et, au bout de quelques jours, le
blessé est envoyé à la mécanothérapie.

Quand, au contraire, le déraidissement a été difficile,
j'exerce sur le pied et surtout sur le cou-de-pied, une compression plus énergique, toujours des plus élastiques et des
plus régulières, pendant trois ou quatre jours. Au bout de
ce temps, je lève le pansement et mobilise seul le pied, puis
j'exerce une nouvelle compression, pendant deux jours,
après quoi, s'il n'y a aucune réaction et c'est la règle,
le blessé est confié au mécanothérapeute qui consolide et
complète le traitement par des exercices d'assouplissement
et surtout par l'entraînement de la *course passive* provoquée
par deux aides.

Tel est le procédé qui, jusqu'ici, m'a donné des résultats satisfaisants, souvent inespérés.

Je l'ai souvent employé sans recourir préalablement à l'anesthésie. Dès que je constate que la douleur éprouvée est vive, j'ai recours à l'anesthésie par le chlorure d'éthyle.

Il est inutile d'employer l'anesthésie lorsque la raideur s'observe sur un blessé dont le sciatique a été sectionné.

Mobilisation chirurgicale du genou. — Le genou est généralement enraidi dans l'extension, plus rarement en flexion.

Comme pour les autres articulations, les lésions directes de l'article, surtout les lésions osseuses sont suivies de raideurs et d'ankyloses plus difficiles à réduire que les blessures périphériques ou à distance. Quand les premières sont guéries, la fracture bien consolidée et les réactions bien éteintes, sans perdre un temps précieux, je procède au déraidissement, mais, avant de le rechercher : 1° je m'assure, par la radiographie que les os ne sont pas unis par une soudure osseuse (1) ; 2° que les muscles extenseurs, le triceps, le plus souvent très atrophié, n'a pas perdu tout pouvoir contractile et qu'il est susceptible de s'opposer efficacement à l'action antagoniste des fléchisseurs. S'il est considérablement réduit de volume, considérablement atrophié, peu contractile, je m'abstiens, en général, de déraidir, car la mobilisation de l'article risquerait d'être suivie d'une déviation en flexion, plus préjudiciable au blessé que l'extension.

J'ai mobilisé de nombreux genoux qui avaient subi des arthrotomies larges, terminées par des cicatrices adhérentes, vestiges de longues suppurations ; j'ai mobilisé des genoux dont les condyles avaient été traversés, fracturés par des balles ; des genoux ankylosés à la suite de grosses fractures sus-condyliennes ayant laissé des cals volumineux, tout cela après 4, 6, 8, 10 et même 14 mois. J'ai aussi pratiqué maintes mobilisations, lorsque des fragments de projectile séjournaient encore dans l'article, à condition que la radiographie ait montré qu'ils n'étaient pas coincés entre les surfaces articulaires.

Les procédés que j'emploie diffèrent suivant que l'article est étendu ou fléchi.

Dans le premier cas, je fais élever la cuisse à angle droit sur le bassin et par deux mains de deux aides vigoureux

---

(1) Cette précaution doit être prise d'ailleurs d'une façon générale pour toutes les articulations.

entrelacées et appliquées contre la face postérieure de cette
cuisse, vers sa partie moyenne, je la maintiens en rectitude
(Voy. fig. 301). Je remplace assez souvent les mains des aides
par une large et solide bande, dont le plein correspond à la
face postérieure de la cuisse et dont les extrémités sont tendues par ces aides qui exagèreront la flexion sur le bassin,
à mesure que le genou se fléchira.

Le malade, par une contraction volontaire ou involontaire
de ses mucles enraidit son genou, mais ses extenseurs cèdent
d'ordinaire au bout de quelques instants. C'est alors que par

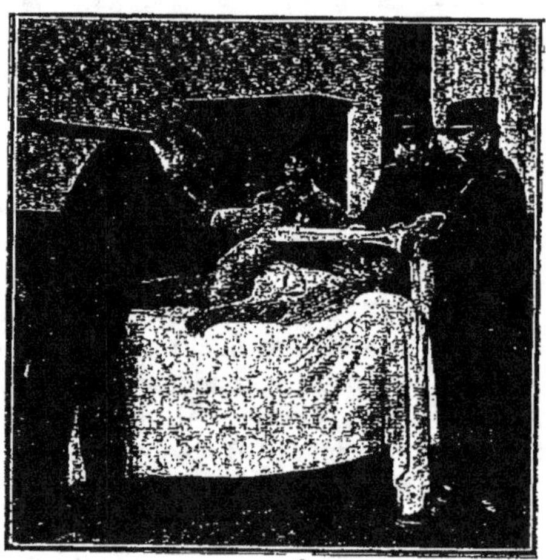

Fig. 301.

Déraidissement orthopédique d'un genou étendu. (Centre de Brives.)

une pression exercée sur la partie moyenne de la face antérieure de la jambe, la flexion du genou est obtenue d'une
façon progressive, sans secousses, bien que rapidement, si
la raideur est facile à vaincre. En cas de difficultés, on
exerce les pressions sur la partie inférieure de la face antérieure de la jambe ; on agit alors sur un plus grand bras de
levier. Exceptionnellement, on a besoin de recourir à un
aide. Dans ces cas difficiles, au moment où la flexion va être
forcée, il est bon de saisir à pleine main gauche la face antérieure de la cuisse et de la bien maintenir pour la rendre
solidaire des mouvements axiles imprimés à la jambe. Très
fréquemment, le mouvement forcé de flexion provoque alors
des craquement entendus à distance, multipliés, qui révèlent la rupture de solides adhérences.

Dès que la mobilisation est obtenue, sans attendre et si le blessé est anesthésié, avant qu'il soit réveillé, j'applique, avec le plus grand soin, le membre étant dans l'extension complète, le bandage ouaté épais, *des plus réguliers,* dont j'ai parlé plus haut.

Quand le fémur a été fracturé, que la consolidation est relativement récente, pour être bien sûr de ne pas compro-

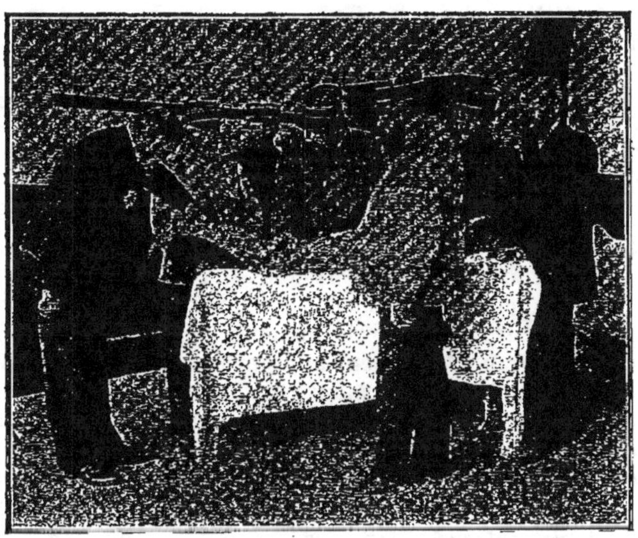

Fig. 302.

Déraidissement orthopédique d'un genou fléchi.
(Centre mécanothérapique de Brives.)

mettre sa solidité, le membre inférieur du blessé est disposé de telle façon que sa jambe dépasse légèrement le bord de la table ; une ou plusieurs mains appuient alors solidement sur la face antérieure de la cuisse, la fixent et par des pressions progressives, régulières, exercées sur la jambe, on assure le déraidissement.

Quand le genou, au lieu d'être étendu, est fléchi, on peut, soit sur le blessé couché sur le dos, rechercher son extension, en exerçant une compression manuelle sur la cuisse et la jambe, soit, sur le blessé couché sur le ventre, son genou portant sur des draps non dépliés, exercer des pressions sur la face postérieure de la jambe (fig. 302).

Bien que l'articulation du genou se prête aisément aux tentatives de déraidissement et qu'on obtienne le résultat cherché le plus souvent, il m'est arrivé de ne pouvoir l'atteindre en une séance. J'avais l'intuition légitime ou injustifiée, étant données la force déployée sur le long bras de levier jambier et les résistances éprouvées, que je n'avais pas à dépasser les deux tiers ou les trois quarts de l'arc excursif de la jointure atteints. J'ai eu l'agréable surprise de constater que ce que je n'avais pu gagner lors de ma première séance, je l'obtenais avec facilité dans la deuxième ou la troisième. Il semblait que, sous l'influence du travail intime qui s'était opéré dans la jointure, après mon intervention, les adhérences s'étaient transformées, assouplies. Après cette expérience, je n'insiste plus, lors de ma première séance, si les résistances me paraissent excessives, mais, par contre, j'insiste dans les séances ultérieures jusqu'à ce que j'aie atteint la limite des mouvements passifs.

L'étendue des surfaces articulaires ou séreuses susceptibles de donner naissance à des adhérences, les dispositifs de la synoviale et de ses diverticules si bien faits pour colliger des épanchements consécutifs, imposent ici plus que pour toute autre jointure, de prévenir l'épanchement intraarticulaire par un traitement approprié et de procéder avec prudence à la reprise des mouvements. *Le peu de souci apporté à ces soins consécutifs est la cause principale des insuccès de maints chirurgiens.*

Le pansement compressif doit être appliqué, ai-je dit, *dès que le déraidissement a été opéré.* Bien qu'il soit plus particulièrement utile dans les cas où la réduction a été quelque peu laborieuse il ne faut pas hésiter là à pécher plutôt par excès que par défaut. J'ai vu des épanchements se montrer dans des cas simples parce qu'on avait négligé d'assurer préventivement une compression consécutive suffisante, alors que, dans des cas extrêmes, cette compression avait prévenu toute réaction articulaire.

La compression préventive de l'hydarthrose exercée sur l'article doit rigoureusement se faire dans l'extension, car ce n'est que dans l'extension que les culs-de-sac postérieurs de l'article sont fermés. Pour conserver cette extension, pendant la durée du traitement, comme pour prévenir toute déviation consécutive en flexion, opérée par des fléchisseurs auxquels le triceps s'oppose mal, il est bon d'appliquer contre la face postérieure du membre, une attelle large bien matelassée, s'étendant du tiers supérieur de la cuisse au tiers inférieur de la jambe.

Le 5e ou 6e jour, d'ordinaire, je déplace le rouleau ouaté

compressif du genou, j'écarte la ouate sous-jacente et je mobilise légèrement l'article. Immédiatement après, je réapplique ouate et tampon, avec le même soin que lors de la première séance. Trois ou quatre jours après, je mobilise à nouveau l'articulation, en reprenant, cette fois, toute l'amplitude des mouvements obtenus pendant la séance du déraidissement ; j'exerce une nouvelle compression forcée pendant quelques jours, après quoi, le blessé est laissé au mécanothérapeute qui a soin, après les exercices gymnastiques, de faire exercer par une bande roulée ou un léger bandage ouaté, une compression sur l'article. Le traitement par les exercices se complète, le plus souvent, par l'électrisation si négligée du muscle triceps dont l'atrophie est très habituelle dans ces cas. Si le triceps est atrophié, il est prudent de maintenir la jambe en rectitude dans l'intervalle des exercices jusqu'à ce qu'il ait repris sa puissance contractile. Tous ces détails ont leur importance.

Mobilisation chirurgicale de la hanche. — J'ai dit déjà qu'exceptionnelles étaient les blessures de la hanche réclamant des manœuvres chirurgicales. Les immobilisations de cette jointure, consécutives à des blessures périphériques, demandent des manœuvres de mobilisation de l'article dans le sens des mouvements normaux de flexion, d'extension, d'abduction, d'adduction, de rotation.

Mobilisation de la mâchoire inférieure. — Très fréquentes sont les raideurs de la mâchoire inférieure consécutives à des coups de feu. Il n'est pas de centres de mécanothérapie où je n'en trouve. J'en ai vu jusqu'à 25 dans un centre spécial. Tantôt ce sont les muscles périphériques, le masséter, le temporal surtout qui, contracturés ou rétractés, la fixent contre la supérieure ; tantôt ce sont des cicatrices de ces mêmes muscles qui, inextensibles ou peu extensibles, s'opposent à l'écartement ; dans certains cas bien plus rares, la raideur est d'origine articulaire.

Pour que la mastication s'opère bien, il faut que la mâchoire inférieure s'écarte de la supérieure de *deux travers de doigt*. Si l'écartement est moindre, il faut lui redonner son étendue, c'est là le rôle du chirurgien orthopédiste.

Je ne me suis jamais servi que du procédé suivant, même dans les centres spéciaux. Je taille une attelle de bois de peuplier ou de saule — les autres bois sont trop durs pour subir l'empreinte des dents — de façon à lui laisser l'épaisseur de deux doigts. Je l'entoure de quelques tours de bande. La tête du blessé étant légèrement penchée en arrière et solidement tenue par les mains d'un aide, j'introduis l'attelle entre les mâchoires ; puis, prenant appui sur les dents les plus solides, d'horizontale qu'elle était, je lui fais prendre successivement une direction oblique puis verticale (fig. 303).

La manœuvre est d'abord lente, mais, dès qu'on sent que le maxillaire inférieur cède et quand le blessé réagit douloureusement — ce qui est l'indice de l'effet de la dilatation — je donne rapidement à l'attelle la position verticale (1).

Quand l'écartement est obtenu, un bouchon de liège volu-

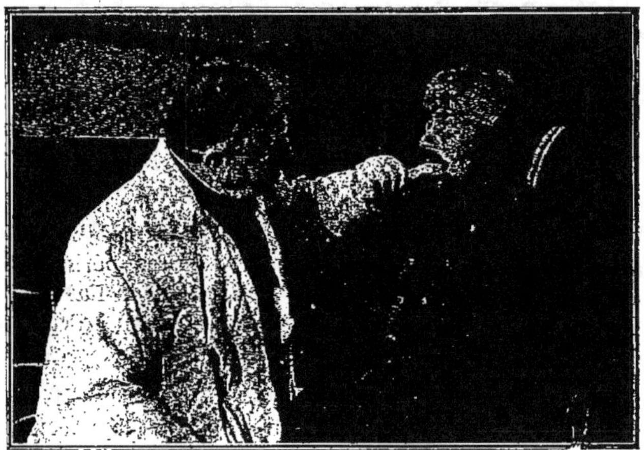

Fig. 303.

Déraidissement orthopédique de la mâchoire inférieure.

mineux, taillé en cône, saillant en dehors, ayant pour la partie intrabuccale les dimensions diamétrales de deux doigts est interposé entre les maxillaires et est maintenu fixé par les tours d'une bande circulaire pariéto-maxillaire.

Le bouchon de liège assure la persistance du résultat acquis et permet l'alimentation grâce à l'écartement qu'il procure .Il serait laissé en place une huitaine de jours, même quinze jours et plus, si la raideur était liée à une rétraction cicatricielle.

---

(1) J'ai employé le kelène pour assurer ces déraidissements, il augmente la contracture. Si le blessé désire être endormi, il est préférable d'employer le chloroforme ou l'éther.

Des raideurs consécutives aux rétractions cicatricielles. — Certaines cicatrices longues ou peu étendues mais profondes, correspondant à l'article et plus souvent distantes, intéressant surtout les muscles, entraînent des déviations des segments des membres et, si on n'en combat pas effectivement et à temps l'action, elles fixent les jointures dans une position vicieuse.

L'ablation de ces cicatrices est un moyen d'en combattre les fâcheux effets ; elle n'est pas toujours suffisante et, d'un autre côté, chez certains blessés on hésite à y avoir recours.

Les procédés chirurgicaux que j'ai décrits sont à employer dans ces cas. Ils agissent en assurant la divulsion de la cicatrice ou plutôt la séparation sous-cutanée des tissus sains à leur point de jonction avec cette dernière.

Comme, dans les deux cas, on a à compter avec une réparation de tissus, il faut maintenir la position donnée au membre assez longtemps pour que la cicatrice nouvelle ait une longueur suffisante et telle qu'elle ne puisse amener une nouvelle rétraction. Dans ces cas, je maintiens un mois environ le bandage compressif et immobilisant que je place après la réduction.

Des immobilisations vicieuses des articulations consécutives à des contractures.

Les immobilisations dues à cette cause ne sont pas rares. Elles sont, en général, persistantes. Leur traitement, difficile, réclame du chirurgien beaucoup de patience, de persévérance, d'autorité et de tact, des actions passives continues et lentes plutôt que brusques ; ces dernières pourraient même avoir des effets nocifs.

C'est le plus souvent par la traction lente de poids de plus en plus lourds mais non excessifs, suspendus à l'extrémité du dernier segment de membre (main pour le coude, cou-de-pied pour le genou), qu'on obtient le résultat en une ou plusieurs séances.

Ce résultat est maintenu par un bandage immobilisant.

M. le professeur agrégé Sicard, de la Faculté de Paris, médecin aide-major à l'Hôpital militaire de Marseille, emploie dans ces cas, deux procédés ingénieux, personnels, auxquels il a dû de nombreux succès. Je les ai vus utilisés par lui sur plusieurs blessés, et j'ai été frappé des résultats qu'ils donnent.

Le premier consiste à entourer circulairement le membre,

à quelque distance de l'article, de 4 à 5 tours d'une bande élastique fortement serrée. Au bout de quelques minutes, la contracture cesse, l'articulation redevient libre et peut être immobilisée dans une position inverse.

Dans le deuxième procédé, il fait découvrir le nerf mixte qui actionne les muscles contracturés, à un lieu d'élection, c'est-à-dire en un point où il est de découverte facile et dans son intérieur, il fait injecter une petite quantité d'alcool à 20 ou 30 degrés. La contracture cesse rapidement. Cette injection fait disparaître également très vite les vives douleurs névritiques de certains blessés.

Tels sont les méthodes et procédés que j'ai employés et conseillés depuis plus d'une année dans les très nombreuses formations sanitaires que j'ai visitées et surtout dans les centres de mécanothérapie, les dépôts de convalescents et de corps de troupe.

Eprouvant mieux, grâce à eux, la nature et le degré des résistances que par la méthode trop simpliste à laquelle on a communément recours, appelant fréquemment à mon aide le secours d'une chirurgie qui, depuis bien longtemps a prouvé son efficacité et qui, sans raisons suffisantes, est trop délaissée, m'aidant du concours précieux d'une compression énergique après la réduction chirurgicale, j'ai imprimé dans ces centres sanitaires au traitement des raideurs et ankyloses, une impulsion des plus heureuses. Les centres de Mamers, Domfront, Flers, Chartres, Dreux, Mayenne, Laval, Sées, dans la IV° Région, ceux de Limoges, Saint-Léonard, Tulle, Brives, Guéret, Périgueux, Bergerac, Angoulême dans la XII° Région, de Marseille, Nice, Arles, Nîmes, Aix, dans la XV°, se sont, par eux, dégagés d'une véritable foule de séquelleux qui les encombraient ; ils ont vu le nombre des pensionnés et des réformés se réduire dans des proportions considérables, celui des aptes au service armé s'accroître rapidement. Au centre de Guéret, grâce surtout au concours que m'a fourni le médecin-major Biard, la proportion mensuelle des réformés avec gratifications, étapes de retraites onéreuses, est tombée de 20 à 1.

A Aix, dans un dépôt de régiment, le nombre des enraidis se montait, en Décembre 1915, à plusieurs centaines. Ces hommes avaient fait dans plusieurs centres ou formations des séjours prolongés, multipliés, sans que leur état s'améliorât notablement. J'imposai là l'emploi de la gymnastique mécanothérapique et, grâce aux démonstrations que je lui fis, aux conseils que je lui donnai à propos de chaque blessé, le Médecin aide-major de ce corps, très pénétré de son rôle, possédant l'ascendant voulu sur les hommes, put entreprendre et mener à bien la transformation de tarés formant une véritable cour de miracles. En trois semaines, les deux tiers de ces impotents étaient récupérés.

J'estime à plus d'un millier le nombre des enraidis ou ankylosés aux articulations desquels j'ai rendu la souplesse. Le gain fonctionnel, social, qu'en ont retiré les blessés et celui qu'en tirera l'Etat, est donc important et bien fait pour engager à suivre cette voie qui est plus scientifique que celles qui ont été adoptées jusqu'ici. Après la longue expérience que j'en ai acquise, j'estime qu'elle doit, à l'avenir, avoir les préférences des chirurgiens, et je terminerai en les incitant à consacrer davantage leurs efforts à l'obtention de buts qui, pour être moins brillants que ceux que la technique opératoire leur ménage, sont souvent bien plus utiles et mieux faits pour leur attirer la reconnaissance ultérieure des blessés et celle du pays.

Ces pages ont, à la fin de l'année 1915, traduit les idées directrices et les procédés d'application que j'ai cherché à répandre au cours de cette même année dans toutes les formations sanitaires, en particulier dans les dépôts dits de convalescents, centres de récupération que j'avais à visiter. Ces centres étaient alors bondés de tarés articulaires. Je m'évertuai, prêchant d'exemple, à diriger pratiquement le personnel plutôt qu'à me contenter d'être un simple spectateur, contrôlant des résultats imparfaits trop généralisés, trop constants et qu'un rapide coup d'œil suffisait à reconnaître.

Gagner du temps en récupérant des hommes et le plus possible, telle était la nécessité de l'heure, cette nécessité était pressante. La *gymnastique collective*, dirigée exclusivement par le médecin, constamment surveillée par lui, intensive, était une première étape du traitement. Si elle se montrait insuffisante, et on pouvait le savoir très rapidement, alors, au lieu de s'attarder, j'intervenais. J'intervenais par la *mobilisation brusque*, c'est-à-dire par l'un des moyens que la chirurgie orthopédique emploie dans les raideurs serrées, anciennes, dans les ankyloses incomplètes, voire parfois dans les ankyloses complètes et on me suivait.

Les difficultés pour l'application de cette pratique étaient alors autres que celles qu'on pourrait rencontrer aujourd'hui. Cette impulsion vive n'était point dans les habitudes ; elle concordait mal avec celles du temps de paix, qui ne sont pas dominées par l'obligation d'un haut devoir à accomplir ; elle répugnait à un personnel souvent sans passé chirurgical et militaire ; bien plus, elle devait trouver de l'opposition de la part de toute une série de blessés dont l'Instruction du 5 avril 1915 a précisé la mentalité, les défaillances, les mauvaises volontés, sans donner des moyens suffisants pour corriger les premières et vaincre les dernières. Dans des centres où les pratiques du massage et d'une anodine mécanothérapie active étaient en vogue exclusivement, masquant sous des apparences trompeuses l'insuffisance d'une direction médicale véritable, l'hystérique contracturé, exagérateur et récalcitrant désigné, coudoyait l'enraidi indifférent, peu désireux de guérir ou le réfractaire attaché à l'idée que tout progrès accompli allait entraîner une diminution d'une indemnité attendue. L'autorité morale doublée de celle du grade devait se compléter là, chez l'élément dirigeant, de l'idée d'une responsabilité morale engagée vis-à-vis du Pays et même vis-à-vis de ces blessés qui, en saisissant mal leurs intérêts, pouvaient compromettre à tout jamais leur valeur professionnelle. C'était, avant tout, le sentiment de cette haute responsabiilté morale qui devait donner au médecin l'énergie et la constance voulues pour l'accomplissement d'une tâche ingrate. Dans les formations où cette conception n'était point suffisamment comprise et où les pratiques insuffisantes de massage et de mécanothérapie dominaient, ardue fut, pour moi, la transformation, la reprise d'un fonctionnement régulier.

Les aléas et les dangers de la chloroformisation, exagérés et, par le fait, obsédants pour le médecin, d'un autre côté la crainte de provoquer des réactions douloureuses vives, étaient peu faits pour aplanir les difficultés, de sorte que trop de chefs de ces centres hésitaient à prendre un parti. Il faut bien dire qu'avant qu'on ait reconnu d'une façon formelle le *devoir* pour le blessé de se soumettre à une thérapeutique d'utilité reconnue qui devait compléter sa cure, on pouvait se demander si on avait le droit d'imposer l'emploi d'un anesthésique ? C'était la crainte excessive de cette anesthésie qui contribuait le plus à laisser insolutionnées, médicalement parlant, des situations à tous points de vue dignes d'intérêt. S'exposer à un refus de la part du blessé, c'était, pensait-on, perdre son autorité ; on redoutait ce refus et pour garder son ascendant, on ne faisait pas le nécessaire. Les mesures prises par l'autorité militaire à la suite de retentissants débats en 1916 ; les conclusions de l'Académie de Médecine qu'a provoquées la communication académique de mon collègue, M. Reynier, ont mis fin à des embarras que j'évitais auparavant, grâce à l'essai d'un déraidissement sans chloroforme appelant le blessé à réclamer l'anesthésique. La situation est aujourd'hui plus simple. Le blessé n'a qu'à accepter l'anesthésie locale ou générale et le chirurgien n'a plus la préoccupation de dominer à la fois une situation morale pénible et de parfaire un acte technique.

Aussi aujourd'hui, je dirais tout simplement : quand on juge nécessaire de déraidir chirurgicalement une grande articulation, on soumet le blessé à l'anesthésie.

Le chlorure d'éthyle suffit pour la plupart des mobilisations ; si la séance se prolonge, on pourra remplacer le chlorure d'éthyle par le chloroforme donné suivant le mode préconisé par Paul Bert.

Maître, dès lors, de ses mouvements, moins préoccupé de faire vite puisque le blessé est soumis à l'anesthésie, le chirurgien peut procéder d'une façon progressive aux déraidissements, mais jusqu'à un certain point cependant, car il est souvent un moment où il faut savoir forcer. Ce n'est pas spontanément qu'on en prendrait la détermination. Il faut avoir vu faire la chose pour l'oser ; il faut avoir entendu les craquements articulaires et périarticulaires que la manœuvre provoque assez fréquemment et qui sont sans conséquences si on a soin de prévenir la réaction inflammatoire, pour ne plus être influencé par eux et ne pas les redouter.

Quand les articulations à déraidir n'ont pas été directement atteintes par le traumatisme et que le temps écoulé entre celui-ci et le moment où l'on tente le déraidissement n'est pas excessif, on peut mobiliser les jointures sans prendre la précaution d'en contrôler l'état par la radiographie.

Par contre, quand le traumatisme a intéressé les diaphyses à peu de distance de l'articulation ou a intéressé directement les os de l'article, il est utile de demander à la radiographie de fournir des renseignements sur l'état de la jointure, sur la consistance de ses tissus, les ossifications de ses ligaments, les adhérences osseuses par des ponts ou des nappes osseuses étendues, les synostoses complètes, les stalactites prolongées au loin, entraînant indirectement l'immobilisation de l'article.

J'ai vu sur des radiographies des ossifications que seules elles pouvaient déceler : telles celles de ligaments croisés, du ligament rotulien. J'ai figuré, dans mon étude sur les « Déplacements osseux dans les fractures », des ponts osseux réunissant une rotule à l'extrémité fémorale voisine. Des deux surfaces osseuses avivées, une double jetée avait proliféré, puis s'était soudée. Ailleurs, c'était une adhésion directe fémoro-tibiale qu'on remarquait.

A la hanche, les figures du même travail montrent des proliférations périarticulaires, parfois énormes, fémoro-cotyloïdiennes, ischio ou ilio fémorales. A l'épaule, on trouve les mêmes soudures osseuses directes ou indirectes. Au coude, comme à la suite des luxations, mais plus rarement qu'après elles, on rencontre des ostéomes antérieurs.

Ces lésions, qu'au début de l'organisation radiographique, il n'était pas toujours facile de reconnaître, peuvent être aisément décélées aujourd'hui. Et si la rupture de ponts osseux, de synostoses très partielles est à tenter avec l'espoir qu'une mobilisation précoce et renouvelée en préviendra le retour, on n'a plus les mêmes chances de succès dans les cas de lésions plus accusées. Le déraidissement est donc pour le moins inutile, et si on tenait à redonner à l'article de la mobilité, c'est à une autre intervention qu'à la rupture de l'ankylose osseuse qu'il faudrait avoir recours.

Sans exagérer la fréquence des synostoses qui contre-indiquent le déraidissement, il y a donc lieu de les rechercher par la radiographie, car de grandes résistances éprouvées à la pression ne sont pas un criterium suffisant pour inciter à s'abstenir.

La constatation d'une ankylose osseuse complète ou presque complète, surtout directe, ne serait pas, pour certains, la seule contre-indication à l'emploi d'une mobilisation brusque, l'état de la musculature pourrait en constituer une autre. Avec des muscles très atrophiés, la mobilité articulaire n'est pas toujours à rechercher. Elle peut exposer à des déviations consécutives dans le sens des masses musculaires les moins compromises. L'électrisation préalable pourra parfois donner là des précisions, mais en cas de doute, mieux vaut mobiliser et traiter ensuite la musculature, quitte à laisser la raideur se reproduire si le résultat obtenu par l'électrisation consécutive ne donnait pas satisfaction.

Dans la majorité des cas, la mobilisation brusque, chirurgicale, a raison des raideurs articulaires avec ou sans adhérences tendineuses et rétractions fibreuses péri-articulaires, aussi bien que des ankyloses osseuses partielles. Les ankyloses totales, si la soudure n'est pas trop ancienne, sont le plus souvent réduites par elle.

Une éventualité que quelques-uns redoutent, c'est le rappel de l'inflammation dans un foyer infecté qu'on croyait éteint. La chose est possible ; en somme, elle est très rare et, pour ma part, je ne l'ai pas observée. De sorte que cette crainte ne saurait, à mon sens, limiter l'emploi d'une méthode qui présente de réels avantages dans les conditions d'un fonctionnement intensif tel que nous l'avons encore et sur des blessés dont le séjour dans les formations sanitaires a déjà été très prolongé. Les soumettre à des traitements lents, serait peut-être leur faire perdre l'espoir d'une guérison complète.

Il ne faut pas confondre le réveil d'une infection avec la réaction consécutive à une mobilisation ayant nécessité des manœuvres quelque peu violentes. On ne peut que combattre la première, on peut prévenir la seconde par une compression ouatée régulière quelque peu énergique, comme il a été dit.

Il est contre-indiqué de chercher à réduire une raideur ou une ankylose d'une jointure douloureuse par une mobilisation forcée. Par contre, on peut, et la chose est surtout désirable si la position du membre est vicieuse, améliorer l'état du blessé en utilisant la méthode du *redressement* en des *séances successives*, éloignées, suivies de l'application d'appareils plâtrés immobilisants.

Mais combien au traitement chirurgical de ces tares consécutives si fréquentes, ne serait-il pas préférable d'opposer celui plus simple de la mobilisation en cours de traitement. Thérapeutique préventive, elle abrègerait le séjour des blessés dans les formations, elle assurerait plus aisément et plus sûrement le résultat recherché. C'est alors que le traitement par la gymnastique médicale ou la mécanothérapie auraient leur plein effet, leur pleine utilité pour compléter la cure dès la guérison des plaies et la consolidation des fractures.

TABLE DES MATIÈRES

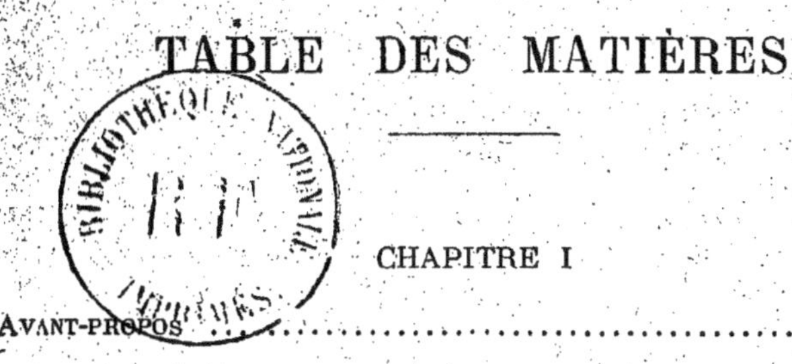

CHAPITRE I

AVANT-PROPOS V

**Des fractures par coups de feu et, en particulier,
de leurs déplacements.**

Aperçus généraux   1
FRACTURES DU MEMBRE SUPÉRIEUR..............................   8
Fractures des os de la main................................   8
Lésions du poignet... 11
Fractures des os de l'avant-bras........................... 11
Fractures du coude... 21
Fractures de l'humérus..................................... 30
Fractures de l'épaule...................................... 37
FRACTURES DU MEMBRE INFÉRIEUR.............................. 47
Lésions des os du pied..................................... 47
Lésions du cou-de-pied..................................... 47
Fractures des os de la jambe............................... 57
Lésions des os du genou.................................... 71
Fractures du fémur... 80
Lésions des os de la hanche................................ 101
SUR QUELQUES VARIÉTÉS DE FRACTURES EXCEPTIONNELLES ET DE
CALS 113
Des fractures doubles et triples........................... 113
Des fractures multiples du même membre..................... 117
Des fractures axiles ou en enfilades....................... 118
Des cals bulleux... 119

CHAPITRE II

**Sur les opérations complémentaires dans les fractures
par coup de feu compliquées de fistules.**

Aperçus généraux.. 121
Du diagnostic de la lésion et de son siège................ 130
Siège et aspect des séquelles névrotiques................. 137
Séquelles des contusions.................................. 137

Séquelles des fissures isolées........................ 139
Séquelles des fractures par contact transversales et obliques 140
Nécroses des fractures par contact à grandes esquilles.. 144
Nécroses des fractures par perforation................ 162
Nécroses des fractures par gouttière.................. 175
De l'acte opératoire................................. 180
Opération 183
Conclusions 186
Des corps étrangers métalliques compris dans les foyers de fractures 187

CHAPITRE III

De la décalcification consécutive aux traumatismes de guerre.

Caractères 189
Degré de fréquence.................................. 200
Date d'apparition. Durée............................. 207
Aperçus sur la pathogénie. Observations.............. 208
Ostéite et ostéoporose. Leurs signes.................. 239
Considérations sur le traitement..................... 247
Des conséquences de l'atrophie calcaire.............. 248

CHAPITRE IV

Des raideurs articulaires et des ankyloses consécutives aux blessures de guerre. Des rôles respectifs de la mécanothérapie et de la chirurgie orthopédique.

Aperçus généraux 255
Des procédés de choix de la mécanothérapie collective. 265
De la chirurgie orthopédique : ses indications ; ses pratiques 272
Procédés de mobilisation chirurgicale................ 276

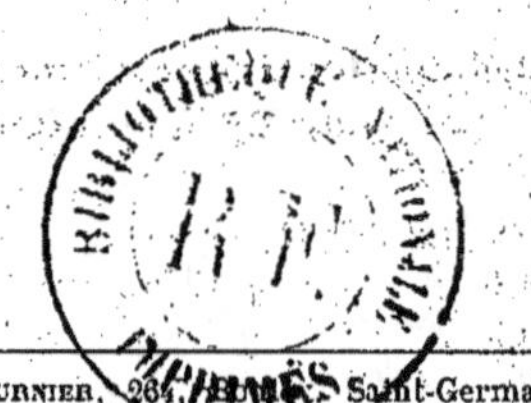

Dr COLOLIAN, médecin aide-major de 2e classe. **La Mécanothérapie de guerre avec les appareils de fortune.** In-8° raisin, 124 pages, tirage sur papier couché avec de nombreuses figures dans le texte. Préface de M. le Professeur Gilbert, membre de l'Académie de Médecine. 4 »

MÉRIGHNAC. **Le service hospitalier international dans les guerres terrestres.** Brochure in-8°, 48 pages........................ 1 50

TOURNADE (Dr A.), médecin-major de 1re classe. **La Pratique de l'hygiène en campagne.** In-16 jésus, 231 pages avec de nombreuses fig. dans le texte.. 4 »

TOURNADE (Dr A.), médecin-major de 1re classe. **La Rééducation professionnelle des mutilés de la guerre.** Rôle du Service de Santé. Brochure in-8° raisin 50 pages............................ 1 50

VALLET (D^r A). **Guide médical du colon en Afrique tropicale.** Volume in-8° .... 6 »

Service de Santé. Statistique médicale de l'Armée. In-8° de 264 pages, cartonné 2 25

Service de Santé. Ressources du territoire national pour l'hospitalisation des malades et blessés de l'armée. In-8° de 152 pages, cart. 1 25

Instruction ministérielle du 31 octobre 1911 sur le fonctionnement des infirmeries de gare à la mobilisation. In-8° de 78 pages, broché.. » 75

Règlement sur le service de santé de l'armée à l'intérieur. (Texte). In-8^r de 588 pages, cart.. 4 »

    Modèles. In-8° de 644 pages, broché........................ 5 »

    Relié toile gaufrée.. 6 »

    Modèles (Annexe au volume 81) in-8° de 122 pages, broché...... 1 »

Décret du 26 avril 1910 portant règlement sur le Service de Santé en campagne. In-8° de 100 pages, cartonné.................... 1 »

Service de Santé. Comptabilité du Service de Santé en campagne. In-8° de 156 pages, cartonné.................................... 1 25

Service de Santé en campagne. Notices. In-8° de 148 pages, cart. 1 25

Service de Santé. Dispositions diverses. In-8° de 630 pages, cart. 4 50

Instruction du 22 octobre 1905 sur l'aptitude physique au service militaire. In-8° de 66 pages, cartonné........................ 0 50

Supplément arrêté à la date du 31 décembre 1912. In-8° de 16 p. » 25

Instruction du 19 février 1906 sur la réforme des hommes de troupe. In-8° de 42 pages, broché.................................. 0 50

BALLAND, ancien pharmacien principal. **Les Pharmaciens militaires français.** In-8° raisin, 420 pages............................. 15 »

Capitaine MICHET DE LA BAUME. **Non-activité. Réforme.** Brochure in-8°, 60 pages.................................... 1 25

Permissions et congés de convalescence. Brochure in-8°, 72 pages. 1 25

Léon PRIEUR, avocat à la Cour d'Appel de Paris, Officier d'administration de 3e classe du Service de Santé. **Des Sources du Droit des Veuves.** Événement de guerre. Accidents en service commandé. Maladie contagieuse ou endémique. Lettre-préface de M. le Médecin-major de 1re classe S. Langlois de la Commission consultative médicale. Brochure in-8°, 60 pages.............................. 1 25

Impr.-Libr. Militaire Universelle L. Fournier, 264, Boulev. Saint-Germain, Paris.